汉竹编著·亲亲乐读系列

协和孕产专家教你
怀得上生得下

马良坤 主编

汉竹图书微博
http://weibo.com/hanzhutushu

江苏凤凰科学技术出版社
全国百佳图书出版单位

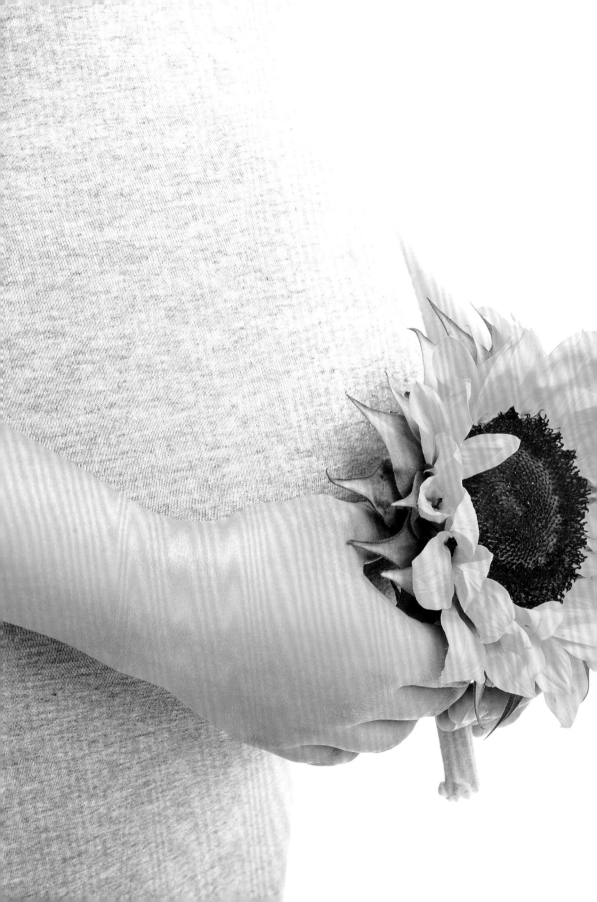

前言

备孕前一定要做孕前检查吗？

孕期每月在产检、生活、营养上要注意什么？

怎样坐月子才能快速恢复？

护理新生儿从何入手？

怀二胎前要做哪些准备？

……

面对备孕、怀孕、分娩、坐月子到新生儿护理时所出现的问题，只要翻开这本书，你便能从中找到简单有效的应对方法和孕产专家专业、科学的指导方案。因为本书从备孕开始，对孕期、分娩、坐月子到新生儿的护理都做了全面而详细的指导，让你一看就懂，让那些困惑和不解"烟消云散"。值得一提的是书中针对不同时期的重要日子都做了特别标注，它就像一个贴心小助手一样，绝不让你错过每一个重要时间和事件。

同时本书还与时俱进，针对二胎政策的全面实施，首次将二胎备孕、怀孕、分娩、坐月子以及二胎育儿重点进行了介绍，同样适用于二胎妈。无论是头胎，还是二胎，这本书都是值得拥有的孕期枕边指导书。

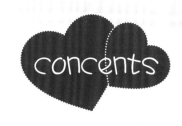

concents

Part1
轻松备孕

二胎备孕有讲究 /50

正确认识胎教 /56

Part2
完美怀孕

孕 1 月 /62

Part3
分娩、坐月子、新生儿

顺利分娩 /252

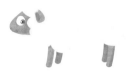

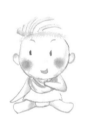

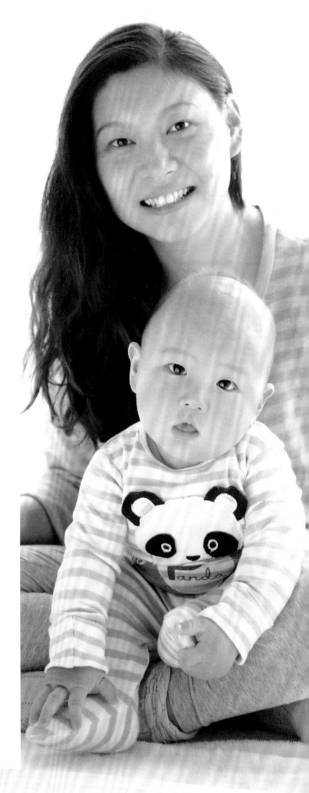

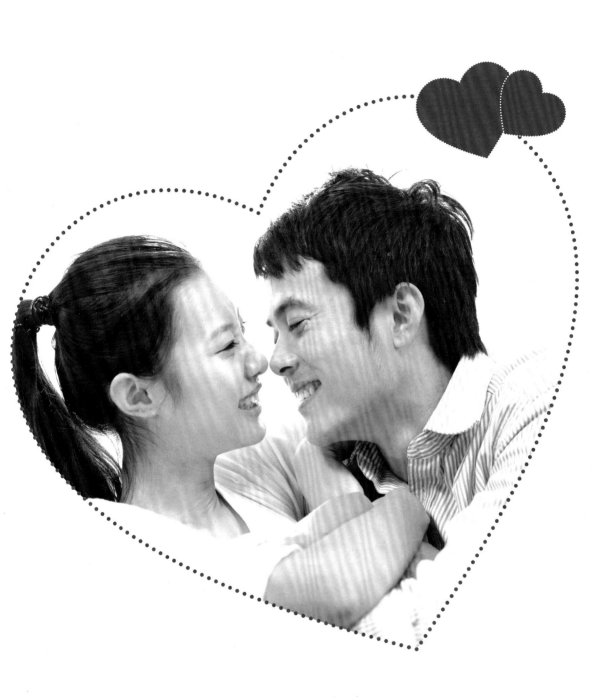

Part1
轻松备孕

　　孕前准备是优生优育的基础。备孕夫妻至少在孕前3个月，就要做一些精心的准备与计划。备孕夫妻要提前了解备孕知识，改掉一些生活中的不良习惯，保证身体的健康，并做好充分的心理准备，用最佳的状态迎接胎宝宝的到来。实际上，孕前准备做得越充分，将来准爸爸和孕妈妈在应对孕期里可能出现的种种挫折和困难也会从容淡定。

孕前检查

要想生一个健康的宝宝，孕前检查非常重要。孕前检查不同于常规体检，主要是针对生殖系统和遗传因素所做的检查。孕前检查最好在孕前3~6个月做。健康宝宝首先必须是健康的精子和健康的卵子相结合，因此夫妻双方都要做相关项目的检查。孕前检查，男性和女性一样重要，万万不可忽略。

1分钟读懂婚检、孕前检查

婚检

常常有人说："既然婚检是自愿的，为什么还要劝我们做婚检呢？"这是因为对于新婚夫妻来讲，双方身体都健康才能孕育出健康的下一代，幸福指数自然也会提高。下面我们就看看到底什么是婚前检查。

婚前检查，是指结婚前对男女双方进行常规体格检查和生殖器官检查，以便发现疾病，保证婚后的婚姻幸福。婚前检查的内容主要包括询问病史和体格检查两大部分。

必查项目

法定传染病	包括艾滋病、淋病、梅毒、乙肝等，这些疾病可以通过抽血或涂片排查
较重的精神病	如严重的狂躁症、精神分裂症等，这些疾病可能危害他人生命安全和身体健康，患者的心理问题还会引起很多严重后果
生殖系统疾病	此类疾病直接影响生育，其中一些疾病可通过医生肉眼诊断，有些需要用B超检查
先天性遗传疾病	如白化病、原发性癫痫、软骨发育不良、强直性肌营养不良、遗传性视网膜色素变性等。遗传性疾病的排查需要检测染色体
血常规及尿常规检查	检查有无血液病、贫血以及肾脏疾病

自选项目

肺功能	一般拍X线胸片即可
心功能	一般的心脏病做心电图即可筛查，先天性心脏病可做心脏彩超
血糖	验血检查是否有糖尿病
血压	测量血压，检查血压是否过高或过低
内脏	做B超可查肝、胆、胰、脾、肾是否异常
血液	抽血查肝功能、肾功能是否正常，有无贫血

孕前检查

专家认为，一般的体检并不能代替孕前检查。一般体检主要包括肝肾功能、血常规、尿常规、心电图等，以最基本的身体检查为主，但孕前检查主要是针对生殖器官以及与之相关的免疫系统、遗传病等检查。因此，怀孕前夫妻双方应该做一次全面的身体检查，以了解备孕夫妻双方的身体是否具备怀孕的条件，如果发现问题应及时治疗。

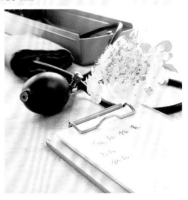

什么时候做孕前检查最合适

在孕前3~6个月进行检查，这样无论对于加强营养、接种疫苗还是补充叶酸来说，预留的时间都刚刚好。另外，一旦孕前检查发现问题，也有时间进行干预治疗。男女双方的孕前检查项目是不同的，孕前检查项目因人而异，这是根据每个人的身体状况来决定的。

具体哪天进行检查，只要遵循下面的原则即可：女性一般在月经干净后的3~7天内就可以了，注意在检查前最好不要同房。男性检查在同房后2~7天内。孕前检查最好早点做，如有异常，可及时干预、治疗。

男性检查项目

检查项目	检查的目的
精液检查	检查男性精液是否有活力或是否少精、弱精。一般情况下，这项检查还是有必要做的，尤其是未避孕、正常性生活1年以上未孕的，因为精液正常是怀孕的先决条件
男性泌尿生殖系统检查	检查是否有隐睾、睾丸外伤和手术、睾丸疼痛肿胀、鞘膜积液、斜疝、尿道流脓等情况
全身检查	血压、血脂、肝功能等也需要检查，以了解基础健康状况。而梅毒、艾滋病等传染病检查更是非常必要的
家族病史询问	医生会详细询问体检者和家人以往的健康状况，特别要重点询问精神病、遗传病等，必要时会检查血型、染色体等

精液检查，就看这几项

精液颜色	正常精液为灰色或乳白色。淡黄色见于排精时间间隔长者，棕红色见于精囊炎症、精囊肿瘤、前列腺炎症的患者
精液气味	类似角豆树或栗树花的特殊腥味，有难闻的气味表明可能有感染
液化	正常精液刚射出时呈稠厚的胶冻状，并于3~30分钟后液化，化为稀薄的液体。如精液黏度高，不液化，常见于不育症患者；如精液清稀，常见于少精、无精症患者
酸碱度	正常pH为7.0~7.8。pH增高，常见于附属性腺或附睾有急性感染性疾病患者；pH降低，常见于生殖系统慢性感染性疾病、精囊功能减退、输精管阻塞等患者
白细胞	白细胞增多表明生殖道或副性腺存在感染，比如前列腺炎
精液量	正常为2~6毫升，少于1毫升或多于8毫升均为不正常
精子形态	如果精子的畸形率超过20%，生育能力可能会受到影响
精活率	精子死亡率超过50%或精子活动力低于60%，都可引起不育

女性检查项目

检查项目	检查内容	检查目的	检查方法	检查对象	检查时间
生殖系统检查	通过白带常规筛查滴虫、真菌、支原体感染、衣原体感染、阴道炎症，以及淋病、梅毒等性传播疾病	是否有妇科疾病，如患有性传播疾病，最好先彻底治疗，然后再怀孕	阴道分泌物检查	所有育龄女性	孕前任何时间
优生四项检查TORCH	风疹、弓形虫、巨细胞病毒和单纯疱疹病毒四项	是否感染上病毒及弓形虫	静脉抽血	所有育龄女性	孕前3个月
肝功能检查	肝功能检查有大小肝功能检查两种，大肝功能除了乙肝全套外，还包括血糖、胆汁酸等	如果母亲是肝炎患者，怀孕时需要做一些预防措施，以免传染给宝宝	静脉抽血	所有育龄女性	孕前3个月
尿常规检查	尿色、酸碱度、蛋白质细胞、比重、管型、尿糖定性	10个月的孕期对母体的肾脏系统是一个巨大的考验，身体的代谢增加，会使肾脏的负担加重，孕前检查有助于肾脏疾患的早期诊断	尿液检查	所有育龄女性	孕前3个月
口腔检查	检查智齿、牙龈炎、牙周炎；如果牙齿患病就必须提前治疗	孕期牙痛、牙周炎会导致早产、营养摄入不足等问题，因此要提前检查，尽早治疗	牙科检查	育龄女性根据需要进行检查	孕前6个月
妇科内分泌检查	包括促卵泡激素、黄体酮生成激素等	月经不调等卵巢疾病的诊断	静脉抽血	月经不调、不孕女性	孕前任何时间
血常规检查	血色素、白细胞、血小板	排除血液问题及贫血、感染	静脉抽血	所有育龄女性	孕前任何时间
心电图检查	心脏情况	排除先天性心脏病等	心电图	所有育龄女性	孕前任何时间

注：以上检查项目可作为备孕女性孕前检查的参考，具体检查项目依个人身体情况以及各地医院及医生提供的建议为准。

孕前生活调整

为了生育一个健康、聪明的宝宝，备孕夫妻既要注意加强营养，同时也要注意调整好各自的生活方式，排除环境中可能会给怀孕带来危险的各种因素，做好工作安排，改变任何可能会影响怀孕的小习惯，如化妆、穿衣习惯，使自己处于一个相对科学、安全的孕育环境中，为迎接胎宝宝的到来做好一切准备。

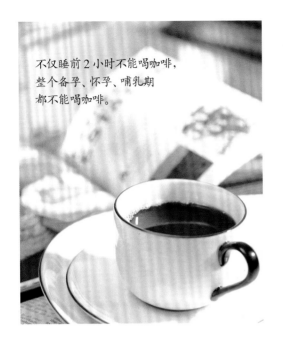

不仅睡前 2 小时不能喝咖啡，整个备孕、怀孕、哺乳期都不能喝咖啡。

好睡眠是备孕的开始

许多人有熬夜的习惯，而且运动极少，生活极其不规律。长期睡眠不足可导致免疫功能下降，而且还会损伤心、肝，不利于孕育。所以备孕前的几个月，甚至是一年时间，需要调整睡眠，使身体得到良好恢复。

固定的时间入睡：每晚大约 10 点，最晚 11 点入睡，在早上 6 点左右便会自然醒来。睡前不要吃得太饱，以免消化不良引起不适。应在睡前 2 小时停止进食（水除外）。

穿宽松的睡衣：60% 有腰痛、痛经症状的女性，是因为睡觉时穿过紧的内裤引起的，睡觉时应选择棉质宽松的睡衣、睡裤，这样才有利于睡眠和健康。

睡前洗个热水澡：在睡前洗个热水澡能帮助备孕夫妻缓解一天的疲劳，有助于睡眠。水温以 35~37℃ 为佳，洗澡时间不可过长，保持在 20 分钟内最好。

蒸桑拿、泡温泉，想当爹的请远离

蒸桑拿、泡温泉能够加快血液循环，使身体各部位肌肉得以完全放松，因此不少男性喜欢经常蒸桑拿、泡温泉，以解除身心疲劳。然而过于频繁地蒸桑拿、泡温泉，可能会造成男性不育。

睾丸是产生精子的器官，在恒温条件下才能正常发育。有资料表明，连续 3 天在 43~44℃ 的温水中浸泡 20 分钟，原来精子密度正常的人，精子密度可降到 1000 万 / 毫升以下，这种情况可持续 3 周。而一般桑拿室温度可达 50℃ 以上，这会严重影响精子的正常发育，导致弱精、死精等病症。

近年研究的"温热避孕法"根据的就是这个道理。当阴囊局部受热，会引起睾丸生精功能的障碍。如果像蒸桑拿、泡温泉那样，等于给阴囊频繁加热，精子的产量会骤然减少。因此，过频、过久的热水浴对本来就精子数量少，存活率低的备育男性是不适宜的。

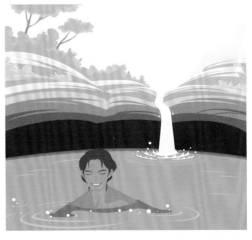

体重指数（BMI）

体重指数是衡量体重的科学标准之一。备孕夫妻合理控制体重不仅有利于孕育胎宝宝，也有利于女性产后身体的恢复。但需要注意的是，孕期不适合用体重指数衡量体重。

BMI 计算公式

体重指数（BMI）=
体重（千克）/ 身高
× 身高（米^2）

正常体重指数

女性体重指数
BMI ＜ 18.5，偏瘦
18.5 ≤ BMI ≤ 23.9，
正常
BMI ＞ 24，超重

男性体重指数
BMI ＜ 20，偏瘦
20 ≤ BMI ≤ 25，
正常
BMI ＞ 25，超重

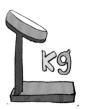

体重适宜才好"孕"

女性体重指数在 18.5~23.9，男性体重指数在 20~25 的夫妻生育能力更强。

肥胖是影响男性精子数量和质量的因素之一，因为体内的脂肪组织会影响性激素代谢；此外，肥胖男性的体温比正常人高，阴囊部位的温度高会影响睾丸的生精能力，从而导致怀孕概率降低。同样，女性肥胖会引起内分泌和脂肪代谢紊乱，使激素比例失调，影响卵巢功能，出现排卵问题。

相反，体重过轻，也会影响生育。如果体内没有足够的脂肪，会影响体内激素的分泌和生殖系统的功能，从而影响性欲。如果长期过于消瘦，将来即使增肥，生育能力也会受到影响。可见体重适宜对生育的影响很大。

备孕夫妻太胖和太瘦都是不利于怀孕的。太瘦不但影响孕育，还会使宝宝生下来体重偏轻；太胖也会影响孕育，且会增加女性孕期患妊娠高血压综合征、妊娠糖尿病的概率，还容易生出巨大儿。因此，备孕夫妻在孕前都应积极进行调整，争取将体重调整到标准范围内。

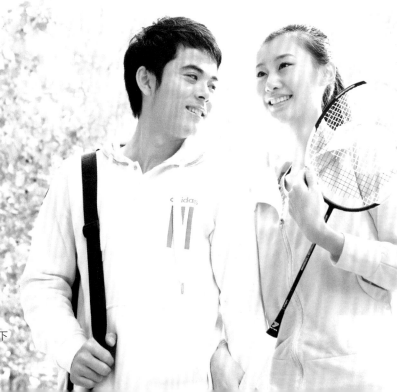

夫妻一起运动可愉悦身心

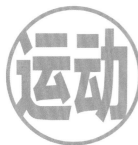

适宜的运动不仅可以强健备孕夫妻的身体，提高男性精子的质量，帮助女性调节体内激素平衡，增强免疫力，还可以愉悦夫妻的身心，让受孕变得轻松起来。备孕夫妻可以一起运动并互相监督，彼此鼓励坚持。下面就推荐几种适宜备孕期做的运动。

散步：散步是最简单，也是最常见的运动方式了。备孕夫妻坚持散步对心脏和血液循环都大有裨益。散步时尽量挑选空气清新的环境，要穿舒适的运动鞋。

慢跑或快走：慢跑或快走比散步消耗的热量大，备孕夫妻每天进行此项锻炼，会精力充沛，提高身体免疫力。注意在运动前应换上宽松舒适的衣服和运动鞋。

羽毛球：羽毛球是一种有氧运动。备孕夫妻下班后打打羽毛球，既轻松又快乐，还可以使腰背部肌肉得到锻炼。

备孕期运动应注意

1.运动之前要热身，避免在运动过程中引起肌肉、韧带拉伤或关节扭伤。

2.每次锻炼的强度不要过大，以身体不感到疲劳为宜，锻炼时间不要太长。每天剧烈运动超过1小时可能会影响女性正常排卵。

3.女性应选择对体力要求较低的运动，如慢跑、瑜伽、游泳、郊游等。

4.男性不宜选择较为剧烈的运动方式，如骑马。

5.一定要坚持运动。如果做不到每天运动，至少要做到每周3次半个小时的有氧运动。同时注意通过锻炼加强核心肌群，增加无氧运动。

备育男性应暂别骑车运动

长途骑车是很多男性喜欢的运动。专家指出，在计划要宝宝期间，男性应暂时告别骑车运动。因为骑车时车子座椅正好处于男性的阴部，如果骑车时间过长，座椅会持续压迫阴囊，导致阴囊功能受到影响，不利于生育。骑车时间过长，还会使睾丸不断振荡，有可能影响生精功能。

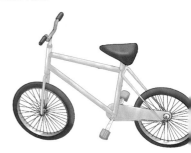

☆适合慢跑、快走
☆体操、太极拳也是不错的选择

玩手机别超过 4 个小时

匈牙利科学家发现，经常携带和使用手机每天超过 4 小时的男性精子数目可减少30%，因为男性的生殖细胞和精子对电磁辐射非常敏感。现如今手机是使用频率非常高的通信工具，其辐射很难避免，将手机放在离睾丸比较近的裤兜里，无疑是"雪上加霜"。对于女性而言，长时间使用手机，会致使女性内分泌失调，影响细胞代谢和卵子的生成。

因此，要养成良好的使用手机的习惯，比如尽量让手机远离腰、腹部，不要将手机挂在腰上或放在衣服口袋里；在办公室、家中或车上时，把手机摆在一边；外出时可以把手机放在皮包内，使用耳机来接听；同时建议每天使用手机的时间不超过 4 小时。

日常生活中的有害因素

平淡的日常生活看似平静，实际也需要多加注意，避免不必要的危险因素。下面列举一些常见注意事项。

一般家庭都会使用燃气，不使用时要注意及时关闭阀门，防止燃气泄漏危害健康，危及生命。厨房里的主要污染就是油烟，含有大量的有害元素，要注意通风。高压锅使用不当可能会爆炸伤人，要经常检查高压排气阀是否通畅，锅中食品不能太满，最好在出气之后再上压力帽。不锈钢制品中含有微量的有害金属，最好不要用碱性溶液去清洗。

小猫小狗，是去是留

小猫、小狗身上有一种叫做弓形虫的寄生虫，备孕夫妻一旦受感染，会影响孕育健康的宝宝。备孕时决定宠物去与留的标准是备孕女性体内是否存在抗弓形虫抗体及宠物是否携带弓形虫，是否治疗过弓形虫。抗弓形虫抗体一般是感染过弓形虫的人体产生的免疫反应，如果备孕女性怀孕前感染过弓形虫，怀孕后即使再次感染，因体内有弓形虫抗体，也不会对胎宝宝造成影响。这时也就不必忍痛将宠物送走了，只要严格注意卫生习惯，避免再次感染就可以。

若备孕女性在怀孕前未感染过弓形虫，在怀孕时发生原发性感染就有可能通过母体的血液、胎盘等多种途径传染给胎宝宝，易导致流产、死胎等。所以，未感染过弓形虫的备孕女性最好将宠物送到医院检查、治疗，同时注意避免接触宠物排泄物。

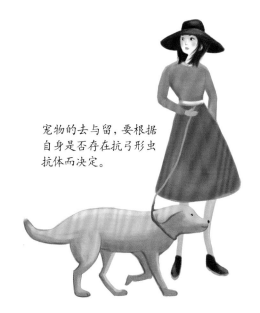

宠物的去与留，要根据自身是否存在抗弓形虫抗体而决定。

别总疑心自己不孕

有些备孕女性好几个月没有怀上宝宝，就开始疑心是不是自己得了不孕症。其实就正常备孕的夫妻来讲，约有 60% 的育龄夫妻在结婚后的 6 个月内怀孕，80% 在 9 个月内怀孕，85%~90% 在婚后 1 年内怀孕，约有 4% 在婚后第二年怀孕。而不孕症是指有正常性生活、未采取避孕措施，女方 2 年内未能怀孕的情况。所以一段时间内没有怀孕，并不能说是不孕。

解除不必要的顾虑

很多女性对怀孕抱有一种担忧的心理，一是怕影响自己的体形，二是怕分娩时难以忍受的疼痛，三是怕自己没有经验，带不好孩子。

其实，这些担心是没有必要的，虽然怀孕后由于生理上的变化，体形会发生改变，但是只要注意用科学的方法进行锻炼，产后体形也可以恢复。分娩更不用担心，因为这是一个很自然的过程，只要配合医生，每个孕妈妈都会平安诞下宝宝。孩子出生后，看到他（她）可爱的样子，每一对夫妻都会产生强烈的责任感，眼前的困难也会迎刃而解。

精心备孕，放松心情

有很多夫妻在备孕时只要生活上或身体上有一点儿小问题都紧张得不行，生怕不能怀上健康的宝宝。其实，备孕的宗旨是生活健康、心情放松。备孕夫妻应以一种平和、自然的心境备孕，以愉快、积极的心态对待孕期将发生的变化，坚信自己能够孕育出一个优质的小生命，这样，宝宝才会更健康、更聪明。

备孕夫妻放松心情的小妙招

深呼吸：适当深呼吸，让肺部充满空气，让身体得到更多的氧气，让生命能量自由循环，情绪就会得以平复。

运动：定期运动是释放压力最好的方法，运动能促进脑垂体释放一种叫内啡肽的物质，这种物质有缓解压力的作用，可以让人产生放松感。所以日常生活中可做简单的运动，哪怕是散步都有好处。

倾诉：有的时候感觉压力很大，但又不知道如何排解，倾诉就是最好的方式。夫妻之间可以进行沟通倾诉，也可以向自己的好朋友倾诉，即便对方提不出解决方法，但自己也会感觉轻松。

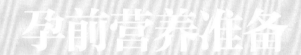

孕前营养准备

　　健康的饮食观念和均衡的营养摄入，是备孕女性身体健康和日后胎宝宝正常发育的重要保证。在备孕期，多吃一些对自己身体有好处的食物，注意补充必要的营养素，是怀上健康宝宝的前提和保障。多了解一些饮食禁忌，既有利于身体健康，也是对宝宝负责，避免给宝宝带来潜在的危险。准备好"孕"，从健康食物开始，正在备孕的你行动起来吧！

备孕夫妻饮食与营养原则

营养不良会影响女性的排卵规律，也会影响男性的精子质量，长期不均衡的饮食习惯会使夫妻受孕率降低。因此，要想孕育健康的胎宝宝，在饮食和营养方面就要多加注意。下面就和备孕夫妻们一起来看看都需要遵循哪些营养原则。

纠正营养失衡

如果怀孕期间孕妈妈的身体营养失衡，会导致胎宝宝发育所需的某些营养素短缺或是过多，对优生不利。所以，在怀孕前备孕夫妻应该对各自的营养状况做个全面了解，必要时请营养师帮助诊断，有目的地调整饮食，积极储存平时体内含量偏低的营养素。

饮食要多样化

可以从蔬菜、水果、五谷杂粮、奶制品、瘦肉类、豆类、鱼类和蛋类食物中获取各种营养素。

饮食应少糖、少盐

不仅是备孕期间，即便是怀孕后也要坚持少糖、少盐的饮食原则，不仅利于自身产后恢复，也为将来的宝宝做最好的榜样。

想怀孕，先排毒

外界的有毒物质会通过呼吸、饮食等方式进入人体内，产生毒素，使人出现口臭、便秘、消化不良等症状。毒素长时间滞留在体内排不出，会对健康造成危害。因此，在怀孕前应先排毒，给胎宝宝营造一个"干净"的环境。可以适当吃一些排毒食物，帮身体排毒。

蔬果：能调节血液酸碱度，有利于防病排毒。

动物血：猪、鸭、鸡的血液中血红蛋白被胃液分解后，可与侵入人体的烟尘、重金属发生反应，提高淋巴细胞的吞噬功能，有排毒效果。

海带、紫菜：所含胶质能促进体内的放射性物质随粪便排出体外，减少放射性疾病的发生。

芝麻：所含的亚麻油酸可以去除附着在血管内的胆固醇，促进新陈代谢。

木耳：所含的植物胶质有较强的吸附力，可吸附残留在人体消化系统内的杂质，清洁血液。

红薯：含有人体所必需的 8 种氨基酸和丰富的维生素，能清除体内的"垃圾"。

韭菜：含有挥发油、膳食纤维等成分，膳食纤维可帮助排除体内毒素。

韭菜不宜多食，每次食用 100~200 克即可。

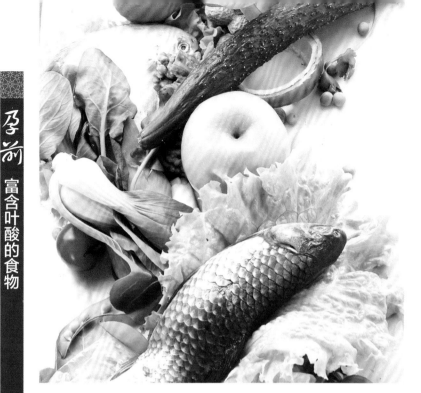

补叶酸食谱推荐

鸡丝芦笋汤

鸡肉提前汆熟
蔬菜种类可常换

芦笋是天然叶酸补充剂,5 根芦笋约含有 0.1 毫克叶酸。芦笋中还富含维生素 A、维生素 C、维生素 E,可增进食欲,帮助消化。

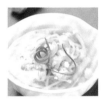

四季豆焖面

面条提前蒸一下
四季豆一定要焖熟软

四季豆富含蛋白质、B 族维生素、碳水化合物、钙、磷、铁、膳食纤维及多种维生素,尤其是叶酸。

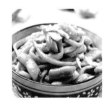

樱桃

菜花 香蕉 芦笋 蘑菇

叶酸,每天补充 0.4 毫克刚刚好

叶酸对预防胎宝宝畸形很有效,孕前 3 个月就要开始补充,每天 0.4 毫克为宜。

叶酸有利于预防畸形儿的产生,但要适量补,食用叶酸过量会干扰母体的代谢,从而影响胎宝宝的发育;同时也会使母体产生不适,甚至会导致未知的神经损害。因此,孕前每天摄入 0.4 毫克的叶酸就刚刚好,对于预防胎宝宝神经管畸形和其他出生缺陷非常有效。最理想的情况是检测一下自己的叶酸水平,以及叶酸代谢障碍的基因,这样可以更好地做到根据自己的情况来补充,避免叶酸过量或不足。一般来说,叶酸片吃到怀孕 3 个月即可停止,并非整个孕期都一定要服用叶酸片。值得提醒的是,孕前补叶酸可大大降低神经管畸形儿的发生率,但不是绝对的,因为胎宝宝神经管畸形还与遗传、环境污染、病毒感染等其他因素有关。

备育男性也要提前 3 个月补充叶酸,每天 0.4 毫克即可。一个健康男性的精子中,有 4% 的精子染色体异常,这可能会导致妻子不孕、流产以及婴儿先天性愚型。男性多吃富含叶酸的食品可降低染色体异常的精子所占的比例。

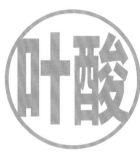

提前 3 个月补充叶酸

叶酸是一种水溶性 B 族维生素，参与人体新陈代谢的全过程，是合成 DNA 的必需营养素，也是备孕女性必须补充的。叶酸有利于婴儿神经系统的健康，有助于新细胞的生长。孕前补充叶酸，可降低神经管畸形儿的发生概率，并降低胎宝宝眼、口唇、心血管、肾、骨骼等畸形的概率。

但是人体不能自身合成叶酸，必须经外源性补给，而叶酸广泛存在于绿色蔬菜、新鲜水果、动物肝脏等食物中。但要注意蔬菜要随买随吃，还要注意烹饪方式，以免因长时间储存和不当的烹饪方式造成叶酸流失。

叶酸在体内存留时间短，一天后体内叶酸水平就会降低，所以每天都要坚持适当补充叶酸。如果偶尔一天忘记吃也没有关系，只要前后连续摄入，且多吃绿色蔬菜即可。

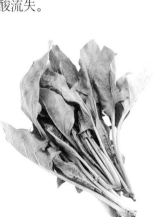

需要重点补充叶酸的人

体重过于肥胖、患有糖尿病的备孕女性：肥胖及高血糖可能使身体出现代谢异常的情况，此时受孕，会导致胚胎神经系统发育异常，使生出神经管畸形儿的概率增加。此类人群应听从医生的建议，重点补充叶酸。

曾经生育过一胎神经管缺陷的女性：此类人群再次生出神经管畸形儿的概率是 2%~5%，曾经生育过两胎同样缺陷者，概率达 30%。因此要重点补充叶酸。

患有癫痫并且口服抗癫痫药的备孕女性：这些药物会影响叶酸代谢，需要额外补充叶酸。

偏食、挑食的备孕女性：比如为了控制体重，常年不吃主食的女性；爱吃肉不吃菜的女性，都可能存在叶酸水平低下的问题。

富含叶酸的蔬菜
☆小白菜
☆胡萝卜
☆菠菜

富含叶酸的水果
☆橘子
☆樱桃
☆葡萄

其他富含叶酸的食物
☆猪肝
☆糙米
☆黄豆

改变不良的饮食习惯

不吃早餐

严重伤胃
体内没有能量

早餐既要可口、开胃，还要保证充足的热量和蛋白质。

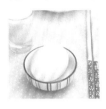

不按时吃饭

会感到倦怠、疲劳、精神无法集中

要做到按时吃饭，吃好一日三餐，营养要均衡。

晚餐太丰盛

容易发胖
影响睡眠

晚餐应吃早一点；多摄入新鲜蔬菜，减少高蛋白、高脂肪类食物的摄入。

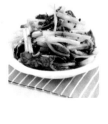

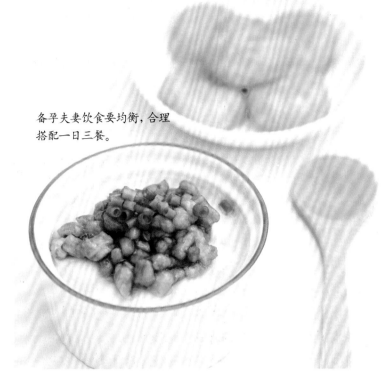

备孕夫妻饮食要均衡，合理搭配一日三餐。

拒绝厌食、挑食、偏食

规律的饮食习惯有利于备孕夫妻孕育，因此饮食要规律，搭配要均衡，营养要全面。

如果备孕夫妻厌食、偏食、挑食，就很容易导致某种营养素缺乏，这样会影响女性的排卵规律，也会影响男性的精子质量，长期不均衡的饮食会使夫妻受孕率降低。所以从备孕起就应该注意每天的饭菜是不是做到了营养全面，至少应该包括能够提供大部分能量的谷物；维生素和矿物质含量丰富的蔬果；含有优质蛋白的豆类和乳类；以及营养价值较高的鱼类、蛋类、肉类。另外，还应该适当吃些坚果、菌类食物。

饮食调理最重要的是做到平衡膳食，从而保证摄入均衡适量的营养素，因为营养素是胎宝宝生长发育的物质基础。食物多种多样，不同的食物所含的营养素各不相同，每种食物都有它的营养价值，不可偏好蛋白质含量高或者某种微量元素高的食物。适当选择食物，并合理搭配，才能获得均衡、全面的营养。

含钙较高的食物
☆ 牛奶、奶制品
☆ 海带、海参、牡蛎、鱼、虾
☆ 黄豆、腐竹、木耳

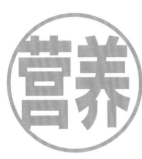

营养

备孕女性这样吃可提高孕力

对于女性来说，生育力的提高不仅需要身体健康、没有疾病，还需要营养跟得上。所以，想要顺利又健康地怀孕，备孕女性就需要在饮食上特别注意。

保证热能的供给，维持正常体重

正常的体重是怀孕的基本保障，打算怀孕的女性要保证每天能量进出平衡，为受孕和优生创造必要条件。

保证脂肪的正常供给

脂肪是机体热能的主要来源，其所含必需脂肪酸是构成机体细胞组织不可缺少的物质，女性身体脂肪过低或过高都会影响受孕。

保证供给适量的维生素

维生素有助于精子、卵子及受精卵的发育与成长，建议多从食物中摄取，多吃新鲜的瓜果和蔬菜。要慎重选择维生素制剂，因为过量补充维生素会对身体有害，反而不利于受孕。

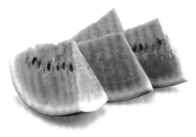

钙质不能少

钙缺乏会影响胎宝宝乳牙、恒牙的钙化和骨骼的发育，出生后易使宝宝早早地出现佝偻症；也会导致孕妈妈出现小腿抽筋，产后出现骨软化、牙齿疏松或牙齿脱落等现象。

多吃含锌食物

如果摄入锌不足，会使胎宝宝脑细胞分化异常，脑细胞总数减少；新生儿出生体重低，甚至出现发育畸形。因此，备孕女性应适当食用含锌食物。

含锌较高的食物
☆ 花生、小米、萝卜及黄豆
☆ 牡蛎、牛肉、羊排、蛋黄

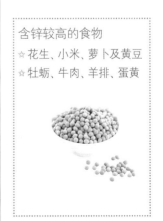

蛋白质

要保证供给充足且优质的蛋白质，以保证受精卵的正常发育。

脂类

在生殖过程中，脂类的生理变化最多。脂质是脑及神经的重要组成部分，所以要适当吃一些坚果、鱼类等。

矿物质

钙、铁、锌、铜、碘等矿物质，可维持体内代谢平衡，增强自身免疫力，为胎宝宝积蓄营养。

维生素

保持体内适量的维生素，有助于受精卵的发育与成长，因此要重视食补，慎重补充维生素制剂。

孕前 偏素食女性备孕吃这些

红枣 牛奶 豆制品 牛油果 紫菜

特殊备孕女性的营养重点

素食女性重点补充蛋白质、维生素 B_{12}、铁、锌，多吃些豆类、蛋类、奶类食物。

吃豆类和奶类补充蛋白质：素食备孕女性，应尽量吃一定量的豆类和奶类来补充每天所需的 60 克蛋白质。

补充 B 族维生素：B 族维生素主要存在于动物性食物中，蔬菜类食物中仅有海藻类蔬菜含 B 族维生素，因此素食备孕女性要适当吃海藻、紫菜等食物。

巧搭配补充铁质：从植物性食物中所摄取的铁质不容易被人体吸收，这也是素食女性有时会出现铁质摄取略显不足的原因。缺铁会造成贫血，脸色苍白，因此应多吃些黑米、黑芝麻、木耳和樱桃、红枣等富含铁的食物。同时可多吃含有维生素 C 的水果，以促进铁质吸收。

缺锌怎么办：食物中的锌一般是由肉类食物提供，纯素食者很容易缺锌。带皮土豆、四季豆和通心粉都是不错的补锌选择，但要大量食用才能保证足够的锌摄入量。

纯素食备孕女性：要选黄豆、豆腐及其他豆制品，因为这类食品所含的蛋白质是植物蛋白中最好的一种，其中的氨基酸构成与牛奶相近，而胆固醇含量比牛奶低，并含有不饱和脂肪酸。

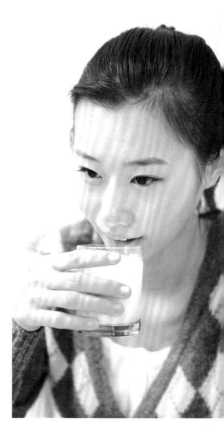

备育男性这样吃养精蓄锐

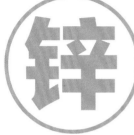

在日常生活中，男性也要注意调整饮食，保证精子质量。可适量摄入维生素、蛋白质、脂肪，以及锌、硒等矿物质，增加自身性功能，为备孕助力，尤其要食用含锌的食物。锌直接并广泛参与男性生殖过程中多个环节的活动，维持生殖系统的正常功能，增加精子数量，提高精子活力等。男性精液中的含锌量应保持在0.15~0.3毫克/升的健康标准。

另外，备育男性最好少喝可乐。研究发现，可乐可能会伤害精子，影响男性的生育能力。若受损伤的精子一旦与卵子结合，可能会导致胎宝宝畸形或先天不足。此外，动物肝脏和加工过的肉制品也应少吃或不吃，这些食物会使备育男性的胆固醇升高，还会影响精子的质量和数量。

含锌的食物
☆ 牡蛎、蛤蜊
☆ 各种坚果
☆ 香蕉、圆白菜
☆ 猪肝、瘦肉

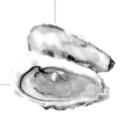

药物靠不住，要靠维生素

有些男性为了提高自己的生育能力，会服用性保健类的药物，经常服用这类药物易导致机体遭受损害，重则引起睾丸萎缩、前列腺增生、垂体分泌失调等症。而现代医学研究表明，男性生育能力、精子活力与人体内的维生素含量有关，因此备育男性要多食用富含维生素的食物。

维生素对精子的作用及相关食物来源

维生素种类	作用	食物来源
维生素A	增加精子的数量和活力	鱼油、动物肝脏、乳制品、蛋黄、黄色及红色蔬菜和水果
维生素C	提高精子质量，延长精子寿命	柑橘类水果及其果汁、草莓、木瓜、猕猴桃、土豆、西蓝花、绿叶蔬菜
维生素E	提高精子的活性，促进精子生成	黄豆、坚果、谷类、蛋类、植物油、深绿色蔬菜

优生优育很重要

要想生一个聪明、健康的宝宝，除了孕前检查，还有很多事需要注意，不仅要进行生活、饮食的调整，还要了解优生优育问题，为孕育做好准备，这样才能"知己知彼"，怀上棒棒的宝宝。那怎样才能怀上最棒的一胎呢？备孕夫妻赶紧来了解一下吧。

接受 X 线照射不能立即怀孕

X 线是一种波长很短的电磁波，它能透过人体组织，使体液和组织细胞产生物理与生物化学改变，可能引起不同程度的损伤。

如果不小心已经接受了 X 线透视，尤其是腹部透视者，过 3 个月后怀孕较为安全，最短也需要 1 个月。如果某月的月经较正常时间来得晚，有可能已怀孕，而又有必要进行 X 线检查时，一定要告诉医生自己有可能怀孕和有怀孕的打算，医生会告诉你可否进行 X 线检查。必须要做 X 线检查时，也要屏蔽腹部。在月经前及月经期也不宜做 X 线检查，最好在月经后 10 天内进行。

如长期服药，请不要急于怀孕

如果因为身体原因需要长期服用某种药物，如激素、抗生素、止吐药、抗精神病药物等，这些药物会不同程度地对生殖细胞产生一定影响。卵子从初期卵细胞到成熟卵子约需 14 天，此期间卵子最易受药物的影响，因此长期服药的女性不要急于怀孕，最好在准备怀孕时向医生咨询病情，是否可以怀孕，药物是否需要调整，以及什么时间可以怀孕。

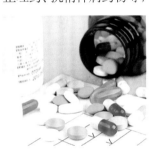

干扰男性生育的药物

分类	影响
激素类药物	雌激素、孕激素及丙酸睾丸酮等药物的应用，会抑制下丘脑 - 垂体性腺激素分泌，进而可抑制睾丸的生精功能
直接抑制生精的药物	如二氯二酰二胺类，是一种杀虫药物，但它同时有抑制生精的作用；其他药物，如二硝基吡咯类、硝基呋喃类，抗癌用的烷化剂及新近研究从棉子中提取的棉酚等，都有强力抑制睾丸生精功能的作用
影响精子成熟的药物	如抗雄激素化合物甲基氯地孕酮醋酸酯以及氯代甘油类药物的应用，虽然对睾丸产生精子功能影响不大，但这些药物对睾丸生成的精子有直接影响，使精子不能成熟
影响射精的药物	如治疗高血压的胍乙啶、甲硫哒嗪等药物均可使服药者射精量减少，甚至不射精。有些药物可以抑制射精反射，使之延迟射精，例如安定、氯丙咪嗪等

怀双胞胎的秘密

怀双胞胎有遗传因素，例如父亲或母亲本身就是双胞胎，或家族中有生双胞胎的例子，其下一代为双胞胎的比例为 1.7%。

另外，越来越多的女性 30 岁后才怀孕。30 岁后，女性的荷尔蒙分泌会产生改变，这可能导致每次不只排出一个卵细胞，从而增加了怀上双胞胎的机会。随着不育人数的增加，大龄备孕女性越来越倾向于使用一些辅助怀孕的技术，例如试管婴儿。而这些手段会尝试多个受精卵着床，这也增加了怀上双胞胎的可能。

不过，双胞胎和多胎妊娠属于高危妊娠，孕期并发症较多且比较辛苦，所以不要刻意制造双胞胎，怀双胞胎的孕妈妈在孕期要格外注意身体情况。

给宝宝最棒的智商

父母都希望自己的宝宝聪明活泼，智商超群，其实，智商与遗传是有一定关系的。一般说来，爸爸妈妈的智商高，宝宝的智商也较高；爸爸妈妈智力一般，宝宝智力也一般。除此之外，母亲受孕时的宫内环境、孕期营养以及后期家庭环境的不同，都可能造成宝宝在智力发育上的差别。因此，要想使宝宝智力超群，就必须在优生优育上下功夫，使宝宝的智力得到充分发挥。

父母近视会遗传给宝宝吗

高度近视

通常指近视程度超过 600 度甚至 1000 度，有的虽然屈光度不一定很高，但有严重的眼底变性，这些都属于高度近视。高度近视是常染色体隐性遗传病，即使是戴眼镜也难以把视力矫正到正常。这部分人遵守遗传规律：如果夫妻双方不是高度近视，但体内携带高度近视的基因，生出的宝宝患高度近视的概率为 1/4；如果高度近视的患者与非高度近视的人结合，生出的宝宝患高度近视的概率为 1/2；若父母都是高度近视，生出的宝宝基本都是高度近视。

普通近视

又称单纯性近视，可从学生时期发病，到 20 岁以后即很少增大度数。近视的度数一般在 600 度以下，遗传现象不明显，其所带有的基因要在一定的环境条件作用下才会表现出来。普通近视的孕妈妈从孕期营养、精神、环境等方面都要做好保健工作，并在宝宝出生后让他养成良好的用眼习惯，这样就能有效减少近视的发生。

如何预防孕育缺陷宝宝

婚检和孕前保健是第一道防线

预防孕育缺陷宝宝最有效、最不痛苦的方法，就是男女双方在婚前和孕前就开始进行保健和咨询。导致缺陷宝宝出生的一部分原因是遗传因素，而婚前进行详细的检查可以了解双方基因中遗传性疾病情况，提前预知将来宝宝出现缺陷的概率。还有营养因素、心理因素都需要评估。

孕前保健也是保证优生优育的重要举措。某些不良嗜好，如酗酒、抽烟等会干扰体内一些重要蛋白质的代谢，使生殖细胞中某些染色体异常，最终导致胎宝宝发育异常。

孕期保健是第二道防线

产前检查、诊断和产前筛查是孕期预防缺陷宝宝出生的重要保障。孕早期女性身体处于调整期，此时产检可以及时了解孕妈妈身体状况，以及胎宝宝发育情况。系统的产检能及时发现胎宝宝是否存在明显畸形和缺陷，尤其是孕中期的羊膜腔穿刺检查。羊水中含有胎儿皮肤、胃肠道、泌尿道的脱落细胞，进行羊水检查和细胞培养，可以分析胎儿染色体情况，防止染色体异常宝宝的出生，同时可以进行一些生化方面的监测，这对预防宝宝先天性酶缺陷和先天性代谢疾病有重要意义。

新生儿筛查是第三道防线

宝宝出生后，最好立即进行身体检查，以做到早筛查、早诊断、早治疗。某些先天性疾病，如先天性肾上腺皮质增生症、先天性甲状腺功能低下、先天性听力障碍都可以通过筛查早发现。根据早期诊断，及时给予矫正治疗，几乎可以改变宝宝以后的人生，也能降低缺陷宝宝给家庭带来的精神压力和经济负担。

通常宝宝出生后3天，接产医院就会采集宝宝的两三滴足跟血送至新生儿疾病筛查中心。先天的新生儿代谢性疾病，如先天性甲状腺功能减低症、苯丙酮尿症等越早进行治疗越好，在出生1个月内进行治疗最好。

为生出优质宝宝，备孕夫妻一定要积极配合孕检。

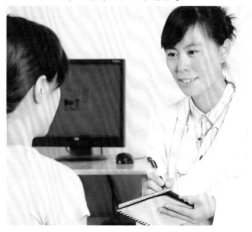

把握怀孕好时机

想要孕育聪明、健康的宝宝，把握怀孕最佳时机非常重要。备孕夫妻年龄越大，精子和卵子的质量降速越快，越不利于孕育。25~35岁的男性，23~30岁的女性，是人生中最具"孕气"的时期，备孕夫妻要把握时机，在最好的时候，怀上最棒的一胎。

不同年龄段女性生育的优势与劣势

女性的年龄大小与胎宝宝和将来宝宝出生后的健康状况密切相关,年龄过大和过小都不利于孕育,现将各个年龄段的生育优势和劣势列举如下,方便备孕女性参考。

年龄	优势	劣势
20~30岁	① 流产概率低,只有 2%~3% ② 有关母婴健康的顾虑少,患妊娠综合征如妊娠高血压的概率也较低,宝宝畸形概率低。20 多岁女性生产先天痴呆儿的概率也低,大约是 1/1500 ③ 精力充沛,全天候护理宝宝的能力较强。如果是 20 多岁就生孩子,将来再生孩子,年龄、身体状况都没有问题 ④ 如果家庭需要你当全职妈妈,比较容易下决心;如果打算孩子上学后才出去工作,工作面也比较广,不必考虑年龄问题	① 在朋友圈里,会感到比较特别,会感到被别人从以前愉快的社交生活中遗忘 ② 如果刚刚参加工作,经济上的压力比较大
30~40岁	① 夫妻关系更趋于稳定 ② 工作稳定,有些成绩,比较容易得到完全的产后福利 ③ 经济上比较宽裕,育儿较轻松	① 35 岁以后生育能力急速下滑,流产概率高,可达 4%~5% ② 30 多岁的女性生育畸形儿概率较高 ③ 35 岁以上早产情况较多,容易产生妊娠高血压、妊娠糖尿病和其他并发症
40岁以上	① 是真正想要孩子的时候,并且是多年殷切期盼 ② 40 多岁的女性年长而聪慧,而且多半不是初为人母,有带孩子的经验 ③ 这个阶段的女性无论是经济上,还是心理上都比较可靠,夫妻关系也比较稳定 ④ 很多女性在 40 多岁时已经拥有事业,不会认为孩子是事业的障碍	① 40 岁以后再生育,流产的危险高达 13%~15% ② 宝宝有遗传缺陷的概率更高 ③ 生孩子的欲望锐减,除非你非常健康同时非常想生育孩子 ④ 当孩子处于青春期,你已经 50 多岁,可能会和孩子有代沟

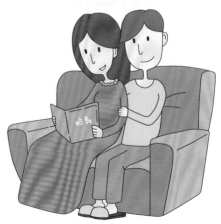

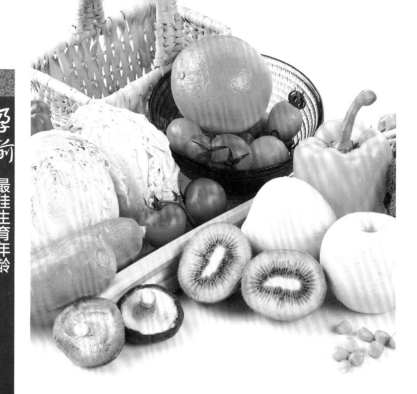

孕育的最佳环境

要孕育一个健康的宝宝，至少有以下4个重要的因素与孕育有关，这些因素决定了宝宝智力、心理、生理的特点和健康水平。

避免病毒感染

在孕育前应做好病毒学检测。

保持生殖器官和性生活状态良好

备孕夫妻要做好生殖器的检查，并有高质量的性生活。

调整好备孕夫妻的身体状况

这是孕育一个健康、聪明宝宝的先决条件。

保证母体生理和心理健康

失业、丧失亲人、意外伤害等，都会影响孕妈妈的心理、生理状态，从而影响孕育。

孕前 最佳生育年龄

男性 25~35 岁

女性 23~30 岁

生育最佳年龄，男女大不同

男性生育最佳年龄 25~35 岁，女性生育最佳年龄 23~30 岁。夫妻最佳生育年龄组合是男性比女性大 7 岁左右。

虽然男性和女性在进入青春期后就可以生育，但此时精子和卵子的发育往往不成熟，再加上男女双方都缺乏孕育和抚养宝宝的心理、生活准备，这时候还不适合孕育宝宝。

而男性在 35 岁以后，体内雄性激素开始以非常缓慢的速度衰减，精子基因突变的概率增高，会对妻子受孕及将来胎宝宝的生长、发育产生不良影响。35 岁以上的女性，卵巢功能减退，卵子质量下降，受孕能力下降，流产和难产的发生率也会增加。

爸爸年龄大，智力相对成熟，遗传给下一代的"密码"更多些；妈妈年纪轻，生命力旺盛，会给胎宝宝创造一个更良好的发育环境，有利于胎宝宝发育生长。因此，最佳生育组合是男性比女性大 7 岁左右。

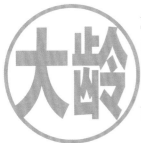

年龄越大，怀孕风险也越大

如果是大龄女性，就可能不得不面对以下这些风险了。

宫外孕概率增大：宫外孕是受精卵在输卵管内着床并发育长大。这种情况的发生概率会随着年龄的增加而升高。

妊娠异常：大龄产妇产道弹性会降低，分娩的时候很容易发生产程延长和手术助娩等情况，这可能会在一定程度上影响宝宝的健康。

畸形儿概率增大：卵子的年龄太大，受环境污染的影响比较多，卵巢就不会像以前那么活跃，卵巢功能就会开始减退，卵子染色体容易老化，生出畸形儿的概率就会增高。

思想压力大：由于年龄偏大，在孕期就会担心腹中的胎宝宝是否健康，而且这个年龄段还是事业发展的关键阶段，所以会有比较大的思想压力。

大龄女性备孕必做的 5 件事

孕前要进行身体检查：准备怀孕的大龄女性，除了要进行心、肝、肾等常规检查，还要重点检查生殖系统。

养成良好的生活习惯：养成生活有规律、保持睡眠充足、劳逸结合等健康有规律的生活习惯，不吸烟、不喝酒、不熬夜。

营养均衡：平时应多吃有利于身体营养均衡的食物，少吃不利健康的垃圾食品。孕前 1~3 个月口服叶酸，如果孕前没有吃叶酸，怀孕后也要补充。

不要有过大的精神压力：平时即使有再繁忙的工作，也要保持乐观的精神，不可处在过强的精神压力下。每天早上起来对着镜子微笑，可抑制压力激素生成，促进全身血液循环和吸收，让皮肤更有光泽和弹性，看起来更加容光焕发。

运动：平时坚持运动不仅可以延缓卵巢衰退，让卵巢年轻化，同时还可以控制体重，有助于顺产，减少大龄女性因超重在孕期患妊娠高血压综合征和妊娠合并症等疾病的概率。

> ☆ 孕前 1~3 个月补叶酸
> ☆ 每天 22:00 前睡觉

叶酸每天补充0.4毫克为宜。

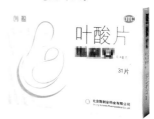

不适合怀孕的季节

早春

春季万物复苏，病毒繁殖迅速，如流感病毒、肝炎病毒等。这个季节怀孕，容易感染各类病毒，影响胎宝宝脑神经系统发育。所以想在春天怀孕的话，最好选择春末的4~5月。

盛夏

夏季天气炎热，会影响心情，使人变得焦躁、心情低落、食欲不佳，这也降低了怀孕的概率。而且夏天食物也易变质，可能会引起肠道疾病，不利于孕育。

冬季

冬季气候寒冷，空气污染高于其他季节，若在这种环境下怀孕，胎宝宝畸形概率会增加。

怀孕的最佳季节

最佳怀孕季节为夏末秋初，怀孕最佳月份为7~9月，宝宝出生最佳月份为4~6月。

经研究发现，精子在秋季活动能力最强，而7~9月份气候舒适，这个时期受孕，宫内胎宝宝受到病毒感染的概率较小。八九月份之间正值夏去秋来，避开了天气最炎热的季节，备孕女性的休息、营养和各种维生素的摄入都比较充分，均有利于受孕。

在怀孕初期40~60天发生妊娠反应时，正好处在9月或10月，这时孕妈妈大多胃口差，爱挑食，但此时蔬菜、瓜果品种繁多，可以借此调节增进食欲，保障胎宝宝的营养需求。怀孕两三个月后正值晚秋，气候凉爽，孕妈妈食欲渐增，对胎宝宝的生长发育十分有利。

如果在夏末初秋怀孕，相应的预产期为次年5月前后。分娩之时正是春末夏初，气温适宜，新妈妈哺乳、婴儿沐浴均不易着凉，蔬菜、鱼、蛋等副食品供应也十分丰富，新妈妈食欲好，乳汁营养也丰富，也是"坐月子"的最佳季节。

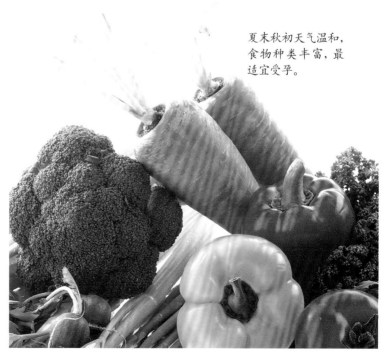

夏末秋初天气温和，食物种类丰富，最适宜受孕。

受孕的最佳日子

受孕的最佳日子和时刻

知道受孕的最佳日子和时刻，让备孕事半功倍。

受孕的最佳日子是排卵日当日及前 3 天、后 1 天。排卵日为下次月经到来的前 10~14 天，大约就是月经周期的中间。

人体的生理现象和功能状态在一天 24 小时内是不断变化的。早上 7~12 点，人体身体功能状态呈上升趋势。下午 1~2 点，是白天人体机能最低时刻。下午 5 点再度上升，晚上 11 点后又急剧下降。一般来说，晚上 9~10 点是受孕的最佳时刻。

蜜月旅行，这真不是怀孕的好时候

在蜜月旅行途中夫妻体力会过度耗损，生活起居没有规律，经常睡眠不足，每天三餐的营养不均衡，不仅会影响受精卵的质量，还会反射性引起子宫收缩，使胚胎的着床和生长也受到影响，导致流产或先兆流产发生。因此，在蜜月旅行途中应采取避孕措施。

把握性高潮，生个好宝宝

性高潮有利于受孕。有研究表明，性高潮时孕育的宝宝更聪明。女性在达到性高潮时，阴道的分泌物增多，分泌物中的营养物质如氨基酸和糖会增加，使阴道中精子的运动能力增强。子宫颈口松弛张开，宫颈口黏液栓变得稀薄，使精子容易进入。性快感与性高潮又促进子宫收缩和输卵管蠕动，帮助精子上行。这一切，都非常有利于受孕。

性生活不和谐的影响
☆ 容易造成双方情志不畅
☆ 影响排卵和输卵管的正常活动
☆ 男性容易出现早泄问题

容易受孕的性爱姿势

男上女下：这样的体位便于位于上方的男性使阴茎更深更近地触到女方宫颈，射精直接射在宫颈周围，使精子更快地经过子宫颈而进入宫腔，去找等候在输卵管内的卵子。

平躺仰卧：这种体位方便精液在宫颈口周围停留，为精子进入子宫创造了有利条件。

当然，其他姿势也可以很好地受孕，比如后入位式、并排卧式等。

另外，一般认为立位和坐位是不容易受孕的同房体位。因为性生活时女性生殖器官下垂，阴道口开放，精液随着阴茎的抽出而流出体外，受孕概率较低，所以不建议采用这两种体位。

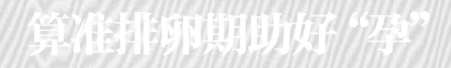

算准排卵期助好"孕"

在计划怀孕时,掌握准确的排卵期很重要。有些夫妻备孕很久,却一直没有消息,这与性生活的时间不对有关。一般,正常生育年龄的女性卵巢每月只排出1个卵子。医学上将排卵日的前5天和后4天,连同排卵日在内共10天称为排卵期。就是月经结束后第2周,排卵期就开始了。一般在卵子排出后15~18小时受精效果最好。备孕女性赶快算算自己的排卵期吧!

算式推算法

对于月经周期规律的女性

以月经周期为 28 天为例来算，这次月经来潮的第 1 天在 9 月 29 日，那么下次月经来潮是在 10 月 27 日（9 月 29 日 +28 天），再从 10 月 27 日 –14 天，则 10 月 13 日就是排卵日。排卵日及其前 5 天和后 4 天，也就是 10 月 8 日到 10 月 17 日这 10 天为排卵期。

对于月经周期不规律的女性

排卵期计算公式为：

> 排卵期第 1 天 = 最短一次月经周期天数 – 18 天
>
> 排卵期最后 1 天 = 最长一次月经周期天数 – 11 天

例如月经周期最短为 28 天，最长为 37 天，需将最短的周期 –18 天（28–18=10）以及将最长的周期 –11 天（37–11=26），所以在月经后的第 10 天至第 26 天都属于排卵期。

找出排卵期后，可以从排卵期第 1 天开始，每隔 1 日同房 1 次，怀孕的概率会较高。

每天测量基础体温

通过记录基础体温，可以推算出排卵日。在一个正常的月经周期内，女性基础体温会有周期性变化。月经开始后一两周内是基础体温的低温期，中途过渡到高温期后，再返回低温期时，即开始下次月经。从低温期过渡到高温期的分界点那天，基础体温会降到最低，以这一天为中心，前 2 天和后 3 天为易孕阶段。

体温测量方法

1. 购买专用的女性基础体温计。

2. 早晨睡醒后，不吃、不喝、不动、不洗漱、不上厕所，先测量舌下的口温并记录。

3. 每天在固定的时间测量。

4. 将记录的数据做成图表，一目了然。

测量时要注意

1. 专用的体温计能测出较精确的体温。

2. 若每天测量的时间不一样，间隔较长，可能使数据失去意义。

3. 感冒、腹泻、发热、饮酒过度、晚睡晚起之类的情况，应特别注明，以作为体温变化判断的参考。现在市面上还有可穿戴设备进行基础体温测量，可以自动上传到 APP 软件上，形成曲线，给予提示。

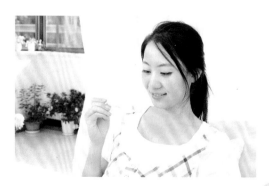

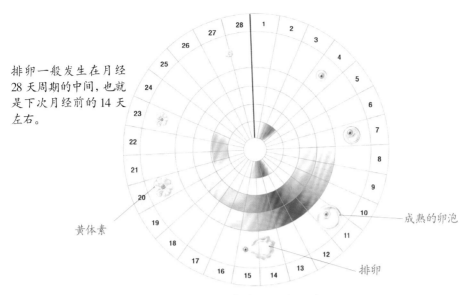

排卵一般发生在月经28天周期的中间，也就是下次月经前的14天左右。

黄体素

成熟的卵泡

排卵

28 天为一个生理周期示意图

观察宫颈黏液推算排卵日

月经干净后，宫颈黏液稠而量少，或者没有黏液，称为"干燥期"，不易受孕。

月经周期中期，随着内分泌的改变，黏液增多而稀薄，阴道内分泌物增多，称为"湿润期"。接近排卵期时，阴道变得越来越湿润，分泌物不仅增多，而且黏液变得像鸡蛋清一样，清亮、滑润而有弹性，能拉出很长的丝，且不易拉断，出现这种黏液的最后 1 天的前后 48 小时之内就是排卵日了。

懒 MM 的测排神器——排卵试纸

何时开始检测排卵

因为每月的排卵时间不同，造成月经的提前或滞后。所以正常月经周期（28 天）的女性一般从经期开始为第 1 天算，第 12 天开始测试；月经周期 30 天的从第 14 天开始测试，以此类推。

排卵试纸这么用

收集尿液：用洁净、干燥的容器收集，不可使用晨尿，收集尿液的最佳时间是上午 10 点至晚上 8 点，尽量采用每天同一时刻的尿样，收集尿液前 2 小时应减少水分摄入。

试纸测试：取出试纸，将有箭头标志线的一端插入尿液中（不超过 MAX 标志线），约 3 秒后取出平放，测试结果以 30 分钟内阅读为准。

未到排卵高峰：测出 2 条线，下面一条是检测线，上面是对照线，下面一条颜色较上面浅，表示到排卵期，但尚未到排卵高峰。

排卵期：测出 2 条线，下面一条是检测线，上面是对照线，下面一条颜色较上面深或者一样深，表示将在 48 小时内排卵。

排卵期已过：测出试纸上端只有 1 条线，表示未到排卵期或排卵高峰已过。

用两种方法算排卵更保险

如果月经规律且正常，却始终用各种方法都测不到排卵，那就要多留心了。因为每种方法都存在差异性，也会有些许误差。首先要检查测验方法是否正确，比如试纸是否过期，是否采用了晨尿或者是否使用了专用基础体温计等。如果都正常，还是测不到，又存在不孕的问题，最好再结合 B 超测排卵，这是最准确的。除此以外，还可以将两种方法结合算排卵，这样更保险，得出的结果更准确。

不要迷信计算排卵期的手机 APP 软件

手机 APP 软件速测排卵期主要是针对平时月经周期特别规律的女性而设的，因为这类人群测出来的安全期和排卵期相对来说会比较准确。而对于平时月经不太规律的女性，只可以作为参考，最好配合其他测排卵方法一起使用。

有不少女性用 APP 计算安全期来避孕，这是不对的，因为每个人的月经周期和规律不同，只能当作参考，如果真想避孕，还是用其他方式更保险。

用晨尿测排卵不科学

很多备孕女性习惯用晨尿来进行排卵测试，这是不科学的。如果用晨尿的话，尿液浓度可能过高，容易将黄体生成激素（LH）测成峰值，即有可能把弱阳测成强阳而误导真正排卵的时机。

别在排卵期内频繁性生活

备孕夫妻性生活频率过高，可能会减少受孕的概率。因为夫妻性生活频率过高，就会导致精液量减少和精子密度降低，使精子活动率和生存率显著下降，受孕的机会自然就会降低。虽然睾丸每天都可以产生数亿的精子，但每次射精后要等将近 1 周时间精子才能成熟和达到足够的数量。

过频的性生活还会导致女性免疫性不孕，对于能够产生特异性免疫反应的女性，如果频繁地接触丈夫的精液，容易激发体内产生抗精子抗体，使精子黏附堆积或行动受阻，导致不能和卵子结合。

在孕前 3 个月到 1 个月，建议每周一两次性生活。到了孕前 1 个月，可以在女性排卵期前后适当增加性生活次数，隔日或者每 3 天 1 次。

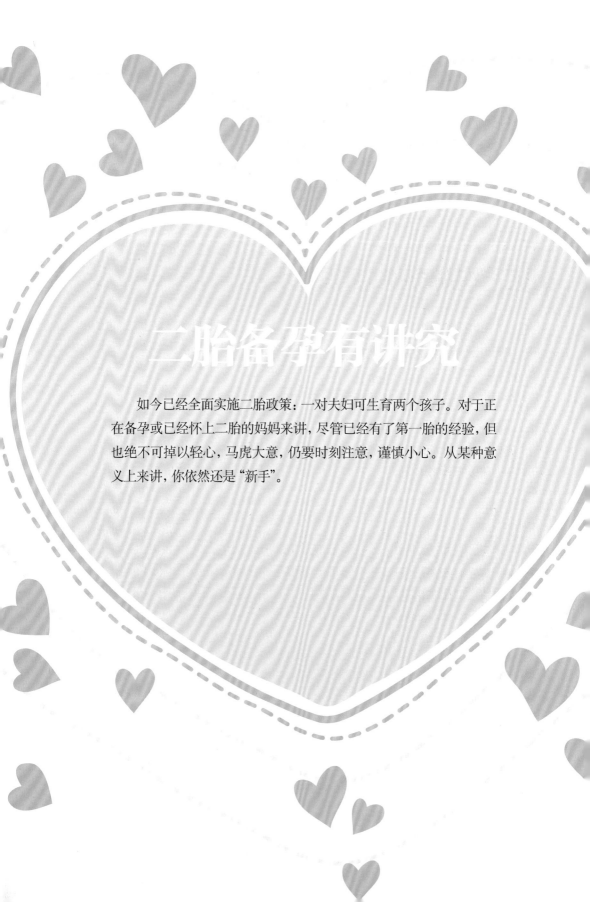

二胎备孕有讲究

如今已经全面实施二胎政策：一对夫妇可生育两个孩子。对于正在备孕或已经怀上二胎的妈妈来讲，尽管已经有了第一胎的经验，但也绝不可掉以轻心，马虎大意，仍要时刻注意，谨慎小心。从某种意义上来讲，你依然还是"新手"。

做好要二胎的心理准备

毋庸置疑，多一个孩子就会多一份责任和压力。面对孩子长大后的各种花销，爸爸妈妈们在准备怀孕前需要心中有数，而不仅仅是为了生育而生育，应尽量为孩子提供一个健康、和谐的生活环境。

当然生二胎还会有其他因素给生活带来变化，比如要平衡对两个子女的关爱，如何不因为孩子而影响生活等。生二胎的夫妻要做好孕前准备工作，对二胎带来的生活变化做好心理准备，以快乐的心情迎接第二个宝宝的到来。

剖宫产妈妈多久能要二胎

剖宫产妈妈最好术后2年再孕。如果第一胎是顺产的话，恢复期相对较短，一般只要经过1年，待女性的生理功能得以恢复，经过检查之后，输卵管、子宫等生殖系统情况正常，就可以考虑怀第二胎。而第一胎是剖宫产的妈妈，尽管剖宫产术后恢复良好，也要避孕2年以上再考虑怀第二胎。

剖宫产后过早怀孕，会使得剖宫产后子宫瘢痕处拉力过大，有裂开的潜在危险，容易造成大出血。另外，剖宫产术后子宫瘢痕处的内膜局部常有缺损，受精卵在此着床时也不能进行充分的蜕膜化，或原本着床在正常的子宫内膜，在发育过程中，滋养细胞扩张到蜕膜化不良的子宫内膜部位。

受精卵在剖宫产术后瘢痕局部子宫内膜缺陷处着床时，极易发生瘢痕妊娠，甚至胎盘植入。所谓胎盘植入，就是胎盘生长到了子宫肌层，分娩后胎盘不能娩出，极易发生产后大出血，甚至导致切除子宫。如果受精卵着床在子宫下段，将来可能发展为前置胎盘，也可发生早中期妊娠的胎盘植入，因此，剖宫产妈妈最好术后2年再怀孕，不可过早怀孕。

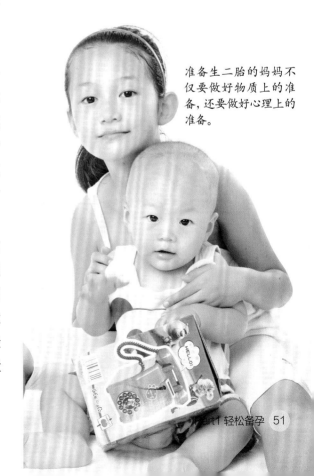

准备生二胎的妈妈不仅要做好物质上的准备，还要做好心理上的准备。

孕前常规检查

血常规检查

备孕女性如果贫血，不仅会影响受孕，即便怀上了宝宝，对胎宝宝也有影响，如易感染、抵抗力下降、生长发育迟缓等。在分娩后也容易出现产后出血、产褥感染等并发症。

尿常规检查

有助于肾脏疾病早期的诊断。10个月的孕期对于孕妈妈的肾脏系统是一个巨大的考验，身体的代谢增加会使肾脏的负担加重。

染色体检测

可以及早发现罗氏易位、克氏综合征、特纳氏综合征等遗传疾病及不孕症。

妇科检查

大龄备孕女性患子宫肌瘤、子宫内膜异位症等妇科病的概率较大，有些可能并没有明显的症状，所以怀孕前最好到医院做个全面的妇科检查，以免影响受孕。

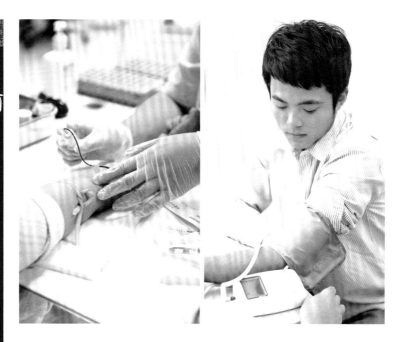

孕前 大龄女性备孕二胎这样做

补充叶酸 生活规律 适当运动 关注体重

备孕二胎不可忽视孕前检查

备孕二胎，在孕前3~6个月先去医院做全面的检查，丈夫也要一起做检查，把身体调整到健康状态。

当生二胎提上日程，必要的孕前检查就是备孕的第一步了。虽然已经孕育过一个健康的宝宝，但是在备孕二胎时也需要了解，在距离上次怀孕的这段时间里，身体是否出现问题。

此外，如今有很多备孕二胎的女性已经过了34岁，是大龄女性。如果此时怀孕会增加孕期发生各种疾病的概率。而备育男性也很可能超过了35岁，精子的质量也会随着年龄而下降。因此，备孕二胎同样要重视孕前检查。

提前做好相应的检查，及时发现对怀孕不利的因素，及时治疗和纠正，让这次的孕前检查帮你孕育第二个健康的宝宝。

孕前检查主要包括常规的身体检查、生殖系统检查和优生优育检查，是为了确认是否具备孕育健康宝宝的条件。一般的体检是不能代替孕前检查的，它们只是最基本的身体检查，主要有血常规、尿常规、心电图等。

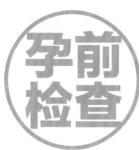

备孕二胎要做的其他检查

孕前要给重要器官做检查

　　孕育二胎需要备孕女性有强大的"硬件"，因为随着孕期的进展，胎宝宝渐渐发育长大，体内血容量逐渐增加，会给肝脏、肾脏以及心脏带来巨大的负荷。生完大宝后，如果这些硬件设施的功能出现了或大或小的问题，都会影响到妈妈和宝宝的健康。

　　因此，孕前就要对肝脏、肾脏以及心脏等身体重要器官进行相应的检查，了解它们的基本情况，也就是孕前常规检查。同时也要检查是否患有各种肝炎，如果备孕女性患上肝炎，怀孕后会出现早产、母婴传播等后果，所以要及早检查和治疗。

输卵管畅通吗

　　对怀孕来说，输卵管是否畅通是件十分重要的事情。如果第一胎产后，由于病变等原因造成输卵管不畅，就很容易出现继发性不孕、宫外孕等问题。

　　因此，如果存在不孕的问题，同时有输卵管病变的潜在危险因素，包括生殖道炎症史，如输卵管炎、附件炎、盆腔炎、慢性宫颈炎、淋病、支原体感染、衣原体感染等；或者多次宫内操作史，如人工流产、宫腔镜手术史等，为了确保安全，孕前一定要进行输卵管的检查。一旦发现问题，就要及时治疗，避免继发性不孕和宫外孕的出现。

月经不调要做生殖内分泌检查

　　第一胎产后，如果出现了经量异常或周期不规律的情况，或是排卵功能出现问题，多是体内激素在捣乱。如果放任月经问题不管，就不利于把握排卵期，无形中就降低了受孕的概率。即使怀孕了，如果黄体功能不足，也可能会导致流产的发生。因此，有这类困惑的二胎备孕女性一定要及时进行生殖内分泌的检查，也就是性激素六项检查，找出月经问题的原因。有些女性月经一向很规律，如果排卵正常，也可以不做这项检查。

性激素六项检查
☆ 卵泡生成激素（FSH）
☆ 黄体生成激素（LH）
☆ 泌乳激素（PRL）
☆ 雌二醇（E_2）
☆ 黄体酮（P）
☆ 睾酮（T）

拥有最棒的卵子

高质量的卵子是孕育健康宝宝的前提，是宝宝美丽和聪明的根基。二胎备孕女性虽然已经生育了一个健康的宝宝，但还是要在生活中多加注意，避免不利因素，健康排卵。为了拥有最棒的卵子，二胎备孕女性要注意以下几点。

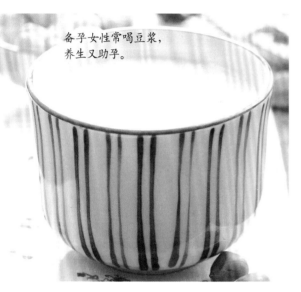

备孕女性常喝豆浆，养生又助孕。

饮食保养：女性容易出现缺铁性贫血，多吃菠菜、动物肝脏等高铁食品，能让卵子更健康。豆腐（煮比煎更健康）、豆浆中含大量植物蛋白，能让卵巢更结实，让卵子更健康。

远离烟酒：酒精会"催眠"卵巢，降低卵子活性，香烟中的尼古丁则可加速卵巢老化或直接危害卵子。

远离辐射：尽量减少接受电磁辐射，最需要留意的是居家周围有没有电磁辐射源，如各种通信、电台、电视的发射或接收塔等。一般家用电器电磁辐射都很小，只要不集中摆放，一般不会造成电磁污染。

慎做人工流产、引产：人为阻止正常妊娠容易导致子宫内创伤，使胚胎不易在子宫内着床，会增加宫外孕的概率；有时还可能干扰卵巢内分泌功能，影响怀孕。

慎做"卵巢保养"：美容院流行的"卵巢保养"很不可靠，用作卵巢保养的精油良莠不齐，劣质的精油渗入人体后，反而会影响内分泌水平，甚至降低卵子活性。

留够脂肪好"孕"来：有专家将人体脂肪称为"性脂肪"，意思是说，女性体内如果没有足够的脂肪，就会影响体内激素的分泌，影响生殖系统的功能，影响性欲。

滥用补品不可取：某些保健品中含有大量的雌激素，如果长期服用可能会引起女性内分泌紊乱，不利于卵子的发育。

保持愉快舒畅的心情：过度焦虑和抑郁会影响卵巢功能，从而影响女性正常排卵，导致不孕，所以备孕女性要保持愉快的心情。

孕前需要检查排卵功能的人群

年龄超过 35 岁；月经不规律；怀疑多囊卵巢综合征；习惯性流产者；有盆腔炎及其他妇科疾病的女性。

好习惯让卵巢年轻化

女性随着年龄的增长，卵巢的功能开始衰退，出现排卵障碍，不能正常排卵或排出质量不好的卵子，会影响受孕和生育。因此，在生活中要养成良好的习惯，让卵巢保持年轻化，更好地孕育二胎。

养成良好的睡眠习惯：晚上入睡前不要过度上网或谈论刺激神经兴奋的话题，最好是上床后听一首轻柔舒缓的音乐，有助于睡眠。不要熬夜，每天应定时入睡，最好在晚上10点之前就入睡，这样可以让体内的新陈代谢得到良好的运作，保持身体健康，降低卵巢衰老的速度。

养成良好的生活习惯：生活有规律、合理膳食、保持睡眠充足、劳逸结合等健康有规律的生活习惯，都能保养卵巢。

养成良好的饮食习惯：保证营养全面、均衡，饮食要规律，按时吃三餐，尤其是早餐。睡前3小时除了适量饮水就不要再吃其他食物了。吃饭时要细嚼慢咽，保持八分饱，不暴饮暴食，不饥一顿饱一顿。

不要有过大的精神压力：长时间处于高度紧张的女性容易衰老，肌肤容易暗淡无光，也不利于卵巢的保养。因此，即使工作再繁忙，也要保持乐观的心态。

尽量少穿塑身内衣：塑身内衣的压迫，易导致卵巢发育受限，功能受损，使卵巢发生早衰现象。所以备孕女性着装应该以宽松舒服为主。

孕前加强健身

在要二胎前，最好适当健身，可帮助妈妈提高肌肉质量和关节的稳定性，妈妈身体好，孕育二胎也会相对轻松一些。下面这几种方法就可以帮助二胎妈运动和健身。

腹部训练：加强腹部肌肉的弹性，对孕期日渐加重的腹部大有益处。腹肌锻炼能使骨盆保持在正确的位置，确保胎宝宝的安全。盆腔内小肌肉力量及控制能力的提高，有助于顺利生产及产后性功能的恢复。

背部训练：坚实的背部肌肉，能更好地保护躯干，保持脊柱的中立状态，使内脏不受压迫，并保证其功能的正常运转，使循环系统的工作能力发挥到最大限度。

腿部训练：腿部训练能提高肌肉柔韧性，提升血液回流能力，减缓下肢水肿状态，从而提高整体的身体机能。

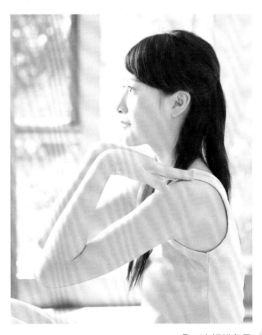

正确认识胎教

胎教不是怀孕以后才能做的事，实际上，孕前为胎宝宝提供一个良好的生长环境，夫妻两人愉悦的精神状态都会对将来的宝宝产生有利影响。所以从计划怀孕的那一刻起，就将胎教计划也提上日程吧，精心准备一份独一无二的胎教方案，让胎宝宝在平和、安静的环境中降临，这样更利于他稳稳扎根、茁壮成长。

健康备孕是胎教的基础

在怀孕之前，备孕双方将身心调整到最佳状态，就是胎教的第一步。胎教是准爸爸和孕妈妈为了给胎宝宝提供一个良好的生长环境，适当地刺激成长到一定阶段的胎宝宝，从而促进胎宝宝身心健康发育的方法。好的生长环境是指胎宝宝即将生活10个月的"胎内环境"。如果在孕前，备孕双方就培养规律的生活习惯；健康的饮食习惯；拥有舒畅的心情，为精子和卵子的相遇做足准备，那"胎内环境"自然就会好，从而也会在最初为胎宝宝带来健康和好的影响。

胎教不是培养天才

不少人认为胎教的目的是为了培养天才，创造奇迹，这种想法其实是对胎教的误读。胎教是促进孕妈妈身体健康，预防胎宝宝发育不良，以及培养胎宝宝气质品格的调养方法，它不能改变遗传因素，也无法预知宝宝出生后的教育和环境，所以也不能确保宝宝成为"天才"。

良好的情绪孕育健康宝宝

情绪能通过促使体内激素分泌，进而影响身体健康，而良好的情绪能刺激使身心平和、幸福的激素的分泌，这些激素进入细胞，并被记录于基因中。在良好情绪下孕育的宝宝更健康，孕妈准爸若能持续地保持良好情绪，将对宝宝日后形成乐观、积极的人格产生良好影响。同时，在良好情绪下孕育

的宝宝，受精卵状态较好，更容易获得健康、优秀的基因。

规律作息也是胎教

即使在一天之中，人体的运作也存在着周期性规律。若身体遵循此规律作息，按时吃饭、睡眠，能让身体更加健康，而混乱的作息会打乱身体的运行规律，致使激素分泌紊乱，进而影响健康。要想拥有健康、聪明的宝宝，备孕夫妻从孕前就应规律作息，按时吃饭、睡觉，保持良好的生活习惯。

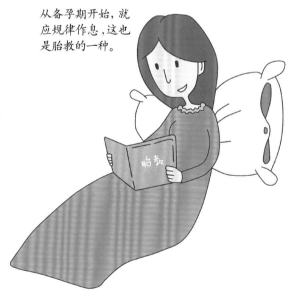

从备孕期开始，就应规律作息，这也是胎教的一种。

最常见的 10 种胎教方法

情绪胎教

情绪可改变孕妈妈体内的激素分泌，进而影响胎宝宝健康。所有能让孕妈妈感觉轻松、快乐、幸福的事都是很好的情绪胎教内容。

运动胎教

运动可提高孕妈妈的身体素质，促进胎宝宝的健康发育；胎宝宝也可以自己运动，孕妈妈可通过抚触让胎宝宝在子宫内"运动"。

语言胎教

胎宝宝五感中，听觉系统最先发育，语言刺激是胎宝宝最先能体会到的刺激。可随时给胎宝宝讲些故事、常识、感受等。

音乐胎教

音乐可调节孕妈妈的情绪，影响孕妈妈的心情。平时可以听些心旷神怡、能使自己产生美好憧憬的音乐。

美学胎教

孕妈妈对美的感受，会通过神经传输传递给胎宝宝。因此孕妈妈可以做些能感觉到美的活动，如欣赏一幅画或是美丽的景色。

抚摸胎教

通过抚摸腹部，能让胎宝宝感受外界的刺激。孕妈妈可以时常抚摸自己的腹部，准爸爸也可以时常抚摸孕妈妈的腹部。

意念胎教

通过孕妈妈的意念想象构成胎教。孕妈妈可以时常想象、联想宝宝可爱的样子，以及宝宝出生后的美好生活。

营养胎教

孕妈妈摄入的营养是影响胎宝宝健康发育的直接因素。所以应保证孕期食品多样，饮食习惯健康，及时补充必需营养。

光照胎教

在胎宝宝能够感受到光时，给予胎宝宝光照刺激，让胎宝宝视觉神经发育更顺利。孕妈妈可以时常晒晒太阳。

知识胎教

间接胎教的一种形式，通过影响孕妈妈进而影响胎宝宝。包括数字训练、图形训练、文字训练、拼音训练和孕妈妈学习知识。

实施胎教要注意

胎教要适时适量：要观察了解胎宝宝的活动规律，一定要选择胎宝宝醒着时进行胎教，且每次不超过 10 分钟。

胎教要有规律性：每天要定时进行胎教，让胎宝宝养成规律的生活习惯。

胎教要有好情绪：孕妈妈的情绪对胎宝宝的发育具有重要作用。孕妈妈情绪稳定、心情舒畅有利于宝宝出生后良好性情的形成。因此，孕妈妈在实施胎教时要保持精神愉快，心情舒畅。同时要完全投入，与胎宝宝共同体验，建立最初的亲子关系。

经过胎教的宝宝表现更优秀

1. 情绪稳定，知道哄逗，容易安慰。

2. 体内营养充足，身体更健康。

3. 视听、注视能力优秀，眼睛亮亮的，有神采。

4. 小手的抓握能力以及四肢运动能力强。

5. 扶坐时颈部肌肉张力好，抬头、吮手指能力强。

6. 对音乐敏感。

经过胎教的宝宝更聪明、活泼

1. 一听见胎儿期听过的音乐，就表现得非常高兴，并随着韵律和节奏扭动身体。

2. 心理行为健康、情绪稳定，总是笑盈盈的，夜里很少哭闹，能睡到天亮。

3. 语言发展快，说话早。

4. 大运动能力发展优秀，宝宝抬头、翻身、坐、爬、站等动作都较早，动作敏捷、协调，走路也早。

5. 手的精细运动能力发展良好，手抓握、拿取、拍、打、摇、对击、捏、扣、穿、套、绘画等能力强。

6. 学习兴趣高，喜欢听歌、听故事，喜欢看书、识字，不少孩子还不会说话，就拿书要妈妈讲，学习汉字的能力惊人，智能发展快。

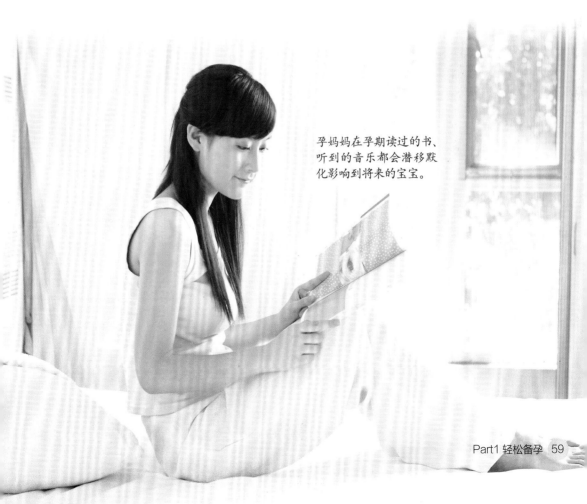

孕妈妈在孕期读过的书、听到的音乐都会潜移默化影响到将来的宝宝。

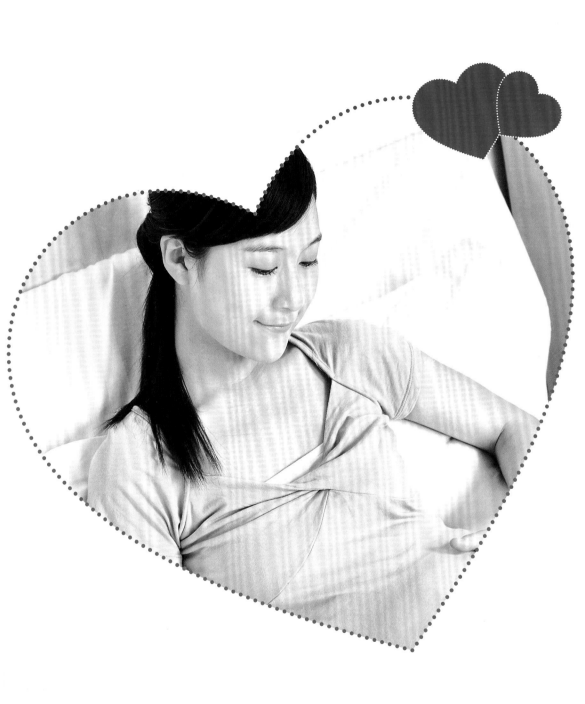

Part2
完美怀孕

　　不知不觉，期待中的小生命已经在孕妈妈的子宫内"安营扎寨"了。胎宝宝就像一颗小小的"种子"在孕妈妈的体内生根发芽，从小小的胚胎成长为成熟的胎儿。这一刻，全新的生活已经启程。为了胎宝宝能顺利度过10个月，孕妈妈和准爸爸需要重新调整自己的生活，精心养胎，合理膳食，适当运动，避开怀孕中的不利因素。同时，还要保持愉快的心情，快乐度过孕期。

孕1月

本月既是备孕的目标月，也是怀孕开始的第1个月，此时孕妈妈可能感觉不到变化，但精子与卵子已经相遇形成受精卵并通过输卵管进入子宫，在孕妈妈的体内"安营扎寨"。到了月末，有些孕妈妈会出现疲倦、低热等类似感冒的症状，这是胎宝宝到来的前兆，一定不要忽视。

胎宝宝的模样

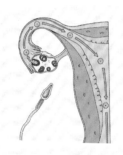
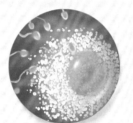
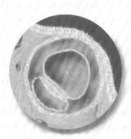
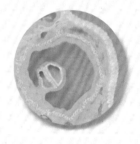

孕1周

孕1月的第1天其实是末次月经的第1天。现在，从严格意义上说，胎宝宝连个影儿都还没有呢，分别以精子和卵子的形式寄存在爸爸和妈妈的体内。末次月经结束后，备孕女性体内新的卵子开始发育成熟。

孕2周

成熟的卵子从卵泡中排出，有一个最棒的精子也从上亿个精子中奋力拼出，与卵子结合，形成受精卵，新生命宣告诞生。

孕3周

受精卵经过不断的细胞分裂，变成一个球形细胞团（这时的受精卵就叫胚泡），游进子宫腔，然后在子宫腔内停留3天左右，等待子宫内膜准备好后，与子宫内膜接触并埋于子宫内膜里，这一过程称为"着床"。这也宣告胎宝宝正式在孕妈妈体内"安营扎寨"。

孕4周

这时的胚胎还没有人的模样，仅仅是孕妈妈子宫内膜中埋着的一粒小小的囊泡。囊泡分化成两部分，一部分附着在子宫壁上发育成原始的胎盘，另一部分发育成胎宝宝。现在与未来的几周内，胚胎细胞将以惊人的速度分裂，并逐步分化成不同的组织和器官。

孕妈妈的变化

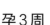

孕1周

此时的胎宝宝还只能以精子和卵子的"前体"状态，分别存在于爸爸和妈妈体内。胎宝宝未来的健康有赖于卵子和精子的健康程度，所以备孕夫妻要合理膳食、科学锻炼，保持愉悦心情。

孕2周

本周末，备孕女性的排卵期就会开始。发育成熟的卵子被释放，与精子结合，形成受精卵。此时的受精卵还未着床，属于不稳定阶段，所以孕妈妈不要使腰腹部受到撞击或过度挤压，以免发生危险。

孕3周

此时胚胎已经悄悄地在子宫里"着床"了！孕妈妈的子宫内膜受到卵巢分泌的激素影响，变得肥厚、松软，而且富有营养，血管轻轻扩张，水分充足，为胚胎植入做好了准备。

孕4周

胚胎完成植入，开始迅速分裂，但孕妈妈的身体没有任何变化。有些孕妈妈会出现发热、畏寒、无力等类似感冒的症状，没有经验和准备的孕妈妈可能会误认为自己感冒了。

准爸爸备忘录

在孕1月，授精是优生优育中最为关键的环节，而准爸爸要做的就是保证精子的质量。准爸爸应确保周围无损伤精子的各种因素，要远离烟酒，合理作息，保持精力，尽量避免精子受到不良影响。

孕妈妈和正常人一样，有可能会患上这样或那样的疾病，需要用药的时候该怎么办呢？这时候，准爸爸就要先了解一些孕期的用药安全知识，谨慎处理孕妈妈需要用药的情况，为她们母子保驾护航。

警惕宫外孕

受精卵没在子宫着床，而是在狭窄的输卵管里发育，这就是宫外孕。随着受精卵的发育，输卵管会破裂，引起大出血。因此要在确认怀孕后就去医院进行排查。

尿检时留取中段尿

几乎每次产检都会验尿，由于女性的尿道口和阴道口比较近，如不注意，尿液往往会被白带污染，不能真实地反映尿液的情况，因此必须留中段尿，这样得出的化验结果更准确。

1 产检小贴士

保证睡眠 衣着宽松 空腹检查

孕1月产检

孕1月产检以验孕为主，即使自行在家用试纸测试出怀孕后，也应该到医院做相应的检查进行证实，以便确定怀孕周数以及检测孕妈妈的身体变化和胎宝宝的发育状况，如有问题能及早诊治，让母子顺利地度过孕期。整个孕期一般需要进行9~13次检查，如果个别孕妈妈有异常情况，必须按照医生的约定进行复诊或者进行进一步的检查。

本月产检项目

☐ 确认是否真的怀孕

☐ 过去用药的历史及产科就诊的一般记录、个人及家族疾病史

☐ 血液检查：血色素(血红蛋白)、血细胞比容(血细胞占全血容积的百分比)、血型、乙肝、丙肝、梅毒、艾滋病(其他性病则为选择性检查项目)、甲状腺功能检查

☐ 子宫颈抹片检查

☐ 阴道疾病检查

☐ 尿常规检查(检查尿蛋白、尿路有无感染等)

☐ 体重及血压检查

(注：以上产检项目和标准可作为孕妈妈产检参考，具体产检项目以各地医院及医生提供的建议为准。)

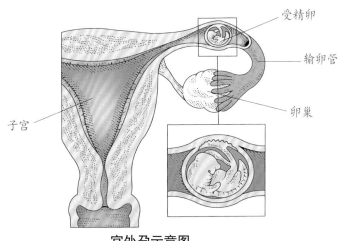

宫外孕示意图

专家解读产检报告

有些女性孕初期人绒毛膜促性腺激素 (HCG) 比较低，用试纸测出的线条颜色比较浅，无法判断是否怀孕。这种情况下可以去医院验血检查，通过分析 HCG 和黄体酮判断是否怀孕。通常来说，采用验血的方法是最准确的。未怀孕的女性，血 HCG<5 国际单位 / 升，在怀孕最初 3 个月，HCG 水平每 2.2±0.5 天约升高 1 倍，黄体酮在孕期也会明显增高。

让你一次就通过的小秘密

早孕试纸法验孕小秘诀

1. 检查早孕试纸是否过期。

2. 采集早晨的第 1 次尿液进行检测，如果第 1 次排尿时没有及时检测，也要确保尿液在膀胱中起码 4 小时之后再用来检测。

3. 药物可能会影响测试的结果，所以尽量不要在服用药物后检测。

4. 用早孕试纸的时间最早是在同房后 6 天，如果想得到比较准确的结果，那么最好在同房 11 天后再测。

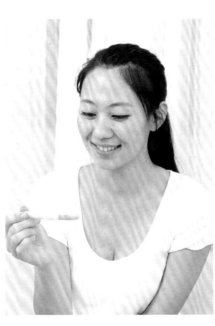

即便是用早孕试纸验出了已经怀孕，也最好到医院再做个正规的检查，以最终确定是否怀孕，毕竟自己在家验孕是存在误差的，因为即使是正规品牌的早孕试纸本身准确率也只有 85%~95%；另外，如果是宫外孕，早孕试纸是测不出来的，所以还是要去医院确认一下检测结果。

抽血法验孕小秘诀

血液检查跟尿检的原理差不多，都是通过体内 HCG 的变化来判断是否怀孕。一般可于同房后 20 天左右，去医院做血 HCG 检查血液中血 HCG 的含量。检查时不需要空腹。

> ☆ 血 HCG<3.1 国际单位/升，未怀孕
>
> ☆ 血 HCG > 5 国际单位/升，可能怀孕
>
> ☆ 血 HCG > 10 国际单位/升，怀孕
>
> ☆ 怀孕 6~8 周血 HCG 水平达最高峰

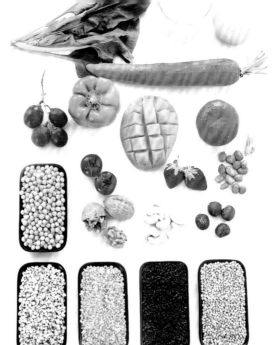

孕 1 月
膳食结构

五谷类
200~300 克
和孕前保持一致，粗细搭配。

蔬菜类
300~400 克
应多吃绿叶蔬菜。

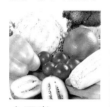

水果类
100~200 克
适当食用不同种类的水果，可帮助身体排毒，提高机体抵抗力。

蛋类和肉类
各 50 克
牛肉、鸡肉、鸭肉、猪瘦肉都是不错的选择。每天保证一两个鸡蛋即可。

鱼类和海鲜
65 克
一周吃两三次就可以，多吃淡水鱼，少吃深海鱼。

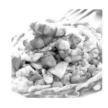

1
协和营养师推荐吃

番茄
鱼
玉米
油菜
木耳

孕 1 月饮食指导

孕 1 月，不需要孕妈妈大补特补，只要保证膳食营养全面、合理搭配即可。

孕 1 月，对胎宝宝的发育来说很重要，孕妈妈要注意营养丰富全面，饮食结构合理，多吃富含氨基酸和优质蛋白质的食物，并且多吃新鲜瓜果，保证维生素 C 的充分摄入，提高孕妈妈的抵抗力。

此外，需要注意的是，此时孕妈妈对于营养需求与孕前没有太大变化，所以一定要避免猛吃猛喝、营养过剩。

孕早期是胎宝宝脑细胞形成数目能否达到正常的关键期。胚胎所需的营养是直接从子宫内膜储存的养料中获得的，而子宫内膜所含营养的状况是在孕前就形成的，它的营养也自然影响着胚胎发育的质量，可以说孕妈妈早期的营养和补充是胎宝宝能否健康发育的关键。

孕妈妈营养自测

遇到 1 种症状得 1 分。出现加粗标明的症状，得 2 分。最高为 10 分，分值越高，说明孕妈妈对这种营养素的需求越大。

维生素 C
☆ **经常感冒**
☆ 缺乏精力
☆ 经常被感染
☆ **牙龈出血或过敏**
☆ 容易发生皮下出血
☆ 流鼻血
☆ 伤口愈合缓慢
☆ 皮肤出现红疹
得分（ ）

叶酸
☆ 湿疹
☆ 嘴唇干裂
☆ **少白头**
☆ 焦虑或紧张
☆ 记忆力差
☆ 缺乏精力
☆ 抑郁
☆ 胃口欠佳
☆ 胃痛
得分（ ）

维生素 B₆
☆ 食欲缺乏
☆ 忧郁
☆ 嗜睡
☆ 体重下降
☆ **免疫力降低**
☆ 易发生感染
☆ 抑郁
得分（ ）

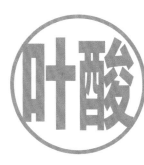

本月主打营养素

叶酸——防畸主力军

孕前要补叶酸，怀孕后前 3 个月内还要继续补充。此时所需要的叶酸含量每天为 0.4~0.8 毫克。同时，孕妈妈也要适当摄入一些富含叶酸的食物，如每天吃 3~5 个板栗或每天 1 份香菇炒油菜等。

食物来源：叶酸普遍存在于绿叶蔬菜中，如油菜、圆白菜等；水果中橘子和香蕉含有较多叶酸；动物肝脏、牛肉中含有的叶酸也较多；还可在医生的指导下服用叶酸增补剂。

> ☆ 孕前 3 个月补到孕后 3 个月
> ☆ 每天 0.4 毫克，不超过 0.8 毫克

卵磷脂——让胎宝宝更聪明

卵磷脂对处于形成和发育阶段的胎宝宝的大脑来说，更具有特殊的价值。孕期孕妈妈每天补充卵磷脂以 500 毫克为宜。

食物来源：卵磷脂在蛋黄、黄豆、芝麻、蘑菇、山药、木耳、动物肝脏、玉米油等食物中都有一定的含量，但营养及含量较完整的还是黄豆和蛋黄。

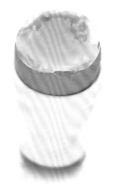

维生素 B_6——让孕妈妈放松

大多数孕妈妈会遇到孕吐的困扰，而维生素 B_6 便是妊娠呕吐的克星。维生素 B_6 不仅可以抑制妊娠呕吐，还能使孕妈妈精力充沛。需要特别提醒孕妈妈的是，维生素 B_6 药品应遵医嘱适量服用。孕妈妈切不可把维生素 B_6 当成止吐药，稍有恶心就立即服用。

食物来源：糙米、瘦肉类、禽类、鱼类、谷类、豆类和坚果中维生素 B_6 的含量都很高。

> ☆ 适量摄取维生素 B_6
> ☆ 每天大约 1.9 毫克即可

铁——预防贫血

怀孕后，孕妈妈的血容量扩充，铁的需求量就会增加，如果不注意铁的摄取，容易患上缺铁性贫血。因此，建议孕妈妈每天从食物中摄取 20~25 毫克铁元素。

食物来源：动物肝脏、瘦肉、鸡蛋等动物性食物，以及木耳、红枣、黄花菜、菠菜、油菜等植物性食物都含有丰富的铁元素。

> ☆ 动物肝脏每周吃两次
> ☆ 每次摄入 30~50 克
> ☆ 一定要清洗干净

继续补充叶酸

孕早期是胎宝宝神经管发育的关键时期，此时补充叶酸可使胎宝宝患神经管缺陷的危险减少 50%~70%。所以，女性从准备怀孕的前 3 个月就要开始补叶酸；孕早期，再服用 3 个月叶酸；到了孕晚期，根据情况，在医生指导下可适当服用叶酸。正常人平均每天需要补充 400 微克（1000 微克 =1 毫克）的叶酸，也就是 0.4 毫克。

现在市场上有两种叶酸剂型，一种是每片 0.5 毫克的剂型，另一种是每片 0.4 毫克的小剂型。孕妈妈可以服用小剂型，每天服用一片就够了。专家提醒，摄入过多的叶酸不但不能起到预防胎儿畸形的目的，还可能会掩盖维生素 B_{12} 缺乏的症状，干扰锌的代谢，引起孕妈妈锌缺乏或者神经损害等不良后果。如果服用叶酸 3 个月后没有如期受孕，应继续补充叶酸直至怀孕后 3 个月。

叶酸最好不要与维生素 C 同食

叶酸在酸性环境中易被破坏，在碱性和中性环境中比较稳定；而维生素 C 及维生素 B_2（又称核黄素）、维生素 B_6 在酸性环境中才比较稳定。如果在补充叶酸的同时服用维生素 C 及维生素 B_2、维生素 B_6，由于两者的稳定环境相抵触，吸收率都会受影响。因此，两者服用时间最好间隔半个小时以上。

早餐要保质保量

早餐最容易被忽视，但是早餐中所摄入的营养可以说是孕期的黄金营养，所以孕妈妈一定要吃早餐，而且还要吃好。为了刺激食欲，可以每天早晨喝杯温开水，血液稀释后，会增加血液的流动性，使肠胃功能活跃起来，同时活跃其他器官功能。

不宜全吃素食

有些女性孕前为了保持身材，以素食为主，不吃荤食，怀孕后加上妊娠反应，就更不想吃荤食了，形成了全吃素食的习惯。这种做法很不科学，荤食中含有一定量的牛磺酸。而在孕期孕妈妈对牛磺酸的需求量增加，如果全吃素食，久而久之，会造成牛磺酸缺乏。如果缺乏牛磺酸，宝宝出生后易患视网膜退化症，严重者还会导致失明。所以，孕妈妈饮食做到荤素搭配，才是最佳的饮食之道。

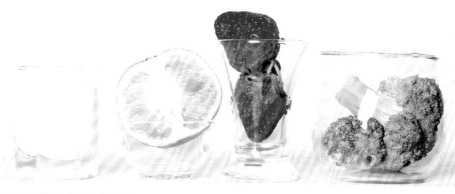

专家推荐的 5 种安胎食物

香蕉 香蕉是极好的钾来源，钾有降压、保护心脏与血管内皮的作用，这对于孕妈妈十分有利。另外，香蕉还富含叶酸和 B 族维生素，可保证胎宝宝神经管正常发育。

苹果 苹果富含锌，孕妈妈缺锌胎宝宝会出现体重轻、发育停滞，中枢神经系统受损等情况，甚至会出现流产等严重后果。

嫩玉米 嫩玉米中丰富的维生素 E 有助于安胎，可用来预防习惯性流产、胎儿发育不良等。另外，嫩玉米中所含的 B 族维生素能增进孕妈妈食欲，提高胎宝宝神经系统的功能。

鸡蛋 鸡蛋所含的营养成分全面均衡，利于安胎，是孕妈妈的理想食品。但要注意量，每天吃一两个即可。

鱼 鱼肉富含蛋白质、维生素以及氨基酸、卵磷脂、钾、钙、锌等矿物质，是安胎的好食材，同时对胎宝宝的神经系统发育十分有益。因此，孕妈妈至少 1 周吃 1 次鱼。

警惕！这些食物不能多吃

桂圆 桂圆性温、味甘，易引起上火，孕妈妈吃后不仅增添胎热，而且易导致气血失调，引起胃气上逆、呕吐，还会引起腹痛、见红等先兆流产症状，甚至引起流产或早产。

山楂 山楂中的一些成分会刺激子宫肌肉发生兴奋，从而引起子宫收缩，导致流产。尤其是那些曾经发生过自然流产、习惯性流产以及有先兆流产征兆的孕妈妈，更不宜吃山楂。

荔枝 荔枝属热性水果，多吃容易产生便秘、口舌生疮等上火症状，尤其是有先兆流产的孕妈妈更应谨慎，多吃易引起胎动不安。

薏米 薏米性寒凉，对子宫平滑肌有兴奋作用，可促使子宫收缩，易造成流产。

螃蟹 螃蟹性寒凉，有活血祛瘀之功，可使胎气不安，起到动胎的作用，易导致流产。

甲鱼 甲鱼具有滋阴益肾的功效，但是甲鱼性味咸寒，有着较强的通血络、散瘀块作用，因而有一定堕胎之弊，尤其是鳖甲的堕胎之力比鳖肉更强。

马齿苋 现在吃野菜成为了一种时尚和养生方式，但孕妈妈不要吃马齿苋，特别是有习惯性流产史的孕妈妈应忌食。因为马齿苋对子宫有兴奋作用，能使子宫的平滑肌收缩，易导致流产。

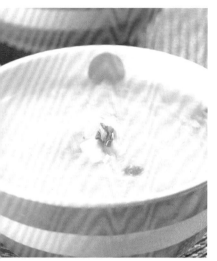

养胎不养肉的美食推荐

鲜虾豆腐汤——滋补不长胖

原料: 豆腐 300 克,虾仁 30 克,鸡蛋 1 个,胡萝卜 20 克,盐、高汤、水淀粉各适量。

做法: ❶ 豆腐切小丁;胡萝卜洗净,切丁;虾仁洗净在背部切一刀;鸡蛋打散。❷ 锅中加高汤煮开后,加入胡萝卜丁、豆腐丁、虾仁,再次煮沸后倒入鸡蛋液。❸ 最后用水淀粉勾芡,加盐即可。

营养百分百:虾含优质蛋白,鸡蛋和豆腐富含卵磷脂。此汤味道清淡不油腻,是一道营养丰富又不会长肉的美食。

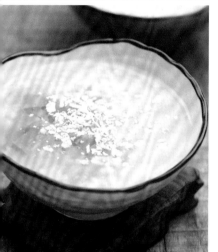

燕麦南瓜粥——排毒又养颜

原料: 燕麦片 30 克,大米 50 克,南瓜 40 克。

做法: ❶ 南瓜洗净削皮,切块;大米洗净,清水浸泡半小时。❷ 大米放入锅中,加适量水,大火煮沸后换小火煮 20 分钟;然后放入南瓜块,小火煮 10 分钟;再加入燕麦片,继续用小火煮 10 分钟,关火即可。

营养百分百:燕麦富含 B 族维生素,能帮助孕妈妈放松心情。同时还含有碳水化合物,能为受精卵的形成提供充足的营养和热量。

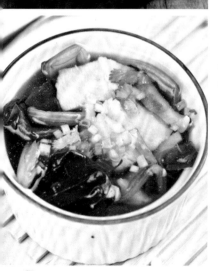

菠菜鱼片汤——补充叶酸

原料: 鲤鱼 1 条,菠菜 100 克,葱末、姜片、盐各适量。

做法: ❶ 将鲤鱼处理干净,去骨,清洗后切成 0.5 厘米厚的薄片,用盐腌 20 分钟;菠菜洗净,切段。❷ 锅中放油烧至五成热,下姜片爆出香味,再下鱼片略煎。❸ 再加入适量清水,用大火煮沸后改用小火煮 20 分钟,投入菠菜段,熟后加盐调味,撒葱末即可。

营养百分百:菠菜是叶酸的良好来源,鲤鱼味道鲜美,营养价值高,二者搭配,可有效地补充叶酸和孕期营养。

香菇炒油菜——提高免疫力

原料： 油菜 200 克，香菇 6 朵，盐、香油、水淀粉各适量。

做法： ❶ 油菜洗净，切段，梗叶分置；香菇洗净去蒂。❷ 油锅烧热，放香菇翻炒片刻，待香菇软塌后放入油菜梗，炒至六七成熟，再下油菜叶同炒几下。❸ 炒至香菇、菜梗熟透，加入盐、香油和水淀粉炒匀即可。

营养百分百：此菜含丰富的钙、铁、蛋白质、维生素 B₁、维生素 C 等营养素，可增进孕妈妈的食欲，提高身体抵抗力。

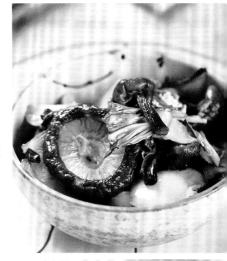

番茄汁鸡翅——促进食欲

原料： 鸡翅 500 克，番茄酱 20 克，盐、高汤适量。

做法： ❶ 鸡翅洗净，斩段，用盐稍腌 10 分钟。❷ 锅中放油，将鸡翅煎 5 分钟，煎至焦黄色，起锅去油。❸ 将鸡翅放入锅中，加入番茄酱和高汤，熬煮 15~20 分钟即可。

营养百分百：这道菜可提供优质蛋白质、维生素 C，番茄酱的酸味，可帮助孕妈妈开胃，愉悦心情。

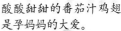

酸酸甜甜的番茄汁鸡翅是孕妈妈的大爱。

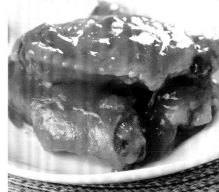

蛋肉糕——提供蛋白质

原料： 猪肉末 100 克，鸡蛋 1 个，盐、酱油、料酒、香油、淀粉、葱末各适量。

做法： ❶ 在三分肥七分瘦的猪肉末中加入葱末，倒入酱油、料酒、香油、淀粉和盐，再倒入少许清水搅拌均匀。❷ 把搅好的肉馅用小勺在碗里（或者用模具固定）按平。❸ 在肉馅上面打上一个生鸡蛋，把装有蛋肉糕的碗放到已经上汽的蒸锅里，大火蒸 15 分钟即可。

营养百分百：鸡蛋和猪肉相结合，能够给孕妈妈提供丰富的蛋白质。

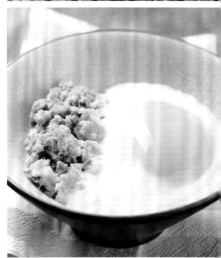

及时料理家务

堆积如山的家务会把家庭环境搞得一团糟，而且如果日后集中处理，易感到疲劳。及时整理家务，创造一个干净清爽的环境，有助于缓解烦躁的心情。

不可过度疲劳

夫妻双方把自己的工作、生活安排一下，这段时间要保持轻松的状态，不可熬夜、加班，也不要去外面应酬，让身心平和、安静，才有利于受孕计划的实施。

不要乱用药

不管是外用药，还是内服药都不要轻易使用。如果因为自己一时的鲁莽行为，影响了生育大计，会让人非常懊悔。如果一定要用药时，须询问医生，看是否对受孕有影响。

1

生活关键词

防辐射 不熬夜 告别高跟鞋 换掉化妆品

关注每一个生活细节

此时胎宝宝还不稳定，易引发流产，孕妈妈要告别一切不良生活习惯。

孕1月，胎宝宝已入住孕妈妈腹中，大部分孕妈妈还不知道。此时的胎宝宝还不稳定，易引发流产，而在日常生活中有很多细节会被忽视，但这些细节往往对孕妈妈和胎宝宝的健康非常重要。因此，孕妈妈要特别注意这些生活细节：告别夜生活、换掉化妆品、告别高跟鞋……所有的告别都是为了胎宝宝的健康。

和夜生活说 bye bye

怀孕了，就要和夜生活说 bye bye 了。熬夜容易使体内的生物钟被打乱，影响胎宝宝的生长发育。孕妈妈应每天晚上 10 点前就寝，睡足 8 个小时。尤其是晚上 11 点到次日凌晨 4 点这段时间内，要保证最佳的睡眠质量，养成早睡早起的生活规律。有条件的孕妈妈可进行半个小时或 1 小时午睡。

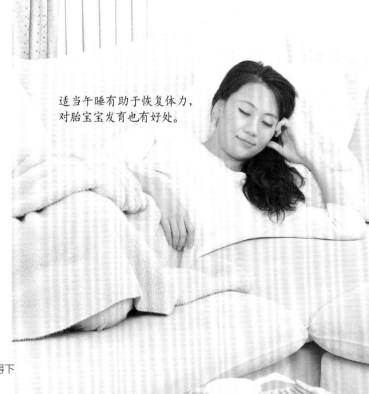

适当午睡有助于恢复体力，对胎宝宝发育也有好处。

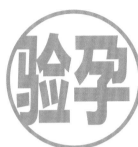

你必须知道的验孕那些事儿

一旦受孕成功,受精卵会不断分裂,并且会分泌 HCG,当 HCG 浓度到达一定程度时,便可通过早孕试纸检测是否怀孕,但要注意以下细节:

不要为了增加尿液而喝过多的水;

一些药物可能会影响测试的结果;

如果是异位妊娠,HCG 水平可能会很低,因此不能通过试纸检测出来,要确认检测结果,一定要去医院检查;

自行测出怀孕,也应去医院验血或 B 超确认,排除异位妊娠、葡萄胎等情况。

早孕试纸验孕

1. 打开锡纸密封的包装,用手持住纸条的上端,不要用手触摸试纸条实验区。

2. 取一杯尿液(有的试纸包装内附有专用尿杯),最好是晨尿。

3. 将试纸带有箭头标志的一端浸入尿杯(不超过 MAX 线),约 3 秒钟后取出平放。

在反应区内出现一条红线为"阴性",出现平行的两条红线为"阳性"。

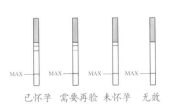

将试纸带有箭头标志的一端浸入尿杯。

MAX — 　MAX — 　MAX — 　MAX —

已怀孕　需要再验　未怀孕　无效

☆"阳性"表示已经怀孕
☆10 分钟后仍为一条红线为"阴性"

验孕棒验孕

1. 将包装铝箔膜袋沿缺口处撕开,取出验孕棒。

2. 如果有的话,戴上盒内所附的一次性塑料薄膜手套,紧捏住验孕棒手柄一端。

3. 用吸管吸几滴尿液,最好是晨尿,挤到验孕棒的吸尿孔。

4. 查看验孕棒观察窗中的 C、T 位置。

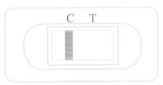

没有怀孕

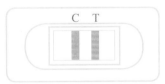

已经怀孕

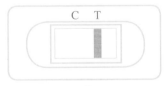

无效

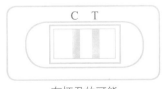

有怀孕的可能

360°防辐射，绝不留死角

调岗位：如孕妈妈在 IT 行业或是电视台工作，需要频繁、大量接触电子仪器，这就需要考虑调离原岗位或者做好必要的防护措施。大量的辐射，很难保证不对胎宝宝造成伤害。

家用电器：不要把家用电器摆放得过于集中，特别是电视、电脑、冰箱等更不宜集中摆放在孕妈妈的卧室里，还要注意缩短使用电器的时间，每天使用电脑的时间不宜超过 4 小时。使用微波炉时，不要站在旁边，要与微波炉保持至少 1 米的距离，等停止运行时再过去处理食物。另外，家用电器在不用的时候要记得拔掉电源。

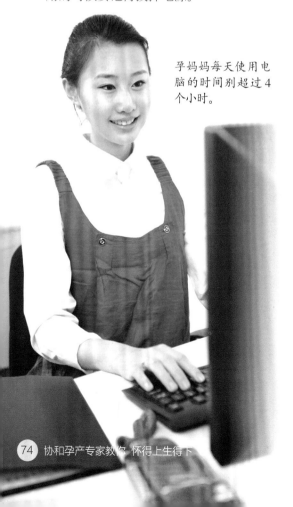

孕妈妈每天使用电脑的时间别超过 4 个小时。

容易忽视的辐射：在家中、职场和医院中会有隐藏的辐射源，孕妈妈要注意与它们保持安全距离。X 线较易使胎宝宝畸形、脑部发育不良及儿童期癌症概率增加，因此孕早期不要暴露于 X 线之中；电吹风是最容易被忽视的高辐射电器，因此孕妈妈孕期最好不要使用电吹风；人们往往还易忽视打印机、复印机和手机的辐射，孕妈妈在工作中要减少使用打印机和复印机的次数，如果一定要使用，可以保持一定距离，也可以请同事帮忙；尽量用座机打电话，如果必须使用手机，要减少使用手机的时间，不用时应放在离自己至少 30 厘米远的地方。

不要穿高跟鞋了

许多女性喜欢穿高跟鞋，长期穿高跟鞋容易产生腰痛、脚痛等不适症状，还可能会改变骨盆的形状，对胎宝宝有影响。当穿高跟鞋走路、站立时，腹部需要用力，怀孕初期胚胎着床还不稳，很容易造成流产。

不要穿紧身衣裤

过紧的衣裤会对子宫及输卵管的四周产生极大压力，引起血液循环不畅。当脱去过紧的衣裤时，输卵管的压力会减弱，但子宫仍会保持一段时间压力。长期如此，会导致子宫内膜异位症。

此时的孕妈妈也不宜穿过紧的内裤。由于女性的生理特点，穿过紧的内裤，容易使肛门、阴道分泌物中的病菌进入阴道或尿道，引起泌尿系统感染。

第一时间换掉你的护肤品

大多数孕妈妈怀孕后还在用原来的护肤品或化妆品，也有的孕妈妈停用了所有的化妆品包括护肤品，这都是不科学的。孕妈妈可以选择没有刺激成分、不含香料的护肤品，也就是人们常说的"基础类保养品"。但有些化妆品，孕妈妈要远离。

美白霜	很多具有美白作用的化妆品中都含有铅、无机汞盐和氢醌等有毒的化学品，经常接触会导致染色体畸变率升高，还可能导致 DNA 分子损伤。这些有毒物质还可经母体胎盘传递，使细胞生长和胚胎发育速度减慢，导致胚胎异常
口红	口红中有一种羊毛脂成分可以吸附空气中对人体有害的重金属微量元素，会通过口腔进入体内，给母婴造成危害
指甲油	指甲油中有一种物质叫做酞酸酯，这种物质进入身体，不仅对健康有害，还会增加流产和致畸的概率
染发剂	染发剂中含有大量化学物质，不仅对人体健康有害，还可能导致生殖细胞变异，所以孕妈妈最好不要染发
香水	香水中添加的化工香料（人工香料）都具有一定的毒性，会影响胎宝宝的正常发育。另外，天然香料大部分都有活血通经的作用，对孕妈妈会有一定影响，所以孕妈妈不要使用香水

自制天然面膜最保险

红糖面膜

原料：红糖 70 克，矿泉水 200 毫升。

做法：❶ 在锅中倒入矿泉水，然后加入红糖，大火熬煮，直到成为胶状。❷ 等糖胶冷却后，厚厚地涂抹在脸上，20 分钟后用温水洗净即可。

美肤功效：红糖有很好的解毒功效，可以调节面色，并且可以补水。只要坚持每周 2 次就可见到明显的效果。

橄榄油蜂蜜面膜

原料：橄榄油 30 克，蜂蜜适量。

做法：❶ 将橄榄油倒入锅中，加热到 37℃左右，然后加入适量蜂蜜，搅拌均匀。❷ 温度降下来，将面膜纸放入浸泡，敷在脸上，15 分钟后用温水洗净。

美肤功效：这款面膜可以补水、防止皮肤衰老、消除皱纹，适合皮肤干燥的孕妈妈。

番茄祛斑面膜

原料：番茄 1 个，蜂蜜 5 毫升，面粉 10 克。

做法：❶ 将番茄捣烂取汁，加入蜂蜜与面粉，调匀。❷ 洁面后，将面糊均匀涂抹面部，静敷 25 分钟后洗净即可。

美肤功效：坚持使用可以使皮肤滋润、白嫩、柔软，还有祛除雀斑的功效。

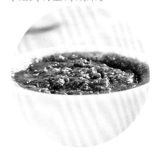

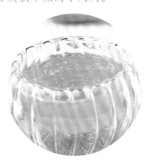

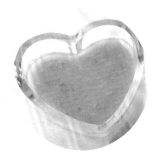

孕期不适，对话产科专家

孕1月，由于大多数孕妈妈还没有已经怀孕的意识，受精卵正在迅速分裂，而受精卵着床还不稳固，往往最易出现危险。此时，孕妈妈要谨慎对待。即使自己尚未感觉出是否怀孕，出现意外情况时也要小心处理。

别把早孕当感冒治

感冒以后，很多人会产生呕吐、四肢乏力、头晕、脸色发黄、体温升高等症状，有时候，还会感觉特别怕冷，这和孕早期的症状很相似。其实孕早期的反应和感冒相比还是有差别的，可以区分出来。

首先，怀孕后第一症状是停经，而感冒通常都不会影响月经的来潮。其次，还可以通过测试体温来加以区别。怀孕后身体温度会有所升高，一般基础体温保持在

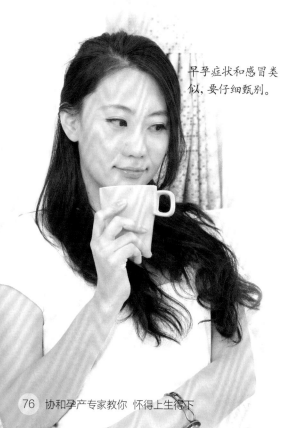

早孕症状和感冒类似，要仔细甄别。

36.1~36.4℃之间，排卵期体温会升高0.5℃。只有当体温达到37.5℃以上时，才说明可能是感冒引起发热。

如果孕妈妈不小心患了感冒，也不要惊慌，先不要自行吃药治疗，而应通过休息、调整饮食、喝姜糖水等方式治疗。若患重感冒，发热、鼻塞等症状已经持续两周，应去医院，向医生说明情况后，让医生酌情使用药物，尽量避免药物对早期胚胎的影响。

阴道流血，有生理和病理之分

一般受精卵着床时，会有轻微的阴道出血现象，此时应多加注意出血量和颜色。若颜色极淡，痕迹也浅，有可能是受精卵着床引起的。

若阴道出血量较多，类似于每次月经，但又不到月经时间，则有可能是受精卵自然淘汰，孕妈妈也不必太担心。一般孕1月的受精卵自然淘汰不会给女性身体造成影响，也不会对日后受孕产生影响。

若阴道流血时还伴有腹痛或其他不适症状，不排除宫外孕或先兆流产的可能性。建议到医院彩超查看胚胎发育状况，排除宫外孕，测定血HCG及黄体酮，必要时补充黄体酮。

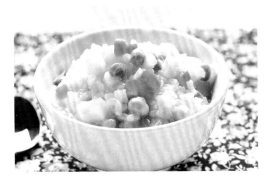

怀孕后肠道不适

引起肠胃不适的最常见原因是消化不良。这一般不需要药物治疗，孕妈妈只要减少高脂肪食物的摄入，避免辛辣食物和含有咖啡因的饮料，增加高纤维食物的摄入即可，这样还可以缓解消化不良引起的便秘问题。同时，孕妈妈还应少食多餐。但有些腹痛是病理性的，可能预示着流产等危险的发生，要及时就医。

腹痛怎么办

在孕早期，腹痛时有发生，导致腹痛出现的原因有生理性的，即因为怀孕所引起的正常反应。但有些却是病理性的，可能预示着危险的发生，孕妈妈应根据不同腹痛感觉来判断。

生理性腹痛：感觉有些胃痛，有时还伴有呕吐等妊娠反应。这是由孕早期胃酸分泌增多引起的，孕妈妈要注意饮食调养，膳食应以清淡、易消化为原则，早餐可进食一些烤馒头片或苏打饼干等。有下腹轻微坠胀不适感，是子宫长大的感觉。

病理性腹痛：突如其来的腹部疼痛，痉挛性或伴有阴道出血。孕妈妈应少活动、

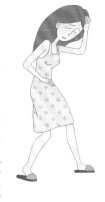

多卧床、禁止性生活、勿提重物，并补充水分，及时去医院就诊。

先兆流产：阵发性小腹痛或有规则的腹痛、腰痛、骨盆腔痛，伴有疼痛加剧或出血症状。如果疼痛加剧或持续出血，需要立即就诊。

宫外孕：单侧下腹部剧痛，伴有阴道出血或出现昏厥。一旦出现此症状，需及时去医院就诊。

怎么总是尿频

孕早期，导致孕妈妈出现尿频症状的原因有 2 个，一个是怀孕激素的影响，另一个则是泌尿系统感染。一般由怀孕激素导致的尿频没有其他异常症状。

若孕妈妈尿频，还伴有灼热、疼痛及尿急等感觉出现，就有可能是尿路感染。此时

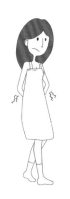

宜到医院检查，若确定为尿路感染，则应在医生指导下尽快治疗，以免日后给胎宝宝造成不良影响。

二胎妈看过来

❀ 二胎妈特别关注
🌱 二胎爸积极行动

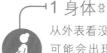

1 身体 ❀

从外表看没什么改变，可能会出现恶心、疲劳等症状。

3 生活 ❀

上班的二胎妈不要再像以前那样天天加班、社交活动频繁，适时地让自己多休息，不要熬夜。

**头胎
二胎**

大不同

二胎妈验出怀孕，欣喜的同时会顾虑大宝能不能接受弟弟或妹妹。

本月无需大补，只要按时补充叶酸，保持食物多样即可。可以吃些清淡的饮食，不要吃凉的、油腻的食物。

2 饮食 ❀

跟大宝提前沟通

想要二胎前，最好安抚好大宝，跟他(她)提前沟通一下，不要忽视了他的感受。如果是意外怀上二胎，也要第一时间让大宝知道，让他做好迎接弟弟或妹妹的准备。

让身心彻底放松

二胎妈要摆正心态，放松身心。很多二胎妈在怀上二宝的时候已经到了高龄，因此身体上会出现很多头胎没有的症状，怀孕时会相对辛苦。不要担心，这些都是正常的生理现象。可以多与生过二胎的妈妈们交流下经验，向正在孕育二胎的朋友取取经。放松心情，注意休息，让自己拥有一个好心态和好身体！

二胎爸别闲着

二胎妈怀上二宝后，身体经常会感到疲惫。二胎爸不妨帮妻子分担家务和照顾大宝的责任吧，主动为妻子和大宝做顿丰盛的佳肴。此外，还要继续戒烟、戒酒，并对照下面的清单，看看哪些还没有做到位哦。

1. 为妻子分担家务。

2. 尽量少加班。

3. 多和妻子聊天。

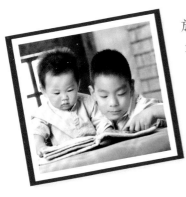

5 胎教

二胎妈怀孕更加辛苦，因为有大宝要照顾，所以，二胎爸要积极参与二宝的胎教，减轻二胎妈负担。

7 产检

本月可先通过早孕试纸进行初步的检验，如果验出怀孕的话，就要去医院做详细的检查，进一步确认。

和头胎一样，此时二胎妈也会出现类似感冒的症状，如低热、疲倦等，二胎妈要和感冒区分，不要误服感冒药。

4 不适

有些意外怀上二宝的孕妈妈，要耐心地做好大宝的心理工作，让他真正接受弟弟或妹妹。

6 大宝

别太在意二胎宝宝的性别

作为二胎备孕女性，家里自然是已经有一个男孩或女孩了，在备孕阶段自然也会憧憬下一个宝宝会是男孩还是女孩。比较常见的情况是，有些家庭本来已经有男孩了，就想要一个女孩，有些家庭是有了女孩想要男孩。其实想要男孩或女孩都是可以理解的，不过不应该过于强求，更不应该为了生男孩或生女孩盲目吃药，或者听信一些不科学的生男生女"秘籍"。顺其自然迎接二宝，男孩、女孩都是可爱的天使。

孕1月怎样照顾大宝

及时告诉大宝"二宝的到来"：二胎妈可以趁着晚上哄大宝入睡的时候，告诉他二宝的存在，可以试着这样说："妈妈肚子里有小宝宝了，你要保密哦，因为只有你一个人知道，可不要告诉其他人哦。"这样大宝会觉得自己是爸爸妈妈心中最重要的那个人。

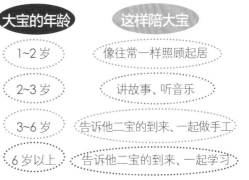

大宝的年龄	这样陪大宝
1~2岁	像往常一样照顾起居
2~3岁	讲故事、听音乐
3~6岁	告诉他二宝的到来、一起做手工
6岁以上	告诉他二宝的到来、一起学习

协和产科门诊孕 1 月常见问题

本月来产科门诊咨询最多的莫过于意外怀孕的夫妻们，他们中间要么是吃药了，要么是喝酒了，要么是出现怀孕症状但却没有怀孕……另外，还有一部分夫妻是来验孕的，每天我们都会重复回答孕妈妈们的上述问题，现在我把这些问题列出来，供更多的孕妈妈参考。

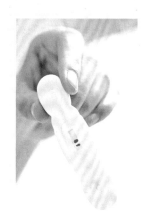

出现怀孕症状，多久能确定怀上了

如果是尿液检测，性生活后 10 天就可以用早孕试纸测出是否怀孕了。也可以在性生活 10 天以后到医院进行血 HCG 检查，这是检查怀孕最精确的方法。如果是 B 超检查，一般同房后 20~35 天内可以检查出来是否怀孕。

计划外怀上的宝宝健康吗

如果在怀孕前一两个月没有吃药，也没有大量饮酒，胎宝宝一般不会有什么问题。如果不小心吃了一些药，特别是治疗痤疮的药，孕妈妈可以先咨询医生，然后 4 个月后做 B 超，看看胎宝宝发育是否正常。

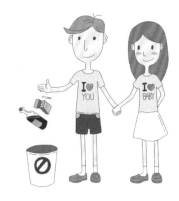

刚怀孕，特别想吃凉凉的东西可以吗

怀孕会引起孕妈妈体内激素的变化，也会让味觉不知不觉发生改变。不少孕妈妈刚刚怀孕时，总觉得胃里热热的，特别想吃点冰棍、冰淇淋等冷饮。我们建议，太凉的东西最好还是少吃，以免导致胃肠不适。如果特别想吃，偶尔吃一点也无妨，切忌不可常食或吃太多，也可以用梨、苹果、黄瓜、番茄这些健康蔬果代替。

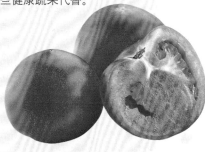

番茄是健康又营养的食物，想吃凉的孕妈妈可以适量吃一些。

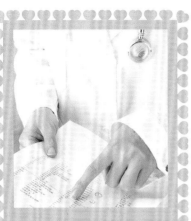

剖宫产后多久适合再怀孕

剖宫产的妈妈至少要等2年后才能怀孕。不到2年就怀孕了，等到孕晚期的时候会有很大的危险，建议孕妈妈去医院检查一下，医生会对你做一个全面的评估。整个孕期要坚持定期产检，时刻观察子宫是否破裂，再确定分娩方式。

酒后怀孕可以吗

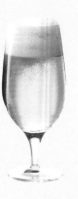

酒后怀孕可能会造成胎宝宝发育迟缓和智力障碍，还可能导致胎宝宝面部、四肢和心脏等器官的畸形。当然，也不是说所有喝酒后怀上的宝宝一定有问题，这还与饮酒的多少、备孕夫妻的体质等有关，一般少量饮酒是不会有什么影响的，最好向医生咨询一下。如果想要宝宝，就要做胎儿超声心动检查和排畸检查，如有问题要立即终止妊娠。

叶酸增补剂怎么选

孕妈妈补充叶酸有两种选择，一是购买斯利安叶酸片，这是我国国家批准的唯一的小剂量叶酸增补剂，每片叶酸含量是0.4毫克；二是购买含有叶酸的孕妇专用片。不过不管是哪种叶酸，最好还是听听医生的建议，做叶酸水平的检测，检查叶酸代谢基因，千万不要自己盲目补充叶酸。

服药期间怀孕怎么办

从优生优育角度来考虑，怀孕期间，特别是怀孕初期是不建议滥用药物的。不过，药物对胎宝宝的影响也与怀孕时间有关，一般情况下（月经规律，从末次月经第1天起），孕3周，因受精卵尚未植于子宫内膜上，不受药物影响。孕4周，由于胚胎组织没有分化，如果药物有影响，则会引起流产等。孕5~11周，是胚胎器官分化形成阶段，也是致畸高度敏感期。孕12周，胚胎器官分化已初步完成，但药物致畸的影响也不容忽视。孕妈妈应根据自己的实际情况，向医生咨询。如果想继续怀孕，一定要加强产检，定期查看胎宝宝的发育情况。

孕1月快乐胎教

本月胎教重点

心情愉快，规律生活。孕妈妈愉悦、轻松的情绪，能让胎宝宝更好地发育，同时要适当增加休息的时间，缓解疲劳。

情绪胎教

胎宝宝的大脑在发育之初，就能感受到强烈的情感，能对各种情绪形成印象，胎教能更好地刺激胎宝宝的大脑发育。

音乐胎教

欢快的音乐，能安抚孕妈妈不安的情绪。静下心来聆听，感受音乐的美好，忧虑会不知不觉淡去，心情也会明朗起来。

意念胎教

孕妈妈在怀孕期间通过想象来勾勒宝宝的形象，这个形象在某种程度上，将与将来出生的宝宝相似。

情绪胎教：散文《家》

我独自在横跨过田地的路上走着，夕阳像一个守财奴似的，正藏起它的最后的金子。

白昼更加深沉地投入黑暗之中，那已经收割了的孤寂的田地，默默地躺在那里。

天空里突然升起了一个男孩子的尖锐的歌声，他穿过看不见的黑暗，留下他的歌声的辙痕跨过黄昏的静谧。

他的乡村的家坐落在荒凉的土地的边上，在甘蔗田的后面，躲藏在香蕉树、瘦长的槟榔树、椰子树和深绿色的贾克果树的阴影里。

我在星光下独自走着的路上停留了一会儿，我看见黑沉沉的大地展开在我的面前，用她的手臂拥抱着无数的家庭，在那些家庭里，有着摇篮和床铺，母亲们的心和夜晚的灯，还有年轻轻的生命，他们满心欢乐，却浑然不知这样的欢乐对于世界的价值。

——泰戈尔（印度）

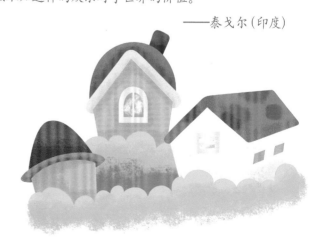

音乐胎教：巴达捷夫斯卡《少女的祈祷》

《少女的祈祷》由波兰女钢琴家巴达捷夫斯卡创作于 1856 年，是一首举世皆知的钢琴曲。

这首钢琴曲是基于一个美丽的主题，然后用变奏曲式写成的。它不仅曲调优美动人，还带有一种虔诚和质朴的情感，真实地表现了一位天使般纯洁的少女的美好心愿，令所有钢琴爱好者都喜爱和着迷。

孕妈妈在晨起的时候，可以听听这首曲子，重温自己少女时代的美好年华。在优美的乐曲中，温柔地对胎宝宝说："宝宝，咱们该起床了，今天妈妈会很忙哦，你要乖乖的。"

这首曲子结构简单、编曲朴素、欢快轻盈，充分表现出一位少女的心境，充满了梦幻和遐想，洋溢着青春和幸福的愿望。乐曲就像绝美、娇嫩的花朵，送出幽幽淡淡的清香，奉献给孕妈妈和胎宝宝无与伦比亲切、温馨、甜美的感受。

运动胎教：深呼吸

无论是做运动，还是在走路时，孕妈妈都可以这样做：采用腹部呼吸法，缓慢而深地吸气，同时鼓起腹部；尽量缓慢地呼出浊气，腹部瘪下去。

意念胎教：贴两张漂亮宝宝图

能够拥有一个健健康康、漂漂亮亮的宝宝，是所有爸爸妈妈的心愿。为了更好地实现这个心愿，孕妈妈可以在家中或常看见的地方，贴两张自己喜欢的宝宝图，每天看一看，并闭上眼睛想象自己宝宝的样子。

孕妈妈的想象可以是美好的事物，如名画、风景、优美的音乐、影视剧中美好的画面等，也可以是宝宝出生时的模样，明亮的眼睛、高挺的鼻梁、柔润的嘴唇、娇小的耳朵和柔嫩的皮肤等。这种联想会让孕妈妈情绪达到最佳状态。

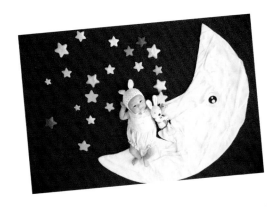
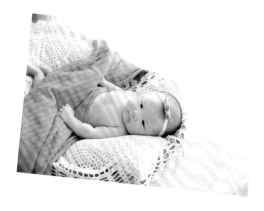

孕2月

孕2月，伴随着身体的变化，孕妈妈终于感受到当"妈妈"的喜悦与惊奇了。很多孕妈妈其实都是从这个月开始有当"妈妈"的感觉的。此时，小小的受精卵可以称之为真正的"胚胎"了，有些敏感的孕妈妈也开始出现孕吐了。

胎宝宝的模样

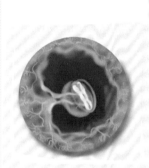
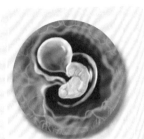
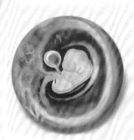
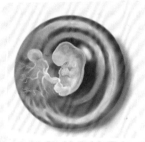

孕5周

本周胚胎继续迅速分化，大约有1厘米长，五官的位置已经有了小窝窝，躯体里伸出了像小芽般的手臂和双腿。这时，中枢神经系统开始发育，呼吸管也开始出现，心脏已经分出了左右心房。胎盘也开始为他提供营养。

孕6周

此时胎宝宝看起来像个小蝌蚪，已经有了自主的心跳，每分钟可达到140~150次，是孕妈心跳的2倍。四肢雏形明显了许多，肾脏和肝脏等主要器官继续发育，原始的消化管道也开始形成，连接脑和脊髓的神经管闭合，胎宝宝的头部形成了。

孕7周

此时的胎宝宝尾巴消失了，眼睛、鼻孔、嘴唇等开始形成，小胳膊和小腿也长长了许多。肝、肾、肺、肠道和内部性器官已经初具雏形。

孕8周

此时胎宝宝的头部已经明显挺起，脑细胞的初级神经已经形成，小脑叶也渐有雏形。现在胎宝宝腿和胳膊的骨头已经开始硬化并且变长，腕关节、膝关节、脚趾也开始形成了。

孕妈妈的变化

孕5周

每月与大姨妈例行的会晤时间一再推迟。此时，月经规律的孕妈妈会敏感地意识到自己怀孕了。为证实自己的猜测，可以购买早孕试纸进行测试，并去医院做个详细的检查。

孕6周

孕妈妈的乳房会变得很敏感，如感觉胀痛、乳头触痛等，仔细观察，还会发现乳晕、乳头的颜色变深了。有些孕妈妈还会时常感觉疲劳，此时不要强迫自己去工作或运动，应保证足够的休息。

孕7周

早晨醒来后孕妈妈可能会感到难以名状的恶心，而且嘴里有一种说不清的难闻味道，有时像汽油或其他化学原料的味道，这是孕早期大多数孕妈妈都会遇到的情况。

孕8周

孕妈妈的子宫正经历着一系列的变化。怀孕前的子宫就像一个握紧的拳头，现在它不但增大了，而且变得很软。阴道壁及子宫颈因为充血而变软。当子宫成长时，腹部可能会感到痉挛。

准爸爸备忘录

这个月，有些敏感的孕妈妈会出现妊娠反应，而少数准爸爸也会出现类似的反应，这在医学上称为"妊娠伴随综合征"。准爸爸要有心理准备。

由于妊娠反应，孕妈妈脾气、习惯可能会发生改变，容易发脾气，准爸爸要多体谅孕妈妈，多抽出时间陪伴孕妈妈，和孕妈妈一起做一些快乐的事。尽量让孕妈妈保持愉悦的心情，这样有利于胎宝宝的发育。

孕妈妈在孕早期会出现乏力、头晕等不适，准爸爸要多为孕妈妈分担家务，让孕妈妈多休息。同时要避免进行性生活。

产检温馨提示

准爸爸应同行

这次检查,医生会问一些问题,如末次月经日期、夫妻同房日期、直系亲属和丈夫及其家族的健康情况等。准爸爸最好也同行,以免在医生问诊时"一问三不知"。

提前了解产检信息

下个月会开始第1次大的产检,检查的项目比较多,孕妈妈可以提前了解一下。到时候,孕妈妈要带齐身份证和准生证,检查时医生会为你建档,这是你的孕期体检档案。有的医院需要提前预约才能建档,所以孕妈妈要提前问清楚,千万不要忽略建档的手续办理。

孕2月产检

本月的检查需要进一步确认怀孕及排除宫外孕,除此之外,还可以通过B超检查观察胎囊和胎心搏动。

孕妈妈每次去医院产检都会验尿、测体重、测血压等,这些都是例行的检查项目。孕妈妈在每次产检时可以提前了解一下产检需要检查的项目和注意事项,做到心中有数,不仅方便检查,还能节省时间。

本月产检项目

☐ B超检查

☐ 血常规检查(血红蛋白及血细胞比容的检查,检查是否有贫血现象)

☐ 体重及血压检查

☐ 尿常规检查(检查是否患有肾脏疾病)

☐ 妇科检查(检查宫颈和阴道黏膜是否着色、充血)

(注:以上产检项目和标准可作为孕妈妈产检参考,具体产检项目以各地医院及医生提供的建议为准。)

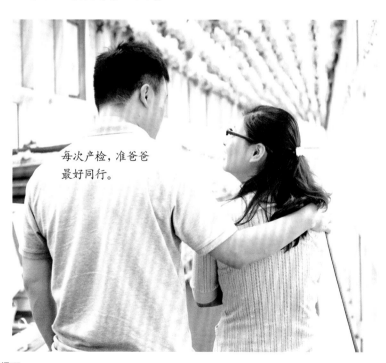

每次产检,准爸爸最好同行。

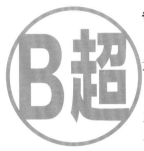

专家解读产检报告

本月的 B 超检查，孕妈妈要留意以下几个指标。

胎囊(GS)：只在孕早期出现，主要用于判定孕 7~12 周胎龄，位于子宫的宫底、前壁、后壁、上部或中部，形态圆形或椭圆形、清晰的为正常；不规则形、模糊、位于子宫下部的为异常。伴有腹痛或阴道流血时，则有流产的征兆。

胎芽：孕 2 月做 B 超检查，可以看到胎芽为正常。

胎心：孕 2 月，通过 B 超检测到胎心为正常。

胎盘(PL)：胎囊消失后，见到月牙形的胎盘形成为正常。观察胎盘位置，从而预测顺产机会。

子宫：通过医生触摸或 B 超检查，可看到子宫是否增大，是否变得柔软。

让你一次就通过的小秘密

B 超检查的小秘密

1.2 个月之前做 B 超检查，需要孕妈妈憋尿，以便更好地看清子宫内的情况，过了 2 个月，就不需要憋尿了。在孕 3 个月后做 B 超时，要提前排空尿液。当医生需要给孕妈妈检查肝、肾、脾等脏器时，才需要事先憋尿。

2.B 超检查是不需要空腹的，孕妈妈要记住这点。

3.衣着宜宽松、易脱。宽松的衣物方便穿脱，能节省时间，也能让孕妈妈本来紧张的心情放松一点。

4.产检前不要吃易产气的食物，如牛奶、红薯等，避免进食后产生气体，阻碍超声波的穿透，造成所检脏器显像不清。

5.检查时应该以轻松的心态配合医生检查，过于紧张反而有可能影响检查的效果。

量血压的小秘密

一般血压有 2 个高峰，一个是在早上 6~10 点，另一个在下午 4~8 点，一般在这 2 个时间段量的血压比较能反映血压的情况。孕妈妈一定不能忽略量血压这个小检查，它是反映孕妈妈身体健康的重要指标。量血压时一定要放松，有些孕妈妈因为在医院里交各种费用而走来走去，或是来到医院感到紧张，使得量出来的血压有些失常。碰到这样的情况，医生会建议你先休息 15 分钟，安静下来以后再进行测量。

> 正常血压
> ☆收缩压(即高压) 90~140 毫米汞柱
> ☆舒张压(即低压) 60~90 毫米汞柱

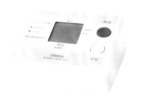

五谷类

200~300 克

正常三餐中的主食基本就能满足。

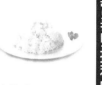

蔬菜类

300~500 克

每天保证正餐有两三道菜即可。

水果类

100~200 克

新鲜的应季水果是孕妈妈的首选。

蛋类和肉类

各 50 克

每天保证有两道荤菜，素食孕妈妈最好也适当食用肉类。每天摄入一两个鸡蛋即可。

鱼类和海鲜

75 克

不用每天都摄入，一周吃两三次就可以，不可多食。

2

协和营养师推荐吃

苹果 鸡肉 黄豆 油麦菜 海带

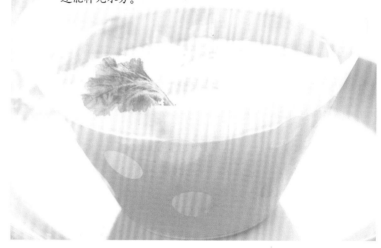

孕吐反应强烈时喝点果汁，不仅能缓解孕吐，还能补充水分。

孕2月饮食指导

继续补充叶酸，每天的摄入量与上月保持一致，随身携带些水果、坚果，以缓解孕吐带来的不适。

进入孕 2 月，大部分孕妈妈已经知道自己怀孕了。相伴而来的头晕、乏力、嗜睡、恶心、呕吐、喜食酸性食物、厌油腻等妊娠反应表现明显。妊娠反应剧烈的孕妈妈可随身携带花生、苹果等，抑制呕吐的同时，还能补充营养。

这个月是胎宝宝器官形成的关键时期，尤其是脑部器官和神经系统开始发育，倘若营养供给不足，会引起胎宝宝生长迟缓、过小、畸形等问题。孕妈妈应多补充蛋白质、碳水化合物、维生素和锌、碘等矿物质。

孕 2 月往往是妊娠反应最强烈的阶段，有的孕妈妈还出现体重下降的情况，所以这个月孕妈妈的饮食营养尤为重要，除了保证孕妈妈饮食合理、营养丰富外，孕妈妈喜欢的口味也是需要考虑的内容。

孕妈妈营养自测

遇到 1 种症状得 1 分。出现加粗标明的症状，得 2 分。最高为 10 分，分值越高，说明孕妈妈对这种营养素的需求越大。

碘

☆ **甲状腺肿胀**

☆ **面部水肿**

☆ 呼吸不畅

☆ **下咽困难**

☆ 声音嘶哑

☆ **精神不振**

得分（　）

锌

☆ 厌食、偏食

☆ 易患口腔溃疡

☆ **伤口不易愈合**

☆ **反复出现炎症**

☆ 易烦躁

☆ **经常感冒、发热**

得分（　）

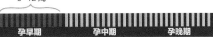
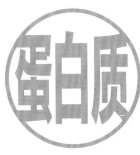

本月主打营养素

蛋白质——有助于稳定胎宝宝

蛋白质是胎宝宝的生命基础，是一切生命细胞的首要物质。优质蛋白是胎宝宝健康发育的重要保证，孕2月，孕妈妈应适量摄入牛奶、鱼类、蛋类等高蛋白食物。虽然这个月孕妈妈妊娠反应强烈，但可通过变化烹饪方法和食物种类，保证自身的营养需求。

食物来源：牛肉、鱼肉、鸡肉，蛋类、豆类、奶类、坚果类等都含有丰富的蛋白质。

> ☆ 孕早期每天 70 克
> ☆ 孕中期每天 80 克
> ☆ 孕晚期每天 95 克

叶酸——依然不能怠慢

叶酸补充的最佳时间应该从怀孕前3个月至整个孕早期。孕妈妈每天补充0.4毫克叶酸最佳，上限不超过0.8毫克。这不仅能有效预防胎宝宝先天性神经管畸形、先天性心脏病、兔唇，还能有效预防胎宝宝和孕妈妈贫血，因此孕妈妈宜持续补充叶酸。

食物来源：

蔬菜类	莴苣、菠菜、番茄、胡萝卜、油菜、小白菜、蘑菇等
水果类	柑橘、草莓、樱桃、香蕉、柠檬、桃、杨梅、猕猴桃、梨等
动物性食品	动物肝脏、禽肉，如猪肝、鸡肉、牛肉、羊肉、鸡蛋等
豆类、坚果类	黄豆、豆制品、核桃、腰果、板栗、杏仁、松子等
谷物类	大麦、燕麦、糙米等

碘——促进胎宝宝生长

碘是合成甲状腺素的原料。甲状腺素能促进蛋白质的生物合成，促进胎宝宝的生长发育。孕期甲状腺功能活跃，碘的需求量增加，这样就易造成孕期碘摄入量不足或缺乏，并影响胎宝宝的发育。

食物来源：孕妈妈应适当吃些鱼、海带、紫菜等含碘食物。

锌——促进胎宝宝发育

锌缺乏会对胎宝宝造成神经系统发育障碍。在孕期，锌可预防胎宝宝畸形、脑积水等疾病，维持小生命的健康发育，帮助孕妈妈顺利分娩。

食物来源：食物中的各种豆类、坚果类含锌较多；蔬菜中大白菜、白萝卜、茄子等含锌量较高。糙米含锌量较高，但如加工过细会造成锌的大量流失，这是因为锌主要存在于胚部和谷皮之中。

> ☆ 每天摄入 20 毫克为宜
> ☆ 适当吃些粗粮

根据体质调整饮食

孕早期胎宝宝还很小，发育过程中不需要大量营养，孕妈妈只要正常进食，并适当增加一些优质蛋白就可以满足胎宝宝生长发育的需要了。

如果孕妈妈孕前营养状况欠佳，体质也弱，备孕期就应开始改善营养状况，孕早期也应把增加营养当做保健的一项重要内容。如果孕妈妈孕前营养、体质都偏弱，孕早期的妊娠反应又比较大，无法增加营养摄入，此时孕妈妈就应向医生咨询，通过输营养液或其他医疗干预手段，帮助孕妈妈度过这段艰难的时期。

少吃多餐要牢记

为了提高孕妈妈的食欲，可以在烹调食物的过程中，通过菜品的丰富多样、烹调的花样翻新、改变就餐环境，甚至切出可爱的食物形状等方法来提高孕妈妈的食欲。如果孕吐比较厉害，比较有效的办法是能吃就吃，少吃多餐。

如果孕妈妈在正餐时间吃不下多少东西，可以在每天上午 10 点、下午 3 点、晚上睡前吃些小零食，这样既不会使孕妈妈太过饥饿，也保证了孕妈妈能量的摄入。另外还要注意，孕妈妈不要因为害怕缺乏营养，就强迫自己吃很多，这样得不偿失。在这一时期，想吃什么就吃什么是最好的选择。

自备小零食

类别	可以自备的	做法
水果	苹果、草莓、香蕉、樱桃、橘子、橙子等	提前洗好，切块，放到保鲜盒中，装在包里，时不时吃一点，好吃又营养
坚果	花生、瓜子、核桃、开心果、杏仁、松子等	随身携带，方便营养，饿了就吃，还可以缓解孕吐
蔬菜	芹菜、黄瓜、番茄	黄瓜、番茄可以洗好，切好；芹菜提前择洗好，用盐水煮熟后，捞出，上下午茶时吃几段，口感清爽
乳制品	酸奶、牛奶	平常买小份装，放在包里，搭配水果、蔬菜一起吃，营养不长肉
其他	土豆、山药、南瓜、红薯等	提前去皮，洗净，蒸熟，捣成泥，放在小盒里，饿的时候搭配酸奶或果酱，可以补充膳食纤维，好吃又缓解孕吐

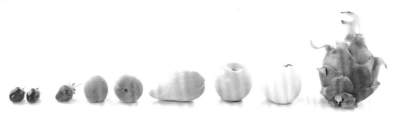

4 种方法预防及缓解孕吐

晨起这样做：为了克服晨吐症状，早晨可以在床边准备1杯水、1片面包，或1小块水果、几粒花生仁，它们会帮孕妈妈抑制强烈的恶心感。也可以在早上起床后，服少许蜂蜜，也能缓解孕吐症状。

少食多餐：既能缓解孕吐，又能保证摄入足够的营养。避免吃过于油腻、味道过重的食物，它会使孕妈妈恶心或心悸。

闻味儿止呕法：新鲜蔬果的清香有益于平缓恶心和呕吐，孕妈妈可以在包内带些蔬果；也可以在手帕上滴几滴不会感到恶心的果汁（如柠檬），当闻到"难闻"的气味时可应急使用。如果条件允许，孕妈妈在孕吐时，不妨冲一些姜汁饮用，或者口含姜片。

补充维生素 B_6 和锌：缺乏维生素 B_6 和锌会感觉格外恶心。维生素 B_6 在麦芽糖中含量较高，每天吃少许麦芽糖不但可以预防孕吐，还可以使孕妈妈精力充沛。富含锌的食物包括牡蛎、动物肝脏、粗粮、鱼类、肉类、蛋类等。

胎宝宝不喜欢垃圾食品

垃圾食品会使孕妈妈体重增加，还可使孕妈妈患上相应的妊娠期疾病，可谓是对身体有害无益，同时垃圾食品也不利于胎宝宝的健康发育。所以孕妈妈平时一定要少吃或不吃垃圾食品。

油炸食品：油炸食品的油经过反复加热、煮沸，容易变质，含有致癌物质。孕妈妈经常食用会将有毒物质带入体内，有害身体健康，更会伤及正在发育的胎宝宝。

腌制食品：如香肠、腌肉、熏鱼、熏肉等。其中含有可导致胎宝宝畸形的亚硝胺，所以孕妈妈最好不吃这类食品。

罐头食品：罐头食品在制作时会加入大量化学添加剂，孕妈妈食用过多，会加重自身脏器的解毒排泄负担，从而影响胎宝宝大脑的健康发育。

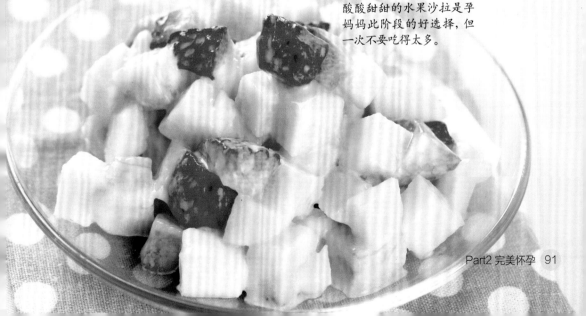

酸酸甜甜的水果沙拉是孕妈妈此阶段的好选择，但一次不要吃得太多。

养胎不养肉的美食推荐

黑豆饭——补充锌和B族维生素

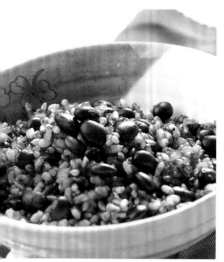

原料：黑豆40克，糙米100克。

做法：❶ 黑豆、糙米分别洗净，放在大碗里泡3~4小时。❷ 将黑豆、糙米、清水一起倒入电饭煲焖熟即可。

营养百分百：糙米是没有去皮的大米，表皮含有丰富的B族维生素和锌；黑豆富含蛋白质、钙，可补肾益脾，增强自身的免疫力，促进食欲，让胎宝宝健康生长。此外，孕妈妈可以将黑豆饭与其他主食交替食用，做到营养均衡。

海带鸡蛋卷——有助于补充碘

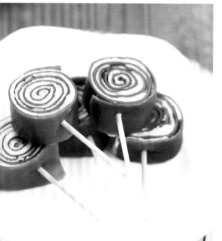

原料：海带100克，鸡蛋2个，生抽、醋、香油、盐、鲜贝露调味汁各适量。

做法：❶ 海带清洗干净，切成长20厘米、宽4厘米的长条。❷ 锅内加水加盐烧开，将海带放锅中煮10分钟，捞出用凉水过凉。❸ 将鸡蛋分次摊成蛋皮，切成与海带差不多大小的尺寸。❹ 海带摊平，铺上蛋皮，沿边慢慢卷起，用牙签固定住。❺ 鲜贝露调味汁、香油、醋、生抽调成汁，吃时佐汁同食即可。

营养百分百：海带富含碘，适当食用可促进胎宝宝的生长；鸡蛋中的优质蛋白对胎宝宝本月头部的形成极为有利。

糖醋莲藕——开胃止吐

炒藕片的时间不能过久，大火快炒口感才会脆。

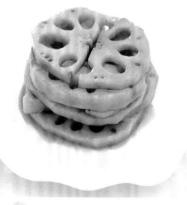

原料：莲藕1节，料酒、盐、白糖、醋、香油各适量。

做法：❶ 将莲藕去节、削皮，一剖两半，切成薄片，用清水漂洗干净。❷ 油锅烧热，倒入藕片翻炒，加入料酒、盐、白糖、醋，继续翻炒，待藕片熟透，淋入香油即可。

营养百分百：此菜味道酸甜适中，含有丰富的维生素C及钙、磷、铁等多种矿物质，有利于胎宝宝各个器官的形成和发育。

番茄面片汤——清淡开胃

原料：番茄 1 个，面片 50 克，木耳、香菜叶、高汤、盐、香油各适量。

做法： ❶ 番茄在开水中烫一下，去皮切块；木耳泡发洗净，撕小朵。❷ 锅中放油，油热后炒香番茄，炒成泥状后加入高汤烧开，加入木耳煮熟后放面片煮 3 分钟。❸ 最后加盐、香油调味，撒上香菜叶即可。

营养百分百：热乎乎的番茄酸甜面片汤，开胃又滋补。

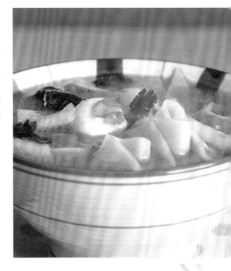

麻酱油麦菜——营养又润肠

原料：油麦菜 200 克，盐、蒜、芝麻酱各适量。

做法： ❶ 油麦菜洗净，放入淡盐水中浸泡 3~5 分钟，再冲洗干净，切长段备用。❷ 芝麻酱加入凉开水稀释，用筷子沿一个方向搅拌，继续加入凉开水，搅拌成均匀的酱汁，加盐调味；蒜切碎末备用。❸ 将调好的芝麻酱淋在油麦菜上，撒上蒜末即可。

营养百分百：芝麻酱中铁含量极其丰富，能促进此阶段胎宝宝大脑的发育，还能起到润肠的作用。

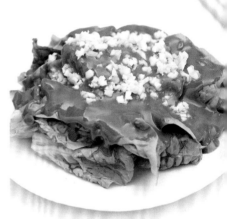

双色豆腐丸——促进食欲

原料：豆腐 200 克，胡萝卜、菠菜各 30 克，面粉、淀粉、青椒丝、红椒丝、盐、生抽各适量。

做法： ❶ 将胡萝卜洗净擦丝；菠菜洗净剁碎。准备 2 个碗，豆腐用手抓碎分两份放碗里，加入适量面粉和淀粉。❷ 一个碗里挤入胡萝卜汁，一个碗内挤入菠菜汁，加水拌匀。❸ 把胡萝卜丝、菠菜碎分别拌进去，将两种糊分别团成小丸子。❹ 丸子下锅焯熟盛出。❺ 锅中放油，加水、生抽、淀粉、盐搅匀，做成汁，浇在丸子上，撒上青椒丝和红椒丝即可。

营养百分百：此菜色彩丰富，可以促进孕妈妈的食欲，同时豆腐含有卵磷脂，利于胎宝宝大脑和五官的发育。

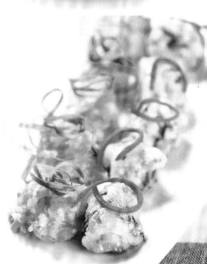

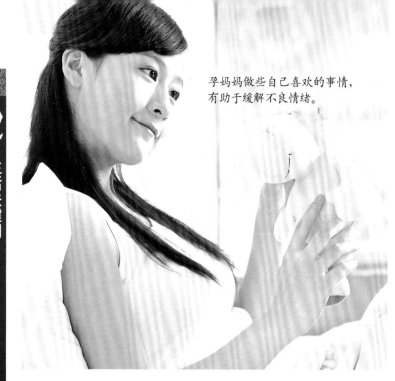

孕2月小叮咛

不要擅自进补

孕2月，孕吐可能会在一定程度上影响孕妈妈的胃口，所以此时不必过度关注营养，以孕妈妈的饮食喜好为主就好，想吃什么就吃什么。等进入孕中期，孕吐反应消失，这时再补营养也来得及。

尽量避免生活中的不良因素

如烟酒环境、有害化学物质、新装修的房间，以及空气不流通的环境等，孕妈妈应尽量避开这些有害因素。

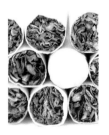

孕妈妈做些自己喜欢的事情，有助于缓解不良情绪。

关注每一个生活细节

日常行动要缓，少做些家务，多些休息，调整情绪，多听听音乐，多和家人、朋友聊天。

孕2月，孕妈妈在享受怀孕喜悦的同时，也要避免导致孕期危险的行为和动作，此时正是胎宝宝快速分裂的时期，容易受外界影响，因此孕妈妈在生活中要多加注意。由于妊娠反应，本月孕妈妈会出现乏力、头晕等不适，也会变得容易发脾气，孕妈妈要学会自我调节，保持稳定、平和的情绪，轻松面对接下来的孕期生活。

增加生活情趣，缓解不良情绪

孕妈妈可以多给自己找些快乐的理由，多想些开心的事情，多做些自己感兴趣的事。如读一本小说，听听舒缓的音乐，看看喜剧片，或者想象宝宝的样子给宝宝画一张画，或者打电话给个性积极的朋友聊聊天等，这些都有助于孕妈妈缓解压力，"赶跑"不良情绪。

预产期表格

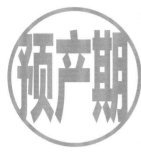

在下面的表格中，先按左边的月份找出末次月经的月份，沿着横列找出末次月经第 1 天的日期，再看它下面的数字，估算出胎宝宝的出生日期。（预产期表第一行为末次月经的月份和日期；第二行对应的即为预产期的月份和日期。例如：如果末次月经第 1 天为 2 月 21 日，胎宝宝预产期则是 11 月 28 日。）

1月	1	2	3	4	5	6	7	8	9	10	11	12	13	14	15	16	17	18	19	20	21	22	23	24	25	26	27	28	29	30	31
10月	8	9	10	11	12	13	14	15	16	17	18	19	20	21	22	23	24	25	26	27	28	29	30	31	1	2	3	4	5	6	7

2月	1	2	3	4	5	6	7	8	9	10	11	12	13	14	15	16	17	18	19	20	21	22	23	24	25	26	27	28
11月	8	9	10	11	12	13	14	15	16	17	18	19	20	21	22	23	24	25	26	27	28	29	30	1	2	3	4	5

3月	1	2	3	4	5	6	7	8	9	10	11	12	13	14	15	16	17	18	19	20	21	22	23	24	25	26	27	28	29	30	31
12月	6	7	8	9	10	11	12	13	14	15	16	17	18	19	20	21	22	23	24	25	26	27	28	29	30	31	1	2	3	4	5

4月	1	2	3	4	5	6	7	8	9	10	11	12	13	14	15	16	17	18	19	20	21	22	23	24	25	26	27	28	29	30
1月	6	7	8	9	10	11	12	13	14	15	16	17	18	19	20	21	22	23	24	25	26	27	28	29	30	31	1	2	3	4

5月	1	2	3	4	5	6	7	8	9	10	11	12	13	14	15	16	17	18	19	20	21	22	23	24	25	26	27	28	29	30	31
2月	5	6	7	8	9	10	11	12	13	14	15	16	17	18	19	20	21	22	23	24	25	26	27	28	1	2	3	4	5	6	7

6月	1	2	3	4	5	6	7	8	9	10	11	12	13	14	15	16	17	18	19	20	21	22	23	24	25	26	27	28	29	30
3月	8	9	10	11	12	13	14	15	16	17	18	19	20	21	22	23	24	25	26	27	28	29	30	31	1	2	3	4	5	6

7月	1	2	3	4	5	6	7	8	9	10	11	12	13	14	15	16	17	18	19	20	21	22	23	24	25	26	27	28	29	30	31
4月	7	8	9	10	11	12	13	14	15	16	17	18	19	20	21	22	23	24	25	26	27	28	29	30	1	2	3	4	5	6	7

8月	1	2	3	4	5	6	7	8	9	10	11	12	13	14	15	16	17	18	19	20	21	22	23	24	25	26	27	28	29	30	31
5月	8	9	10	11	12	13	14	15	16	17	18	19	20	21	22	23	24	25	26	27	28	29	30	31	1	2	3	4	5	6	7

9月	1	2	3	4	5	6	7	8	9	10	11	12	13	14	15	16	17	18	19	20	21	22	23	24	25	26	27	28	29	30
6月	8	9	10	11	12	13	14	15	16	17	18	19	20	21	22	23	24	25	26	27	28	29	30	1	2	3	4	5	6	7

10月	1	2	3	4	5	6	7	8	9	10	11	12	13	14	15	16	17	18	19	20	21	22	23	24	25	26	27	28	29	30	31
7月	8	9	10	11	12	13	14	15	16	17	18	19	20	21	22	23	24	25	26	27	28	29	30	31	1	2	3	4	5	6

11月	1	2	3	4	5	6	7	8	9	10	11	12	13	14	15	16	17	18	19	20	21	22	23	24	25	26	27	28	29	30
8月	8	9	10	11	12	13	14	15	16	17	18	19	20	21	22	23	24	25	26	27	28	29	30	31	1	2	3	4	5	6

12月	1	2	3	4	5	6	7	8	9	10	11	12	13	14	15	16	17	18	19	20	21	22	23	24	25	26	27	28	29	30	31
9月	7	8	9	10	11	12	13	14	15	16	17	18	19	20	21	22	23	24	25	26	27	28	29	30	1	2	3	4	5	6	7

孕期不适，对话产科专家

孕 2 月，孕妈妈的身体开始有了些许变化，也因此会带来一些不适症状，如孕吐、食欲缺乏、困倦、尿频……这些都是正常的生理现象，孕妈妈不必过于担心。可以提前了解本月可能会出现的症状，找到合适的方法来应对孕期里的各种不适。

当甲亢遇到了怀孕

有些孕妈妈在孕期产检时发现自己有甲亢，十分担心甲亢对胎宝宝的影响。其实，孕妈妈在查出甲亢后，不要过于紧张，需要鉴别是妊娠导致的甲亢，还是真的得了甲亢。如果甲亢不严重，怀孕不会加重甲亢，一般也不必终止妊娠。只需在孕期及产后，在对母体和胎宝宝影响小的情况下，使孕妈妈的甲状腺功能维持正常高限即可。

除此之外，孕妈妈还要加强孕期保健。注意适当的休息，保持良好的心情，避免精神紧张。在饮食上，注意补充足够的热量和营养，如糖类、蛋白质和 B 族维生素。还要定期检查甲状腺功能，及时检测血液中甲状腺激素的含量。

别担心尿频

孕早期，由于孕激素的影响，使体内代谢产物增加，加大了肾脏的工作量；增大的子宫压迫膀胱，影响其贮存尿液，所以会出现尿频的现象。因此，孕妈妈不用担心，要注意饮食口味不要太重；少吃冬瓜、西瓜等利尿食物；不要憋尿，睡前排空尿液，避免仰卧位的睡姿。

发热了，怎么办

由于孕妈妈的体温会直接影响胎宝宝神经细胞发育，所以孕妈妈需谨慎对待"发热"情况。如果孕妈妈只是轻微的发热，最好不要私自服用退烧药和其他药物。可以采用物理治疗法，如洗温水澡，用温毛巾擦拭身体等，但在擦拭身体时，注意避开胸前区。同时，孕妈妈发热后还要多喝些温开水，饮食以清淡易消化为主，注意保暖，时刻监测体温。若体温超过 38.9℃，需立即就医。

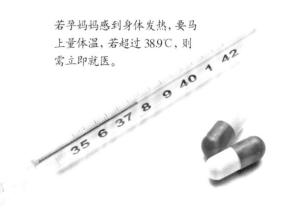

若孕妈妈感到身体发热，要马上量体温，若超过 38.9℃，则需立即就医。

宫外孕是小概率，落在身上就是大问题

正常的妊娠是精子和卵子在输卵管相遇并形成受精卵，随后受精卵通过输卵管游向子宫并在子宫内着床发育成胎儿。但是由于某种原因，受精卵在子宫以外的其他地方"安营扎寨"了，便是宫外孕，又称异位妊娠。

宫外孕有 3 大症状，即停经、腹痛、阴道出血，但其症状往往不是典型的。如果孕妈妈平时就有一些妇科炎症，如盆腔炎、附件炎、子宫内膜炎等，而在怀孕 30 天后，出现腹痛、不规则流血的症状，就要高度警惕是否为宫外孕了。此时孕妈妈应立即到医院确诊治疗，通常采取急诊手术。还有些症状不重的可以药物治疗。

重视先兆流产

如果孕妈妈发现自己阴道有少量流血，下腹有轻微疼痛和下坠感或者感觉腰酸，可能就是先兆流产，也是胎宝宝传递的"危险信号"。这时孕妈妈不必太紧张，要卧床休息，不要再走动；保持情绪稳定，避免紧张。如果经过休息后，引起流产的原因被消除，出血停止，胚胎正常，则可以继续妊娠。如果情况没有改善，反而严重，则需要立即就医。需要特别注意的是孕妈妈千万不要自行服用保胎药保胎，因为导致先兆流产的原因有很多，若不能按因服药，会对胎宝宝造成不利影响。

警惕胚胎停育

医学上将怀孕早期胚胎停止发育的现象称为胚胎停育。造成胚胎停育的原因有很多，内分泌失调、子宫异常、生殖道感染、母胎之间免疫不适应，以及染色体异常都可能会导致胚胎停育。若孕妈妈不幸被确诊为胚胎停育，最好在医生的指导下做人工流产处理。

预防胚胎停育的方法

1. 孕前检查染色体，若发现染色体有问题，可以考虑进行遗传咨询。

2. 避免接触含有有害物质的环境，如新装修的房子；饮食上也要尽量选择干净无污染的食物。

3. 尽量避免孕前做 X 线检查，尤其是针对腹部的。

4. 备孕期和孕早期都要避免药物影响，尽量不要自行服用药物。

5. 戒烟戒酒。

6. 避免感染病毒，增强抵抗力，不去人多的地方。

7. 患自身免疫病的女性应积极控制疾病，评估后再怀孕。

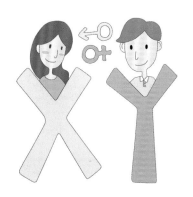

二胎妈看过来

❀ 二胎妈特别关注
🌱 二胎爸积极行动

1 身体

这个月二胎妈会发觉自己的文胸比之前紧了，这是因为体内激素水平增加导致的。

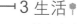

3 生活 🌱

坚持上班的二胎妈会更加辛苦，这时就需要二胎爸的协助。

头胎
二胎
大不同

本月，面对二宝的来临，二胎妈首先要摆正心态，既有之则安之。

孕吐反应让二胎妈饱受"折磨"，因此饮食要少吃多餐，想吃什么吃什么，千万不要不吃。多吃些水果、蔬菜，多喝水。

2 饮食 ❀

妊娠反应大是怎么回事

不少二胎妈反映怀头胎时孕吐很轻，但是二胎的妊娠反应不仅大，而且时间还提前。这是为什么呢？

跟年龄有关：随着年龄的增大，有些二胎妈身体状况没有第一胎时好，身体负担重，妊娠反应会强烈些。

跟精力有关：大部分二胎妈在工作的同时还要照顾大宝，会感到力不从心，身心俱疲。

跟胎宝宝性别有关：怀孕后的反应与孕妈妈的体质、年龄以及健康状况息息相关。但是有些孕妈妈妊娠反应会因胎儿性别而有所不同，不过单纯以妊娠反应来判定胎儿性别则是非常不可取的。

二胎爸别闲着

本月二胎爸可不能闲着，妻子、大宝都需要你的呵护和照顾，所以尽量少加班和应酬吧。对照下面的清单，看看哪些还没有做到位哦。

1. 为妻子准备清淡的饭菜。

2. 接送大宝。

3. 跟大宝玩。

4. 做家务。

5. 安慰并鼓励妻子。

5 胎教

可以与生过二胎的妈妈们交流下经验，向正在孕育二胎的朋友取取经。放松心情，注意休息。

7 产检

怀孕后的第一件事就是确认胚胎的情况，看胚胎是否正常着床、胚囊是否正常等，排除孕早期的危险。

妊娠反应和先兆流产是二胎妈本月需要特别关注的。有过流产、早产史的二胎妈一旦发现阴道有褐色分泌物要及时就医。

4 不适

二胎妈别逞强，适时请家人帮忙照顾大宝。跟大宝一起做些轻柔、动作量小的游戏，如画画、折纸、做手工、讲故事等。

6 大宝

二胎妈不可掉以轻心

多一个宝宝就会多一份责任和压力，既要照顾好大宝的学习和生活，又要给腹中的小宝宝呵护和关爱，还要承担工作的压力，所以二胎妈要做好充分的思想准备，以一份轻松、快乐的心态来孕育宝宝。相对于初产妇来说，二胎妈对怀孕这些事可谓驾轻就熟，但是也绝不可掉以轻心，马虎大意。

孕2月怎样照顾大宝

本月，二胎妈不仅要承受妊娠反应，还要腾出时间和精力照顾大宝，这让二胎妈觉得更累了。怎样熬过这段时间呢？

请家人帮忙： 适时请家人帮忙照顾大宝是非常有必要的，毕竟好的身体才是养育大宝、二宝的基石。

陪大宝做轻柔的游戏： 如果大宝非常黏你，你可以把自己的身体状况告诉大宝，然后跟他一起做些轻柔的游戏。提醒二胎妈，如出现褐色分泌物，一定要少抱大宝，及时就医。

大宝的年龄	这样陪大宝
1~2岁	多跟大宝说话、交流
2~3岁	画画、学认知卡片
3~6岁	折纸、做手工
6岁以上	一起读书、学习

协和产科门诊孕 2 月常见问题

孕吐、先兆流产是本月孕妈妈重点咨询的问题。孕吐的不适给孕妈妈的生活和身体都带来了一定的影响。而有少数孕妈妈可能现在还不知道已经怀孕，在生活上没有很注意，会出现先兆流产迹象。对于这些问题，我进行了整理和详细的解答。

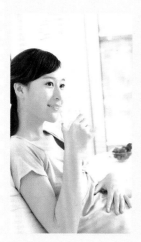

这个月经常吐，胎宝宝会不会营养不充足

孕吐几乎是每个孕妈妈都要经历的事情，不用担心，这种现象不会持续很长时间。这个阶段的胎宝宝还很小，不必特意加强营养，孕妈妈只需在口味上尽量选择自己想吃的东西，减少每次进食的量，少食多餐，两餐之间多喝水，多吃富含维生素的食物。

孕吐特别厉害，吃啥吐啥，怎么办

如果妊娠反应严重，频繁恶心、呕吐以致不能正常进食，称为"妊娠剧吐"。这很容易引起营养缺乏和脱水，孕妈妈应及早去医院治疗。延误治疗不仅损害孕妈妈的健康，也不利于胎宝宝从孕妈妈那里吸收营养，会影响其生长发育。

怀孕了怎么还来"月经"

由于个体差异，有些孕妈妈怀孕后卵巢分泌的孕激素水平比较低，会导致子宫内膜继续脱落，因此怀孕后依然会来月经，但经血量比平常要少，时间也短些，这在中医上称为"漏经"。

当遇上此问题时，孕妈妈会很担心，不知道是否会流产或对胎宝宝产生不利。一般来说，如果不影响胚胎的生长发育和母体的健康，就不必紧张。但对于流血量较多，或伴有腹痛的孕妈妈，则有先兆流产、妊娠并发症的可能，应及时去医院检查，查明原因，从而保障自身和胎宝宝的健康、平安。

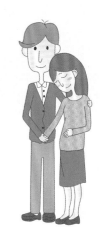

出现流产征兆怎么办

流产是指孕 28 周以内，由于某种原因而发生妊娠终止的现象。如果发生在孕 12 周以内称为早期流产，如果发生在孕 12 周以后，则称为晚期流产。流产最主要的信号就是阴道出血和腹痛（主要是因为子宫收缩而引起腹痛），出血的颜色可为鲜红色、粉红色或深褐色，主要根据流量和积聚在阴道内的时间不同而有所变化。

如果孕妈妈发现自己阴道有少量流血，下腹有轻微疼痛、下坠感或者感觉腰酸，可能就是流产的前兆，也是胎宝宝给你传递的"危险信号"。这时孕妈妈不必太紧张，最好的方法就是思想放松，注意休息，继续观察。如果情况没有改善，反而严重，则需要及时就医。

先兆流产可继续妊娠吗

如果仅是因过度疲劳、从事重体力劳动、腹部外伤等引起的先兆流产，经过医生诊断胚胎发育健康，就可以继续观察。有些孕妈妈发现先兆流产后，不考虑胚胎是否存活，是否为宫内妊娠，就盲目保胎，这是不科学的。

孕妈妈发现有先兆流产的迹象应尽快到医院检查，而不要自己随意选择保胎药。因为导致先兆流产的原因有很多，治疗方法也因人而异，如不能针对原因选择保胎药物，就会对胎宝宝造成不利影响。孕妈妈在保胎期间，除了注意休息、严禁性生活外，还应保持情绪稳定、避免紧张。如果胚胎正常，经过休息和治疗后，引起流产的原因被消除，出血停止，则可以继续妊娠。

有保胎需要的孕妈妈要保到什么时候

什么时候可以停止保胎治疗？这是保胎的孕妈妈最关注的一个问题。轻微的流产先兆，经过休息以及补充黄体酮等治疗，3~5 天没有症状就可考虑停止用药，平时多注意调养就可以。如果是试管婴儿，有取卵操作，破坏了卵巢黄体细胞的情况，保胎的时间相对较长，需要到孕 12 周以后，胎盘功能逐渐完善起来，才可以考虑逐渐停用保胎药。如果是因为宫颈功能不全引起的习惯性流产，那么至少要保胎到上次妊娠流产孕周以后的时间。不管是哪种情况的保胎，孕妈妈最好多听取医生的建议。

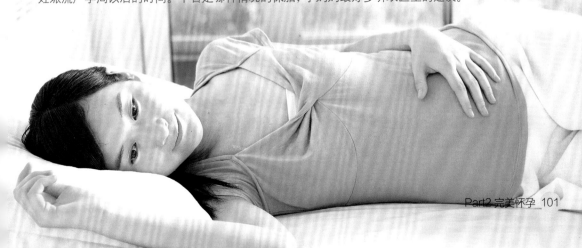

孕2月轻松胎教

本月胎教重点

保持轻松、平和的情绪。孕妈妈可以多听听音乐，虽然胎宝宝还感受不到，但可以将听到音乐的微妙感觉传递给他。

音乐胎教

这个月要继续音乐胎教，优美、柔和的音乐不仅能让孕妈妈放松身心，更能让孕妈妈将这种放松的感觉传递给胎宝宝。

美学胎教

美学胎教包括生活中的各种美，孕妈妈可以买些鲜花摆在室内。清新的花香有助于孕妈妈陶冶情操、平静情绪。

语言胎教

准爸爸不能缺席胎教，临睡前不妨给孕妈妈和胎宝宝讲个故事，用故事帮胎宝宝入眠，帮孕妈妈缓解情绪。

音乐胎教：柴可夫斯基《花之圆舞曲》

《花之圆舞曲》出自伟大的俄罗斯作曲家彼得·伊里奇·柴可夫斯基的作品，是《胡桃夹子》舞剧中糖果仙子与仙女群舞时的音乐。

《胡桃夹子》是一部充满神话色彩的剧目，女孩玛莎圣诞节收到了一只胡桃夹子礼物。夜晚她梦见胡桃夹子变成了一位王子，带领着她的玩具士兵同老鼠军队作战，还把她带到了糖果王国，见到了糖果仙子。《花之圆舞曲》就是玛莎见到糖果仙子和仙女时的乐曲。舞曲以流畅而华丽的竖琴演奏开始，紧接着是悠扬而欢快的圆号和单簧管演奏，旋律轻盈，洋溢着单纯而神秘的神话色彩，具有强烈的艺术感染力。

美学胎教：美丽的鲜花

只要是孕妈妈觉得美的都可以归为美学胎教。孕妈妈可以在春夏季节多到户外走走，看一看花花草草，闻一闻花香和清新的空气，并与准爸爸一起交谈这些花草，心情平静、放松，会在身体里留下愉悦、平静的信息，这很有利于胎宝宝发育。

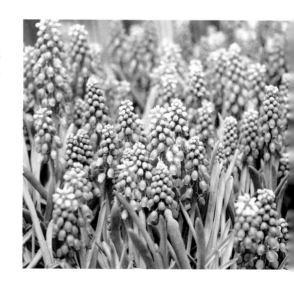

语言胎教：故事《神奇的西瓜》

有个小孩叫小小。一天，他牵着山羊来到集市，一位老奶奶对他说："孩子，我用这三粒种子换你的山羊好吗？"小小看着那三粒黑黝黝的种子动心了，于是和老奶奶完成了交易。

小小回到家后，和妈妈一起将种子种了下去。小小每天辛勤地给土地里的种子浇水、施肥。一天清晨，小小一到院子里就大声叫嚷："妈妈，快来看呀，种子发芽了！"小小和妈妈心里真是说不出的高兴。

从那以后，小芽苗长啊长啊，叶梗变得像妈妈的手指一样粗了。终于，梗上开了花，花谢后结出了圆圆的果子。转眼，小圆果已经长大了，大大的、圆圆的，十分诱人。"啊，妈妈你看，那不是甜甜的大西瓜吗！"看着一个个大西瓜，妈妈抱着小小开心地笑了。

运动胎教：散步

孕妈妈孕期最好的运动是散步，可以不受条件限制，自由进行。孕妈妈散步时宜选择理想的地点，尽量多去空气清新、花草茂盛的公园中散步，避开空气污浊的闹市、马路等地。散步时间最好是清晨，也可以根据孕妈妈的时间状况自由安排。散步时步调宜平和、缓慢。孕妈妈可以一边散步，一边欣赏周围美丽的景色并深呼吸，这样做有益于身体健康。

知识胎教：小游戏

孕妈妈在孕期反应可能会慢一些，常做一些思维游戏有助于孕妈妈动脑筋。下面就是一个有意思的小游戏，请孕妈妈说出下面圆圈中的字是什么颜色。

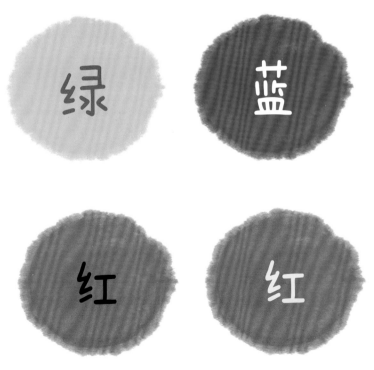

孕3月

　　孕3月是孕早期的最后一个月，也是胚胎器官形成的关键期，胎宝宝的五官日渐清晰，大脑和内脏器官逐渐发育完成，到本月末胚胎就发育成一个名副其实的胎宝宝了。而此时，孕妈妈的腹部微微隆起，部分孕妈妈的妊娠反应还比较强烈，情绪也容易波动。

胎宝宝的模样

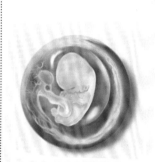
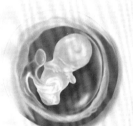
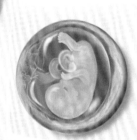
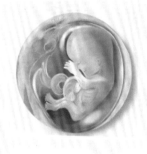

孕9周

本周胎宝宝的头部和躯体已经不像先前那样弯曲了，所有的内脏器官也都慢慢成形。心脏已经分成四个腔，手、脚完全成形，手指甲、脚趾甲都依稀可见。现在胎宝宝已经可以手舞足蹈了。眼皮已经覆盖双眼，鼻子长出鼻尖了。

孕10周

本周胎宝宝大脑发育非常迅速，眼睛和鼻子清晰可见，心脏也完全发育好了，神经系统开始有反应。肝脏、脾脏、骨髓开始制造血细胞。外生殖器开始显现，但尚分辨不了性别。这时的胎儿可以真正叫做胎宝宝了。

孕11周

此时胎宝宝身长和体重都增加了一倍，因为此时期重要的器官都已经发育完全，算是度过了发育的关键期，所以受药物影响、受感染或患各种先天性畸形的概率也大大降低了。这时，胎宝宝的心脏开始供血，脐带和胎盘开始进行血液交换。

孕12周

胎宝宝的大脑和各个器官仍在发育，骨头在硬化，手指和脚趾已经分开，指甲和毛发也在生长，声带也开始形成了。生殖器官开始呈现出性别特征，垂体也开始产生激素，维持生命的器官已经开始工作，如肝脏开始分泌胆汁，甲状腺和胰岛腺已形成。

孕妈妈的变化

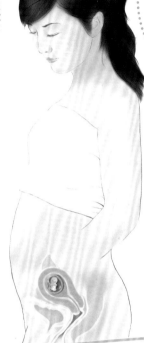

孕9周

子宫继续生长，增大的子宫压迫膀胱，使尿频的症状加重了。此时乳房更加膨胀，需要更换新的文胸。由于雌激素和孕激素的作用，有些孕妈妈皮肤还会发生变化，如出现妊娠斑。

孕10周

从外表上看，孕妈妈的腹部还未明显隆起。但孕妈妈会有一种被充实的感觉，下腹有些压迫感，甚至有隐隐的腰酸、下腹痛。孕妈妈的体味可能加重，特别容易出汗，阴道分泌物比平时略增多，因此要保持清洁。

孕11周

现在大部分孕妈妈的妊娠反应开始减轻，再过几天恶心呕吐、食欲缺乏的现象就会消失。子宫还在不断增大，用手轻轻触摸耻骨上缘，会感觉到子宫的存在。孕妈妈的腰部看起来明显变粗了。

孕12周

恶心、呕吐、疲劳、嗜睡的症状已经减轻了许多，会感到精力充沛，食欲开始增加。这时可能会看到在小腹部从肚脐到耻骨还会出现一条垂直的黑褐色妊娠线。

准爸爸备忘录

由于胎盘激素分泌，孕妈妈情绪波动剧烈，有可能会出现不良情绪，准爸爸应对孕妈妈积极开导，加倍关心。

有些孕妈妈会因妊娠反应而对怀孕产生恐惧，准爸爸可以通过和孕妈妈一起学习有关妊娠、育儿的知识，缓解孕妈妈的恐惧。

家务也要从细微处着眼，多承担一些，让因妊娠反应辛苦的孕妈妈多休息。

准爸爸最好不要蓄胡子了。因为浓密的胡须易"收容"病菌和污染物，亲密接触时，可能会给孕妈妈的健康造成影响。

孕3月是孕妈妈第1次进行正式产前检查，准爸爸应陪同。

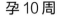

产检温馨提示

第1次产检带齐证件

第1次大的产检，孕妈妈要带上身份证和准生证，医生会为你建卡。从此，医生将在上面记录所有相关的产检内容。

听胎心音前这样做

若孕妈妈发热、生气、失眠、喝浓茶或咖啡、精神亢奋等，都会引起胎宝宝心率加快，所以在测胎心音之前，孕妈妈要保持良好的心态和轻松的心情，避免大悲大喜等情绪波动，并且要少喝咖啡和浓茶。

孕3月产检

本月，孕妈妈就进入了正式产检的程序，在孕12周时，孕妈妈会进行第1次正式产检。

第1次产检的项目比较全，也比较多，孕妈妈可以提前了解产检的项目和注意事项，有助于轻松完成产检。需要提醒的是，有时候产检的项目比较多，排队又要等很长时间，准爸爸最好能一起去，在缓解孕妈妈紧张情绪的同时，还能帮孕妈妈带上小零食和水，以便孕妈妈及时补充能量。

第1次大产检，孕妈妈要带上身份证和准生证，以便建档。

本月产检项目

☐ 子宫隆起部位及腹部检查

☐ 血常规检查(血色素及血细胞比容的检查，检查是否有贫血现象)

☐ 验尿

☐ 体重及血压检查

☐ 通过多普勒超声波仪，听到胎宝宝的心跳声(胎心音)

☐ 讨论胎宝宝基因是否正常及超声波、绒毛检查、羊膜腔穿刺、唐氏综合症产前筛选检查(简称唐氏筛查)等检查的必要性

☐ 对有肿胀现象的手脚部位进行检查(水肿、静脉曲张)

(注：以上产检项目和标准可作为孕妈妈产检参考，具体产检项目以各地医院及医生提供的建议为准。)

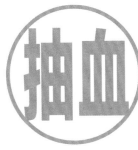

专家解读产检报告

这次产检要进行一次抽血，目的是检查有无传染病、有无肝肾功能不全以及是否贫血等。如果发现红细胞和血红蛋白的数量减少到一定程度，则是贫血。报告单上，箭头朝下表明低于正常值，箭头朝上则表明高于正常值。

在胎宝宝12周的时候，可以听到像马蹄声一样的心跳。正常的胎心次数在120~160次/分钟，如果胎心<120次/分钟或>160次/分钟，可休息10~20分钟，再重新听。

让你一次就通过的小秘密

正确、科学的抽血

1. 抽血的前1天，最好洗个澡或将双手手臂洗干净，这样抽血时，消毒会更好，避免针口感染。

2. 抽血当天，不要穿袖口过紧的衣服，避免抽血时衣袖卷不上来，或抽血后衣袖过紧引起手臂血管血肿。

3. 对不同的化验项目要问清医生，区别对待。

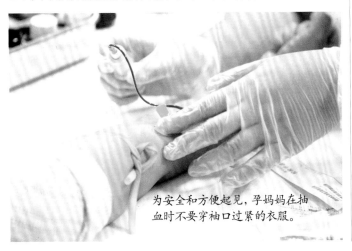

为安全和方便起见，孕妈妈在抽血时不要穿袖口过紧的衣服。

4. 此次抽血需要空腹，孕妈妈尽量将产检安排在上午，最好带些面包、牛奶等食物，以便抽血后补充能量。另外，空腹血通常是指清晨未进餐，距前一餐8~12小时抽的血。

5. 抽血前最好不要进行持续时间较长、动作强度较大的运动，如长时间走路，进行瑜伽等，同时保证睡眠，注意休息，否则对化验结果影响较大。

6. 抽血前别大量服用维生素，否则会导致一些结果失真。

7. 指尖采血适用于血量小于0.1毫升的检验项目，如末梢血糖。通常选择左手无名指指尖的侧面，因为这个部位的毛细血管比较丰富，而且采血后对手部活动的影响较小。

> ☆ 本次抽血检查需空腹
> ☆ 检查前晚8点后不宜进食

孕3月
膳食结构

五谷类
200~300 克
主食以清淡、易消化吸收为主,粗细搭配。

蔬菜类
350~500 克
应多选用应季的蔬菜,每天要食用两三种不同的蔬菜。

水果类
150~200 克
每天 1 个橙子或 1 根香蕉或几颗樱桃。

蛋类和肉类
50 克
选择高蛋白质、脂肪较少的品种,如猪瘦肉、鸡肉等。

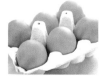

鱼类和海鲜
75 克
每周保证吃上两小块鱼肉、五六只虾即可。

孕3月饮食指导

本月要坚持多样补充、足量补充和优质补充,多多摄入健脑食物、维生素和矿物质。

现在胎宝宝器官的形成和发育正需要丰富的营养,孕妈妈虽然会有不舒服的时候,但一定要坚强应对,尽量为胎宝宝储备足量的优质营养物质,以满足胎宝宝成长所需。同时,本月也是胎宝宝脑细胞发育非常活跃的时期,孕妈妈应适量摄取有益于促进胎宝宝大脑发育的食物,如黄豆、芝麻、白萝卜、菠菜、葵花子、虾、鱿鱼等都是不错的选择。

孕妈妈应适当吃些抗辐射的食物,如番茄、西瓜、葡萄柚等红色水果;富含维生素 E 的各种豆类、橄榄油、葵花子油和十字花科蔬菜;鱼肝油、动物肝脏、鸡肉、蛋黄和西蓝花、胡萝卜、菠菜等富含维生素 A 和 β-胡萝卜素,不但能合成视紫红质,还能使眼睛在暗光下看东西更清楚,因此上述食物不但有助于抵抗电脑辐射的危害,还能保护和提高视力。

孕妈妈营养自测

遇到 1 种症状得 1 分。出现加粗标明的症状,得 2 分。最高为 10 分,分值越高,说明孕妈妈对这种营养素的需求越大。

维生素 A
☆ **眼结膜和角膜干燥**
☆ **皮肤干燥易脱屑**
☆ **胎宝宝骨骼发育障碍**
☆ **免疫功能低下**
☆ 贫血
☆ 泌尿系统结石
得分( )

维生素 E
☆ **易产生色斑**
☆ 躁动不安
☆ 头发干枯、分叉
☆ **易衰老**
☆ 皮肤干燥
☆ 动脉硬化概率高
☆ **肝脏排毒不畅**
得分( )

镁
☆ **手脚易抽筋**
☆ 心律不齐
☆ 情绪易激动
☆ **乏力易疲劳**
☆ 神经反射亢进或衰退
☆ 肌肉松颤
得分( )

本月主打营养素

维生素A——维护胎宝宝细胞功能

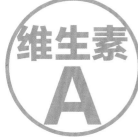

维生素A有维护细胞功能的作用，可保持皮肤、骨骼、牙齿、毛发的健康生长，还能促进胎宝宝视力和生殖器官的良好发育。在胎宝宝身体各个器官逐渐发育的时期，一定不要忽视维生素A的补充。

80克鳗鱼、65克鸡肝、75克胡萝卜、125克紫甘蓝中的任何一种，就能满足孕妈妈的每天所需。要注意，长期大剂量摄入维生素A会导致中毒，并对胎宝宝发育产生不良影响。

食物来源：维生素A大量存在于动物肝脏、鱼肝油、牛奶、禽蛋，芒果、柿子、杏以及胡萝卜、菠菜、豌豆苗等黄绿色蔬果中。

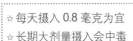

> ☆每天摄入0.8毫克为宜
> ☆长期大剂量摄入会中毒

维生素E——养颜又安胎

针对本月是流产高发期的特征，孕妈妈可适当补充维生素E，可起到保胎、安胎、预防流产的作用。一般情况下，孕妈妈每天如果都能用富含维生素E的植物油来炒菜，即可满足一天身体所需。

此外，维生素E还能促进人体新陈代谢，增强机体耐力，提高免疫力，改善皮肤血液循环，增强肌肤细胞活力，是孕妈妈最好的美容养颜伴侣。

食物来源：除植物油外，富含维生素E的食物主要是坚果类，如花生、核桃、芝麻等。此外，瘦肉、乳类、蛋类和非精制的谷类，如麦芽、糙米等，以及蔬菜中的南瓜、西蓝花、紫甘蓝中也含有维生素E。

> ☆每天摄入14毫克即可
> ☆用植物油炒菜

镁——有利于骨骼和肌肉发育

镁不仅对本月胎宝宝肌肉的健康至关重要，而且也有助于骨骼的正常发育。另外，有些孕妈妈小腿抽筋，医生也会建议补镁，这是因为镁对钙的吸收有促进作用。

食物来源：花生含丰富的镁元素，如果孕妈妈吃腻了花生，也可在馒头、面包上抹些花生酱，或者适当吃些绿叶蔬菜、坚果、全麦食品等，都可以补充镁。

> ☆每天摄入400毫克
> ☆每周可吃两三次花生，每次5~8颗花生可满足所需

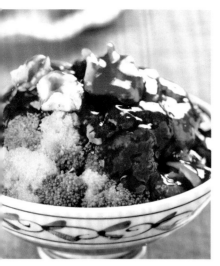

鲍汁西蓝花——补充维生素 E

原料：西蓝花 250 克，鲜百合 20 克，鲍鱼汁适量。

做法： ❶ 西蓝花洗净、切小块，用沸水烫过；鲜百合洗净，撕成小片。❷ 锅里放油，倒入西蓝花和百合翻炒，再加入鲍鱼汁和适量水，炒 2 分钟即可出锅。

营养百分百：西蓝花吸入鲍鱼汁的鲜美之味，口感极佳。另外，西蓝花中的维生素 E 可帮助孕妈妈安胎、保胎。

鱼香猪肝——补充维生素 A

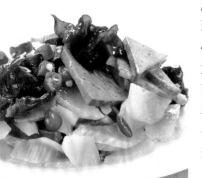

原料：猪肝 200 克，红辣椒 50 克，木耳 6 朵，莴笋 100 克，姜片、葱末、盐、醋、白糖、水淀粉各适量。

做法： ❶ 猪肝洗净，切成片，将水淀粉、盐、醋、白糖、姜片、葱末放入切好的肝片里拌匀。❷ 木耳泡发后洗净；莴笋和红椒洗净，莴笋切片，红辣椒切小段。❸ 锅中放入油，下红辣椒爆香，将猪肝滑入锅中迅速炒散，再立即放入木耳和莴笋翻炒至熟即可。

营养百分百：动物肝脏富含维生素 A，特别适合本月胎宝宝头发开始生长的需要。

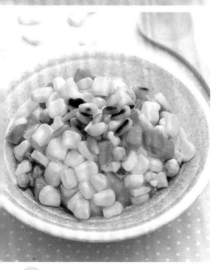

松仁玉米——排毒不长肉

原料：鲜玉米粒 200 克，豌豆、松仁各 50 克，胡萝卜 100 克，葱末、盐、白糖、水淀粉各适量。

做法： ❶ 将胡萝卜洗净切丁；鲜玉米粒、豌豆、松仁洗净，备用。❷ 锅中放油烧热，小火煸香松仁。❸ 锅中留少许油，放入葱末煸香，然后下胡萝卜丁、鲜玉米粒翻炒，再下豌豆翻炒至熟，加盐、白糖调味，加松仁，出锅前用水淀粉勾芡。

营养百分百：玉米富含膳食纤维，有利于孕妈妈的健康；松仁含有维生素 E、DHA 和镁元素，能满足本月胎宝宝骨骼、肌肉和大脑快速发育的需求。

海藻绿豆粥——适合素食孕妈妈

原料：大米 50 克，糯米 40 克，绿豆 30 克，海藻芽 10 克。

做法： ① 大米、糯米和绿豆一起用清水淘洗干净；海藻芽用清水浸泡 15 分钟，洗去表面浮盐后切碎。② 锅中加入大米、糯米、绿豆和适量清水，用大火煮开，转小火慢煮。③ 煮至大米、糯米和绿豆熟软，加入海藻芽，再煮 5 分钟即可。

营养百分百：素食孕妈妈易因缺乏 B 族维生素而导致贫血，而常食海藻就能很好地解决这一问题。

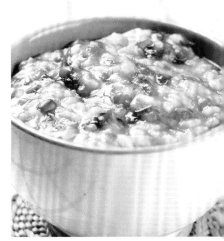

虾仁蛋炒饭——促进胎宝宝骨骼生长

原料：米饭 200 克，香菇 20 克，虾仁 30 克，胡萝卜 50 克，鸡蛋 1 个，盐、葱末、蒜末各适量。

做法： ① 香菇洗净去蒂，切成丁；胡萝卜洗净切成丁；虾仁洗净加料酒腌 5 分钟；鸡蛋打入碗中备用。② 锅倒油，烧热，放入鸡蛋液炒散，盛出备用。③ 锅中再倒油，下蒜末炒香，倒入虾仁翻炒片刻，倒入香菇丁、胡萝卜丁、米饭，炒匀，加入盐，撒上葱末，翻炒几下即可。

营养百分百：此炒饭有利于本月胎宝宝骨骼、牙齿和头发的健康生长。

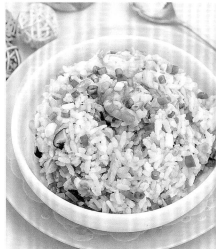

凉拌素什锦——补充多种维生素

原料：胡萝卜 50 克，豆腐干、芹菜各 20 克，粉丝、盐、葱末、白糖、香油、酱油各适量。

做法： ① 胡萝卜洗净去皮，切片；芹菜摘洗干净，切小段；豆腐干洗净切小块。② 胡萝卜片、芹菜段、豆腐干与粉丝分别入开水焯熟，盛盘。③ 加入盐、白糖、香油、酱油，搅拌均匀，撒上葱末即可。

营养百分百：此菜营养全面，能为孕妈妈和胎宝宝补充这一时期所需的各种维生素。

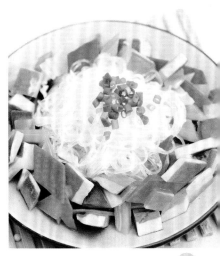

总是吐也要吃

因为妊娠反应，这个月孕妈妈可能总是吐，不想吃东西，孕妈妈要告诉自己，为了胎宝宝，即使吃了会吐，在有胃口的时候还是要尽量吃。平常适当多吃些清爽的蔬菜和水果，也有助于缓解孕吐。

注意清洗私处

从这个月开始，孕妈妈会发现阴道分泌物变多，可能还会出现灼热、瘙痒，这是因体内孕激素持续旺盛分泌所致，孕妈妈不必惊慌。此时可使用清水清洗外阴，缓解症状。但如果分泌物增多，并伴有异味，则可能是炎症，宜及时就医采取治疗措施。

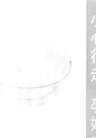

3 生活关键词

建档　端正坐姿　小心行走　孕妇内衣

关注每一个生活细节

坐、立、行要稳当，减少家务劳动，要适当调整情绪，可做做手工、种几株植物等。

孕3月仍然是易流产的时期，孕妈妈生活中有诸多细节要注意，坐、立、行要稳当，不要风风火火，最好有家人陪同在侧。妊娠反应严重的孕妈妈要学会转移注意力，多给自己找一些有趣的休闲活动，如听音乐、做手工、种一株小植物，不仅能缓解孕吐带来的不适，也是间接对胎宝宝进行胎教，对母子两人都有好处。

自然面对记忆力下降

怀孕后孕妈妈会发现自己的记忆力不如从前了，不用担心，这是孕期的表现之一。孕妈妈可以利用小笔记簿来做备忘。此外，由于胎盘激素的作用，很多孕妈妈的情绪波动剧烈，等身体渐渐适应了激素的变化，这种情绪就会慢慢淡去。

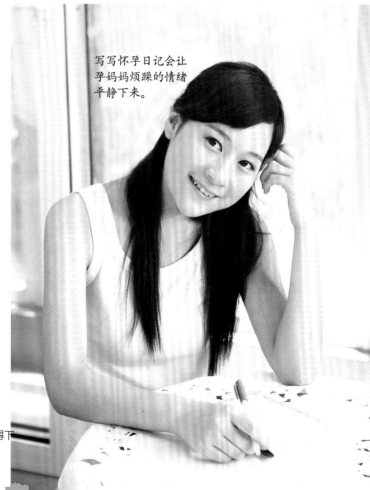

写写怀孕日记会让孕妈妈烦躁的情绪平静下来。

坐下、站立要小心

孕妈妈坐下时，要先确定椅子是否稳固，不能眼不看就一屁股往后坐。可以先用手确定椅面的位置，然后慢慢地由椅边往里靠，直到后背倚靠在椅背上。坐时以上半身和大腿成90°的坐姿为宜，这样不易发生腰背痛。太往后仰肚皮肌肉会绷紧，使胎宝宝缺氧；太往前倾，又容易压迫胃部引起胃部不适。可以在脚下垫个矮凳，让双腿成45°，支持上身。

孕妈妈站立时也要注意，应避免长时间站立。当站立时可将两腿平行，两脚稍微分开，略小于肩宽，两脚要平直，不要向内或向外。这样站立，重心落在两脚之中，不易疲劳。若站立时间较长，则将两脚一前一后站立，并每隔几分钟变换前后位置，使体重落在伸出的前腿上，可以缓解久站的疲劳。

去医院建档啦

建档

一般只要第1次检查结果符合要求，医院就会允许建病历（此病历不同于门诊的病历，即为建档）。不同地区的医院建档要求不一样，孕妈妈和准爸爸可以提前打电话或上网咨询各个医院。如果中间需要更改产检医院，要带着原来医院的化验单，未做全的项目必须要在新医院重新补做，合格后才可以建病历。建档的时候需要做很多检查，所以这个月的产检一定要让准爸爸或其他家人相陪。

在医院的选择上，孕妈妈首先要选择离家近的。因为快要生产时，需要尽快从家赶到医院，而且离家近也方便每次产检和家人陪护。其次要看就医环境。专科医院比综合医院就医人员相对单一，交叉感染的概率要小一点。最后要看产后病房条件。是否能够有家属陪护？申请单间病房是否容易？最好有家属能够陪住的地方。

☆准生证原件、复印件
☆生育保险证原件及复印件
☆围产证
☆过往检查化验单
☆B超单据

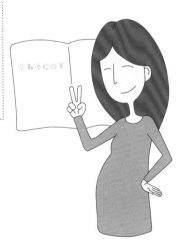

孕期不适，对话产科专家

孕3月是孕早期的最后一个月，但此时胎宝宝在孕妈妈腹中仍旧不够稳定，要警惕致畸因素，如果孕妈妈出现腹痛、见红等症状需要及时就医检查。另外孕妈妈还应当注意提高自身的抵抗力，预防感冒、头疼等症状。

仍要小心致畸因素

虽然已经进入孕3月了，但胎宝宝对致畸因素依然敏感。此时孕妈妈依然要重视周围环境中的致畸因素，远离工作和家庭环境中的高辐射电器，暂时调离对胎宝宝有明确危害的岗位，不随意自行用药，不乱吃补药和补品。孕妈妈的食品和饮品也应该尽量购买相对安全的，能自己做最好。

除了上述几方面外，孕妈妈在工作、生活中还应注意避免接触铅、汞、镉等物质，尤其是无意中的接触。在接触后，孕妈妈也先不要慌，应及时向医生咨询，以便能控制接触时间、剂量等条件，做好防范工作，保护好胎宝宝。

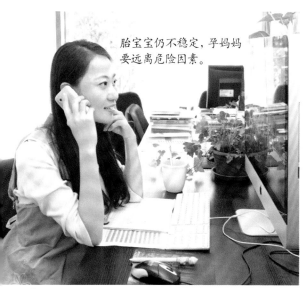

胎宝宝仍不稳定，孕妈妈要远离危险因素。

警惕葡萄胎

葡萄胎是指怀孕之后，子宫内没有胎儿生长，只在胎盘内生长一粒粒水泡，类似葡萄而得名，所以又称为水泡状胎。如果阴道持续或间歇性地见红，还伴有腹痛，这是葡萄胎自然流产的症状。

通过B超检查，可以明确诊断是否为葡萄胎，一旦确诊，需马上进行刮宫手术。可能会进行一次或多次刮宫手术，以完全清除子宫内的不正常细胞。等完全康复，可以过2年后再怀孕。

密切关注子宫肌瘤

子宫肌瘤可能在怀孕期间长大，而孕期对子宫、卵巢等检查增多，容易发现病变。若孕妈妈患了子宫肌瘤，可能会出现腹痛症状。这种疼痛通常来得突然，且痛点固定不动，属于局部疼痛。当孕妈妈有这种感觉时，最好仔细检查身体。

由于怀孕期间子宫血流充沛，在此时期切除子宫肌瘤并不妥当，对于肌瘤变性坏死所导致的疼痛，怀孕期间只能以安全药物的支持疗法加以控制。

持续加重的尿频

随着胎宝宝和子宫的变化，孕 3 月时孕妈妈的尿频症状将会更加明显。这是由于子宫变大，向前压迫了膀胱，导致膀胱容量减少，反射性便意增强。这是生理性的，不需要特别治疗，而且会持续整个孕期。孕妈妈对此做好心理准备即可，不必过分紧张。

如果有了尿意应该及时排尿，憋尿不仅不舒服还会增加患尿路感染的概率。在晚上临睡觉前不要大量喝水，以免增加肾脏负担，起夜也会导致孕妈妈睡眠质量下降。如果担心缺水，可以在睡前 1 小时喝些水或牛奶，上床前最好如厕排空尿液，减少夜里起夜的次数。

孕期痘痘横行

怀孕是女性的特殊生理阶段，这时的女性常常会因为身体状况的变化而变得敏感，身体抵抗力下降，皮肤易出现各种状况。怀孕后受激素的影响，孕妈妈皮肤的皮脂腺分泌量会增加，有些孕妈妈脸上就会长痘痘，但是不可随意涂抹祛痘药膏，因为再好的祛痘霜也不可能与"毒"隔绝，怀孕时应尽量避免使用，以免影响胎宝宝神经系统的生长发育。

鼻出血，不可大意

怀孕后血中的雌激素量要比怀孕前增加 25~40 倍，在雌激素影响下，鼻黏膜肿胀，易于破损出血。鼻出血时，要镇静，因为精神紧张会使血压增高而加剧出血。如果血液流向鼻后部，一定要吐出来，不可咽下去，否则会刺激胃黏膜引起呕吐，呕吐时鼻出血必然增多。如果孕妈妈反复发生鼻出血，需到医院进行详细检查是否存在局部或全身性疾病，以便针对原因，彻底治疗。

这样应对轻微感冒头痛

感冒仅有鼻塞、轻微头痛的孕妈妈一般不需用药，应多饮开水，充分休息，一般很快自愈。如果有高热、烦躁等症状的要马上去看医生，在医生指导下采取相应措施对症处理，切不可盲目服用退热药物。

双手轻柔按摩头部，可缓解孕妈妈头痛的症状。

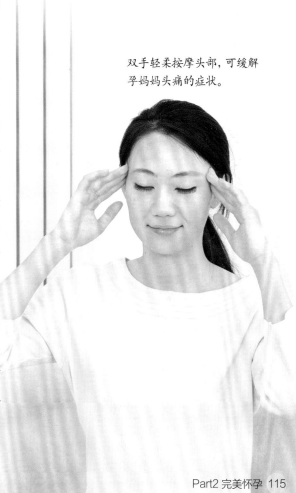

二胎妈看过来

❀ 二胎妈特别关注
❦ 二胎爸积极行动

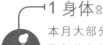

1 身体❀

本月大部分二胎妈的腹部隆起仍不明显，但乳房胀大更明显，会有胀痛感。

3 生活❀

本月还存在致畸危险，二胎妈要注意坐、立、行走及一些生活习惯。

头胎
二胎

大不同

本月有些二胎妈没有怀第一胎时的剧烈孕吐、疲惫等妊娠反应。

孕吐持续加重，但有些二胎妈的孕吐开始好转。正餐吃些清淡、易消化的食物，可在上下午各加餐一次，如水果、坚果、酸奶等。

2 饮食❀

二胎没有妊娠反应正常吗

妊娠反应通常表现为恶心、呕吐、头痛、疲倦、乳房触痛、食欲缺乏，一般在孕 9 周左右最严重，孕 14 周左右消失。这很大程度上与孕期 HCG 水平变化有关。

有的孕妈妈第一胎怀孕时妊娠反应严重，第二胎却几乎没有妊娠反应，这是正常的。当然，如果第一胎没什么反应，第二胎反应很剧烈，也有可能，因为每次怀孕的情况都不尽相同。

二胎爸别闲着

本月二胎妈要去医院进行一次全面的检查，因此二胎爸要抽出时间和妻子一起去医院，帮她建档、交费、拿检查结果等，有了二胎爸的陪伴，二胎妈会更加安心。

1. 去医院帮妻子建档。

2. 帮妻子处理家务。

3. 为妻子和大宝做道拿手菜。

4. 周末带着全家出去走走。

二胎妈要小心保护腹部

孕期要小心保护腹部，尤其是剖宫产后再次怀孕的孕妈妈。因为剖宫产后子宫壁的刀口处是结缔组织，缺乏弹力，而胎宝宝的发育使子宫不断增大，子宫壁变薄，因此要注意有无下腹部剧痛，警惕瘢痕裂开。二胎妈也要注意控制体重。

5 胎教

二胎妈的情绪好，胎宝宝自然心情也会好。不妨周末和家人外出，看看美丽的景色。

7 产检

二胎妈本月要去医院进行第 1 次全面检查，要多留意血糖、血压、尿蛋白等检查。

二胎妈在本月可能会出现腹痛、出血等症状，这可能是先兆流产的征兆。如果出现此类症状要及时就医，按医嘱保胎。

4 不适

二胎爸此时要多抽出时间来陪伴大宝和二胎妈，在天气好的周末，可以带着全家去外面走走，呼吸呼吸新鲜空气。

6 大宝

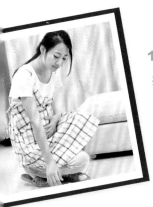

1. 在日常生活中，乘车、走路等要避开拥挤的人群。

2. 家务劳动要适当，避免提重物。

此外，第一胎剖宫产再次怀孕后，一定要遵医嘱，多做几次产检。

孕 3 月怎样照顾大宝

因为有大宝在，二胎妈会想尽办法克服妊娠反应带来的不适。如果实在不舒服，可以让家人来帮忙照顾大宝，并告诉大宝自己的不适。

让大宝看他自己婴儿时的照片： 二胎妈、二胎爸可以找个时间坐下来和大宝一起看他婴儿时的照片，给他讲述每个时期是什么样子。通过让大宝知道他小时候的事情来让他对二宝将要出生的事情有所准备。

大宝的年龄	这样陪大宝
1~2 岁	尽量照顾日常起居、适时断奶
2~3 岁	讲故事、看绘本、出去游玩
3~6 岁	一起面对生活中的改变
6 岁以上	指导学习、时常聊天

协和产科门诊孕 3 月常见问题

本月要进行第 1 次产检，有些孕妈妈直到本月才发现自己怀孕，可能会错过产检。而有些孕妈妈在产检后会发现一些问题，如胎盘靠前、卵巢肿瘤等。此外，孕 3 月仍旧属于孕早期，胎宝宝在孕妈妈腹中还不够稳定，如果有腹痛症状仍旧需要警惕。为此，我们也把本月容易遇到的问题罗列出来，希望能给孕妈妈们一些帮助。

第 1 次产检错过了怎么办

一般说来，在孕 3 月末时孕妈妈就可以做第 1 次产前检查，而一般医院也会要求孕妈妈在孕 12 周时建档。如果有些大意的孕妈妈到了孕 3 月才发现自己怀孕了，又因为各种事情拖延了做产检的时间，这也无妨。如果孕妈妈错过了在孕 12 周进行的产检，孕 4 月再去检查也可以。此外，若在孕 2 月末没有做产前化验的孕妈妈，在这个月也可以做。

得了卵巢肿瘤怎么办

有的孕妈妈在确定怀孕后，发现自己患了卵巢肿瘤，遇到这种情况，先不要惊慌。怀孕期间绝大多数的肿瘤都是良性的，恶性肿瘤只占 2%~5%。如果发现为良性，并发生在单侧卵巢，可待怀孕 3 个月后进行手术。在手术前，孕妈妈应与妇产科医生保持密切联系，一旦有腹部不适等情况发生，须尽快就医。若发现肿瘤为恶性或有恶变，宜及时采取手术。

B 超检查提示胎盘靠前，有危险吗

孕早期胎盘靠前一般没有什么问题，孕中期的胎盘位置会随着子宫的不断增长而进行性上升，但是在尚未升高的时候，还是应该小心行事，不要做剧烈运动，应尽量避免腹压骤然升高，减少性生活的频率和强度。

孕妈妈要定期检查胎盘的位置。但如果到了孕 28 周，检查仍为胎盘靠前，就要引起孕妈妈的警惕了。这时，要及时检查，并在生活中多加注意，一旦出现阴道出血应及时就医。

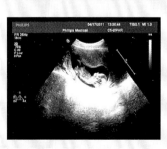

安检对孕妈妈有影响吗

孕妈妈在乘坐地铁、飞机等交通工具时需要过安检，很多孕妈妈担心安检会对胎宝宝造成影响。正常情况下，地铁、机场里对人进行安检的都是金属探测仪，不会对人体造成影响，而只有行李才需要进行X线安检。实验证明，地铁中给行李进行安检的机器所散发出来的辐射量很微小，正常情况下不会给孕妈妈造成影响，所以孕妈妈可以安心过地铁安检。不过，国外有些机场采用X线安检，要在这样的机场乘坐飞机时，孕妈妈应向工作人员说明情况，走绿色通道。

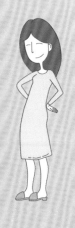

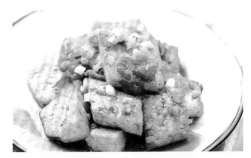

体重不增反降，对胎宝宝有影响吗

通常随着胎宝宝的增长，孕3月的孕妈妈体重会比孕前略有增长，但有的孕妈妈因为妊娠反应严重，食欲缺乏，也会出现体重不增反降的情况。遇到这种情况，只要孕妈妈没有出现明显的营养不良症状，就不需要采取特殊措施。待孕妈妈度过这段妊娠反应期、胃口渐好时，适当增加营养摄入，体重很快就会补上来。

都说吃粗粮好，但吃完不好消化怎么办

有些孕妈妈肠胃不太好，比较虚弱，吃粗粮后不容易消化，甚至还会导致胃胀气。专家建议，最好的办法就是注意粗细搭配，比如把粗粮熬成粥或者与细粮混合起来食用。另外，粗粮中主要含B族维生素和膳食纤维，孕妈妈可以适当食用发酵的面食，如杂粮馒头、发面糕等，因为酵母中就含有丰富的B族维生素，有助于缓解孕吐。孕妈妈还可以多吃香蕉、猕猴桃、芹菜等含膳食纤维较高的蔬菜和水果。总之，肠胃不好的孕妈妈要正确食用粗粮，以免对肠胃造成更大的负担。

孕3月优美胎教

本月胎教重点

本月孕妈妈的妊娠反应依然存在，情绪波动大，所以情绪胎教仍然是本月的胎教重点。孕妈妈可通过欣赏艺术作品、音乐、文学美文等方式获得精神满足。

美学胎教

每个人都有对美的需求，孕妈妈更是需要，因为这份美不只属于你一个人，还有你那可爱的胎宝宝。

情绪胎教

读优美的文字不仅可以让孕妈妈的心情平稳下来，还能让胎宝宝听听孕妈妈的声音，让小家伙感受来自妈妈的关爱。

运动胎教

孕期适当的运动可以帮助孕妈妈解决孕期的各种不适，如背部、腿部的疼痛感，对孕妈妈控制孕期体重增长也有一定的效果。

美学胎教：超可爱的蔬果拼图

孕妈妈不要以为进行美学胎教就必须去美术馆，在厨房拿起不同的蔬菜和水果，也能做出一件可爱的艺术品，这种美学胎教更能激发胎宝宝对美的感受。

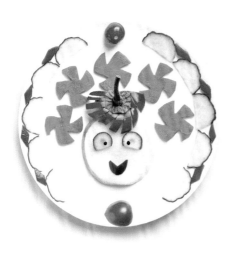

胡萝卜、苹果、黄瓜、红椒，就能做出一个可爱的风车娃娃。

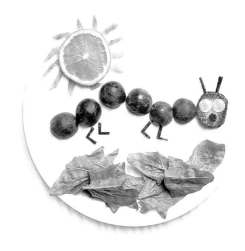

草莓、葡萄、菜叶，居然"变"成了一条正在爬行的毛毛虫。

情绪胎教：美文《儿时情景》

孩子，我们曾经也是孩子，两个又小又快活的孩子，

我们常爬进小鸡窝，躲藏在清香的稻草下面，

我们学着公鸡啼叫，每当人们经过的时候，

喔喔喔！以至他们都以为这是公鸡在报晓。

院子里有个大木箱，我们将它装潢得非常漂亮，

我们一起居住，仿佛住在一个豪华的家园。

邻居家的老猫经常会来拜访我们，

我们向它鞠躬行礼，用最美好的语言恭维它，

我们遵从它的旨意，关怀和友好地满足它的需求。

"从此我们就是一家人了。"有些老猫会说。

我们也常常围坐在一起聊天，明智得如同年老的长者，

我们抱怨着现在所有的一切都不如旧时的美好，

如同爱，如同忠诚，如同信仰，全都从这个世界消失了。

如同美味的咖啡，如同珍贵的财宝，

儿童时光的渐渐远去，所有的一切也随之不见，

金钱，世界与时间，信仰，爱情与忠诚。

——海涅（德国）

运动胎教：腿部瑜伽

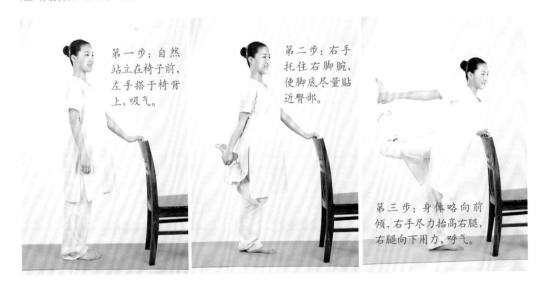

第一步：自然站立在椅子前，左手搭于椅背上，吸气。

第二步：右手托住右脚腕，使脚底尽量贴近臀部。

第三步：身体略向前倾，右手尽力抬高右腿，右腿向下用力，呼气。

孕4月

本月就进入最舒服的孕中期啦！孕妈妈的妊娠反应慢慢减轻，可以稍微放松一下了。现在的胎宝宝也正处于大脑发育的高峰期，而且握拳、皱眉头、做鬼脸等动作也都会做了。孕妈妈可以趁这个时候带着胎宝宝去散步、旅游、做游戏，但前提一定要注意自身和胎宝宝的安全。

胎宝宝的模样

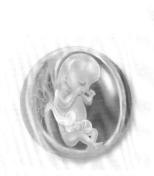
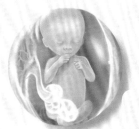
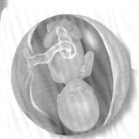
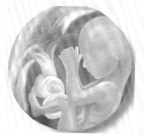

孕13周

现在胎宝宝的外表已经初具人形，但肺还没有发育成熟，眼睛和耳朵正在向正常的位置移动，生殖器官也在继续生长。虽然胎宝宝的耳朵还没有发育完全，但是他已经能够"聆听"声音了。如果皮肤有了震动，他就会产生反应。

孕14周

胎宝宝的变化可谓是日新月异，胎盘已经是胎宝宝食物的供应基地。他现在已经能弯曲、伸展手和脚的各个关节了。头发也开始生长，神经系统的作用也开始发挥到位，并且胎宝宝已经开始了吸气和呼气的练习，这是在为子宫外的生活打基础。

孕15周

胎毛已经布满胎宝宝的全身，并辅助他调节体温。眉毛也和头发一样在零星地生长，听觉器官还在发育之中，暂时他还听不懂话语的含义，但他能通过羊水的震动感受到声音，能听到妈妈的心跳。

孕16周

胎宝宝的胳膊和腿已经长成，关节也能灵活活动，骨头在硬化，呈现出暗红色。胎宝宝的神经系统已经能指挥他协调运动了，比如翻身、翻跟头、踢脚。因为羊水缓冲了他的动作，孕妈妈可能现在还感觉不到。现在可以通过B超分辨出胎宝宝的性别。

孕妈妈的变化

孕 13 周

本周孕妈妈的子宫又变得大了一些，子宫充满了骨盆并且开始不断向上生长进入腹腔。臀部变得更加宽大，腰部、腿部肌肉增加且结实有力，孕妈妈的体重会有小幅度增加，看起来有些孕妇的"味道"了。

孕 14 周

这周，孕妈妈的腰身看起来丰满了很多，腹部开始隆起。体内雌激素还在发挥作用，阴道和宫颈的分泌物一直在持续。此时乳房形状有所变化，下端向两侧扩张。

孕 15 周

孕妈妈的子宫、骨盆较之前增大。由于胎盘的形成，使子宫循环血液增加，会使一部分母体血液分流到子宫，血压会有一定程度的下降，容易引起头晕。发生这种情况，要卧床休息，变换动作时要缓慢。

孕 16 周

妊娠反应基本上已经消失，孕妈妈的食欲逐渐变好。此时，大部分孕妈妈的腹部开始"显山露水"，少数瘦弱或高大的孕妈妈还看不出来。敏锐的孕妈妈会在这周第 1 次感觉到胎动。

准爸爸备忘录

孕妈妈的胃口好转，胎宝宝也开始进入快速生长期，要注意为孕妈妈提供富含蛋白质、钙和维生素的食物，如果孕妈妈妊娠反应较重，要补回营养损失。提醒孕妈妈不要吃过多咸、辣、辛、冷的食物。

不要因看到孕妈妈已不被妊娠反应所折磨，就又恢复以往的生活嗜好，如经常外出应酬或喝酒等，这样容易使夫妻间发生不愉快，也不利于胎宝宝的发育。

此时是孕妈妈预防妊娠纹的好时期，准爸爸要提醒孕妈妈，平常洗完澡后可以用去妊娠纹霜或蛋清按摩腹部，准爸爸要主动帮忙。此外，别忘了督促孕妈妈做好乳房的护理，这也会为以后的哺乳打下良好的基础。

产检温馨提示

唐氏筛查前的准备

前一天晚上 12 点以后禁食食物和水, 第二天早上空腹去医院进行检查。另外, 检查还与月经周期、体重、身高、孕周、胎龄有关, 最好在检查前向医生咨询其他准备工作。

产检衣着要宽松舒适

孕妈妈产检时最好穿宽松的衣服, 尤其是从孕中期测宫高、腹围开始, 更是要选择方便检查的衣服。最好穿容易脱的裤子, 这样, 内诊的时候就不会给自己造成太大的麻烦。检查是否水肿要脱掉鞋袜, 所以最好不要穿连裤袜。要穿舒服的鞋子, 而且要方便穿脱。

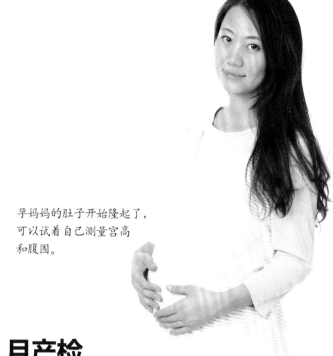

孕妈妈的肚子开始隆起了, 可以试着自己测量宫高和腹围。

孕 4 月产检

本月除了血压、体重、血常规等基本检查外, 还要做一项重要的检查——唐氏筛查。

关于唐氏筛查有些医院不具备检查资质, 需到别的医院进行检查。孕妈妈最好提前了解一下, 以便提前做好准备。另外, 由于子宫的增长, 从本月起, 孕妈妈可能要进行宫高、腹围的例行检查, 孕妈妈也可以自己学习检查方法, 自己进行评估。

本月产检项目

☐ 子宫检查

☐ 检查是否有静脉曲张或皮疹

☐ 通过超声波仪听胎宝宝的心跳

☐ 通过超声波看到胎宝宝的移动与已经发育成形的各个器官

☐ 如果胎宝宝可疑有染色体异常, 可进行唐氏筛查或羊膜腔穿刺检测胎宝宝染色体疾病

☐ 体重及血压检查 (此时体重会有明显增加)

☐ 验尿

(注: 以上产检项目和标准可作为孕妈妈产检参考, 具体产检项目以各地医院及医生提供的建议为准。)

唐氏筛查

专家解读产检报告

　　一般在孕15~20周之间会进行一次唐氏筛查，即唐氏综合征产前筛选检查的简称。唐氏综合征是一种最常见的染色体疾病，一般是通过检查孕妈妈血清中甲胎蛋白（AFP）和HCG的浓度，结合孕妈妈预产期、年龄、体重和采血时的孕周，计算出"唐氏儿"的危险系数。

检查内容	作用
HCG	为人绒毛膜促性腺激素的浓度，医生会将这些数据连同孕妈妈的年龄、体重及孕周测算出胎宝宝患唐氏综合征的危险度
AFP	是女性怀孕后胚胎肝细胞产生的一种特殊蛋白，起保胎作用。这种物质在孕6周就出现了，随着胎龄增长，孕妈妈血中的AFP含量越来越多，最多时可达1毫克/毫升。胎宝宝患无脑儿、开放性脊柱裂时，指标增高
危险度	是一个比值，例如报告单中显示1:40000表明在40000个具有相同数据的孕妈妈中，仅有1人的胎宝宝有患唐氏综合征的危险。一般来讲，这个比值低于1/270，就表示危险度较低，胎宝宝患唐氏综合征的概率低
结果	"低风险"即表明低危险，怀唐氏儿的可能性比较低。但万一出现"高危"字样，孕妈妈也不必惊慌，因为高风险人群中也不一定都会生出唐氏儿，这还需要进行羊水细胞染色体核型分析确诊。还有一种"临界风险"，医生会与你讨论分析结果及进一步检查方法

让你一次就通过的小秘密

做唐氏筛查的小秘密

　　唐氏筛查也有假阴性，某些唐氏筛查会结合孕11~13周做的B超检查一起来诊断，可以大大提高唐氏筛查的准确性。医生会通过B超观察胎宝宝颈部后侧脂肪层厚度，唐氏儿的颈部脂肪层厚度与正常胎宝宝的厚度会有明显差异，孕妈妈一定要配合医生核对预产期和孕周，提供病史，测量抽血当时体重，这是降低假阴性很重要的前提。

　　此外，家族中有唐氏儿、孕妇的年龄也是诱发唐氏综合征的因素之一。另外，环境污染，接触有害物质，有吸烟、喝酒等不良嗜好也容易使精子或卵子发生畸变，从而导致染色体变异。

孕4月
膳食结构

五谷类

250~350克

粗细粮比例可各占一半，保持体重增加在正常范围内。

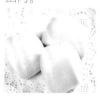

蔬菜类

400~500克

每餐都要保证有两三种蔬菜。

水果类

200~300克

不可多食，更不可用水果代替蔬菜。

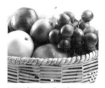

蛋类和肉类

50~100克

相对于孕早期而言，可适度增加肉类摄入，但也不可过量，并保证每天吃一两个鸡蛋。

鱼类和海鲜

90克

孕中期可适当增加摄入，但要注意预防海鲜过敏。

---

4 协和营养师推荐吃

红薯 牛奶 土豆 茼蒿 黑芝麻

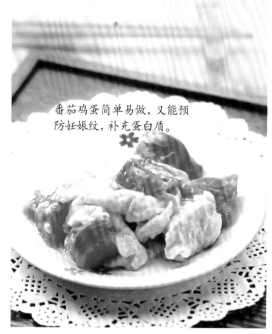

番茄鸡蛋简单易做，又能预防妊娠纹，补充蛋白质。

孕4月饮食指导

孕4月是胎宝宝快速发育时期，孕妈妈要注意营养摄入，营养要全面均衡，可以多吃些能够预防妊娠纹的食物。

随着胎宝宝的迅速成长和妊娠反应的减轻，孕妈妈的食欲会随之增加，饮食应格外注意增加蛋白质和维生素的摄入量。另外，由于胎宝宝的生长需要源源不断的热量，孕妈妈尤其要保证米和面等主食的摄入。此外，这个月约1/3的孕妈妈会产生妊娠纹，多吃一些富含维生素的水果以及富含B族维生素的奶制品及番茄、西蓝花、猕猴桃、猪蹄等，对于预防妊娠纹都非常有效。

本月胎宝宝的各个器官组织迅速生长发育，对营养的需求也随之增加，孕妈妈千万不可忽视营养素的补充。此外，孕妈妈晚饭要少吃一点，因为晚上吃过饭后往往懒于活动，热量容易在体内堆积，导致体重增长过多。

孕妈妈营养自测

遇到1种症状得1分。出现加粗标明的症状，得2分。最高为10分，分值越高，说明孕妈妈对这种营养素的需求越大。

脂肪

☆消瘦

☆怕冷

☆记忆力衰退

☆免疫力低下

☆胎宝宝生长发育缓慢

☆脱发

☆皮肤受损

得分（　）

维生素D

☆骨痛

☆肌肉无力

☆头部多汗

☆失眠多梦

☆腹泻

☆易紧张

☆骨盆畸形

☆难产

得分（　）

β-胡萝卜素

☆眼干

☆夜盲

☆失眠

☆衰老

☆皮炎

☆浑身无力

☆皮肤角质化

得分（　）

何时补充 β-胡萝卜素

本月主打营养素

β-胡萝卜素——促进胎宝宝骨骼发育

本月胎宝宝腿的长度会超过胳膊，这就意味着孕妈妈要适当摄取 β-胡萝卜素了。被誉为"健康卫士"的 β-胡萝卜素，能够保护孕妈妈和胎宝宝的皮肤细胞和组织健全，特别能保护胎宝宝视力和骨骼的正常发育。此外，由于其在人体内可以转化成维生素A，故有"维生素A源"之称。

食物来源：β-胡萝卜素主要存在于深绿色或红黄色的蔬菜和水果中，如胡萝卜、西蓝花、菠菜、空心菜、红薯、芒果、哈密瓜、杏及甜瓜等。一般来说，越是颜色鲜艳的水果或蔬菜，含 β-胡萝卜素越丰富。

> ☆ 每天摄取 6 毫克
> ☆ 每天 1 根胡萝卜即可

钙和维生素D——为宝宝拥有一口好牙做准备

现在是胎宝宝长牙根的时期，对钙的需求量增加。如果供给不足，胎宝宝就会抢夺母亲体内储存的钙；钙缺乏严重时，胎宝宝也容易得"软骨病"。因此，继续补充维生素D和钙质极其重要，不仅有利于胎宝宝拥有一口好牙，同时也有利于其骨骼发育。

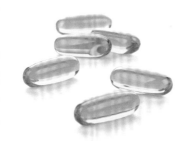

食物来源：富含钙的食物有奶类及奶制品、虾皮、芝麻酱、黄豆等；富含维生素D的食物有鱼肝油、动物肝脏、鱼、虾、白萝卜等。

碘——促进甲状腺发育

从本月开始，胎宝宝的甲状腺开始起作用，能够自己制造激素了，孕妈妈要加强碘的补充。如果孕妈妈查尿碘含量低于160微克/升，则要加大含碘食物的摄入或服用碘丸，同时必须在医生的指导下，采用正确剂量进行补充，以防止摄入碘过多。

食物来源：除碘盐外，富含碘的食物主要为海带、紫菜、海虾、海鱼、海参、海蜇、蛤蜊等海产品。另外，红薯、山药、大白菜、菠菜、鸡蛋、胡萝卜中也含有碘，可适当多吃些。

> ☆ 每天需摄入碘 0.175 毫克
> ☆ 每天食用 6 克碘盐即可

胡萝卜炒鸡蛋——补充 β-胡萝卜素

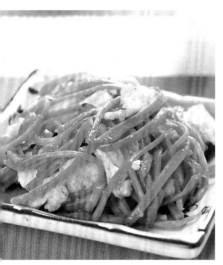

原料：胡萝卜200克，鸡蛋1个，葱末、盐各适量。

做法： ① 将鸡蛋磕入碗中，加入葱末打散；胡萝卜洗净，切丝。
② 锅中放油，油热后下入鸡蛋液，翻炒至鸡蛋定型，盛出备用。
③ 锅中倒适量油，油热后煸香葱末，再下入胡萝卜丝，炒三四分钟后倒入炒过的鸡蛋，加适量盐翻炒均匀即可。

*营养百分百：*此菜富含 β-胡萝卜素，能够保护孕妈妈和胎宝宝的皮肤细胞和组织健全。

荸荠银耳汤——补充维生素 D

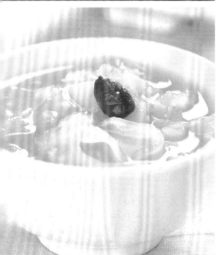

原料：荸荠100克，银耳10克，高汤、枸杞子、冰糖、盐各适量。

做法： ① 荸荠去皮洗净，切薄片，放清水中浸泡30分钟，取出沥干备用。② 银耳用温水泡开，洗去杂质，用手撕成小块；枸杞子泡软，洗净。③ 锅置火上，放入高汤、银耳、冰糖煮30分钟，加入荸荠片、枸杞子和盐，用小火煮10分钟，撇去浮沫即可。

*营养百分百：*不爱吃肉的孕妈妈可从银耳中摄取维生素 D，以促进钙的吸收。

清蒸大虾——补充蛋白质和多种维生素

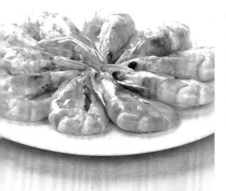

原料：虾500克，葱末、姜、料酒、醋、酱油、香油、高汤各适量。

做法： ① 虾洗净，去须，择除虾线；姜洗净，一半切片，一半切末。
② 将虾摆在盘内，加入料酒、葱末、姜片和高汤，上笼蒸10分钟左右；拣去葱末、姜片，然后装盘。③ 用醋、酱油、姜末和香油调成汁，供蘸食。

*营养百分百：*虾含丰富的优质蛋白质、维生素 A、B 族维生素，有利于胎宝宝此阶段各个器官的快速发育。

粉蒸排骨——丰富的脂肪来源

原料： 排骨 300 克，红薯 150 克，豆瓣酱、老抽、蒜末、白糖、盐、蒸肉米粉各适量。

做法： ❶ 将排骨洗净，斩成 3 厘米长的段；红薯洗净，削皮，切成小块。❷ 将豆瓣酱、老抽、蒜末、白糖、盐、油加入排骨中，腌制 20 分钟，再倒入蒸肉米粉，使每根排骨都均匀地裹上一层米粉。❸ 取蒸笼，下面垫上一层切好的红薯块，将排骨铺上去，上锅大火蒸 50 分钟即可。

营养百分百：排骨富含蛋白质和脂肪，可以满足胎宝宝急速生长的需要。

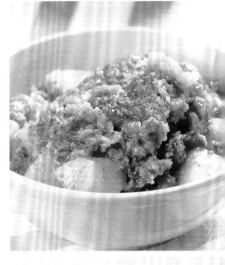

樱桃虾仁沙拉——营养全面均衡

原料： 樱桃 400 克，虾仁 150 克，青椒 30 克，沙拉酱适量。

做法： ❶ 樱桃、青椒洗净，切丁；虾仁洗净，切丁。❷ 虾仁丁放入开水中汆熟捞出，以冷水冲凉；青椒丁入开水中焯熟。❸ 虾仁丁、樱桃丁及青椒丁放入盘中拌匀，淋上沙拉酱即可。

营养百分百：本菜品色香味俱全，且营养全面均衡，是孕妈妈的大爱。

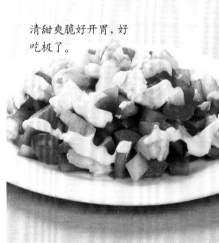

清甜爽脆好开胃，好吃极了。

海蜇拌双椒——帮助补碘

原料： 海蜇皮 1 张，青椒、红椒各 50 克，姜丝、盐、白糖、香油各适量。

做法： ❶ 海蜇皮洗净、切丝，温水浸泡后沥干；青椒、红椒洗净，切丝备用。❷ 青椒丝、红椒丝拌入海蜇皮，加姜丝、盐、白糖、香油拌匀即可。

营养百分百：海蜇含碘丰富，有助于本月胎宝宝甲状腺的健康发育，进而促进其中枢神经系统和大脑的发育。

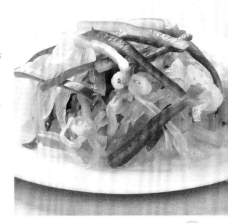

孕 4 月小叮咛

孕中期的"性"福时光

孕妈妈不必对性生活敬而远之，只要避开容易流产或早产的孕初期和孕晚期，健康的孕妈妈是完全可以进行性生活的。孕中期适度的性生活有利于夫妻和谐，而且有利于胎宝宝的发育，充满愉悦的荷尔蒙会促进胎宝宝脑神经的发育。

孕妈妈的饮食口味可能会有变化

以前喜欢吃甜食，现在可能喜欢酸味或者辣味，或者突然想要吃以前从来没吃过的东西，家人做饭时多体贴孕妈妈，让孕妈妈吃合意的饭菜，是此时对孕妈妈和胎宝宝最好的照顾。

情绪波动时，整理一下为宝宝准备的小物件，立马满心甜蜜幸福了。

关注每一个生活细节

孕妈妈要开始预防妊娠纹和护理乳房了，还要保持身心平静及注意衣食住行的小细节。

孕 4 月孕妈妈的妊娠反应开始消退，此时可以大大地松口气了，但由于身体的变化，在生活上有一些细节问题该注意了，如预防妊娠纹和乳房的护理等，只有及早做好措施，才会让孕晚期的生活轻松很多。

善待自己，远离抑郁

有些孕妈妈在这段时间容易出现孕期抑郁，需要调整好心态，善待自己，远离抑郁。情绪过于波动或负面情绪会通过内分泌给未来宝宝性格形成埋下隐患。所以，孕妈妈在整个孕期都要保持良好的心境、平和的情绪，要学会调整生活中的紧张感和工作压力，形成规律的作息，尽量做到恬静、愉快、平和。

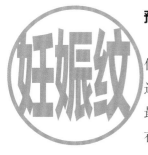

预防妊娠纹从这个月开始

孕中期，子宫的快速变大和体重的快速增加，使孕妈妈皮肤的代谢速度无法跟上身体变化的速度。皮肤的弹性纤维和胶原纤维超过弹性限度的伸长，纤维发生断裂，就会出现妊娠纹。若孕 4 月没有，最晚到孕 6 月，妊娠纹可能会出现在孕妈妈的乳房、腹部、臀部、大腿。在孕 4 月早期进行防护还不算晚。

蛋清巧除妊娠纹

如果孕妈妈已经出现淡淡的妊娠纹，也不用担心，下面就教给孕妈妈用蛋清巧除妊娠纹的小窍门：洗净腹部后按摩 10 分钟，把蛋清敷在腹部皮肤上，10 分钟左右后擦掉，再做一次腹部按摩，让皮肤更好地吸收蛋清，可有效消除或者减轻妊娠纹。

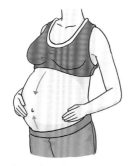

❶ 将蛋清从腹部上下两侧分别向肚脐方向均匀抹开。

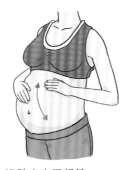

❷ 沿肚皮来回轻擦。

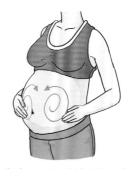

❸ 左右手以顺时针方向不断画圈按摩。

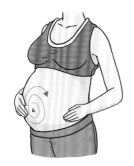

❹ 以肚脐为起点，顺时针方向不断画圈按摩。

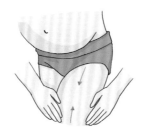

❺ 同样在腿上涂抹蛋清，以膝盖为起点，由下往上再由上往下轻轻涂抹并按摩。

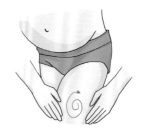

❻ 沿大腿从下往上打圈涂抹，直至完全吸收。

孕期不适，对话产科专家

孕4月，大多数孕妈妈孕吐的症状减轻，但也有少数孕妈妈仍旧孕吐。另外，一些孕早期没有或者不明显的不适症状开始出现，比如便秘加重、水肿、排不净尿等。针对一些孕期不适，孕妈妈可以多和过来人交流，听听她们的感受，获得心理上的支持和帮助。

肠道健康防便秘

由于孕期体内高水平黄体酮的影响，使得肠管松弛，废物在穿过肠管时非常缓慢。另外，孕4月，增大的子宫挤压肠管也会造成便秘。想要缓解便秘，孕妈妈要适当多吃蔬菜和水果，每天早上起来后，喝杯白开水，有助于清理肠胃，促进排便，预防便秘的发生。孕妈妈不宜吃辛辣及刺激性的食物，如花椒、大料等，以免引起便秘。此外要养成定时大便的习惯，可在早上起床后、早餐后或睡觉前，不管有没有便意，都按时去厕所，慢慢就会养成按时大便的习惯。除了定时以外，孕妈妈一有便意要马上如厕，及时应答身体的信号，以防肠道越来越懒。反之会加重便秘，引发痔疮。

缓解静脉曲张

静脉曲张多发生于小腿，这是因为增大的子宫压在下腔的血管和骨盆的静脉上，使小腿的血液潴留。在生活中运用一些小方法，就能有效地减轻症状。比如避免久坐或久站；坐着时不要跷腿，适当做足部运动，翘脚尖可以缓解小腿肿胀的感觉；坐着时在脚下垫个小凳子；左侧卧睡；穿宽松的衣服；穿护腿的长袜，但不能高过膝盖；不要用力揉或搓那些可见的血管，否则可能损坏静脉或引起血栓。

孕妈妈应保护好视力

怀孕后，孕妈妈会发现眼睛特别容易累，经常出现眼睛酸涩的情况，此时不注意保护易导致视力下降。孕妈妈不宜随便使用眼药水，以免对胎宝宝造成影响。最好的方法是每连续工作2个小时后，就抽空闭目养神5分钟。若觉得眼睛酸涩或疲劳，就站起来活动，或者眺望远处的绿景。孕妈妈也可以在自己的办公室摆放一些绿色的植物，在工作间隙看一看，不仅能缓解视觉疲劳，还能净化空气。

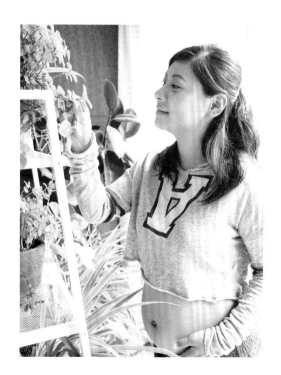

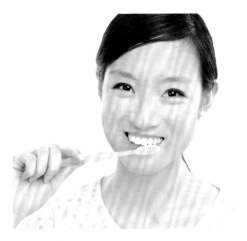

孕期牙痛

怀孕期间，由于内分泌的改变，雌激素需求增加，使孕妈妈的牙龈多有充血或出血，同时由于饮食结构不当，有可能引发牙周炎。孕妈妈口腔常出现个别牙或者全口牙肿胀、牙龈充血及牙龈明显增生等现象，造成牙痛。孕妈妈平常应该注意口腔保健，坚持刷牙、漱口、使用牙线，如果孕前常年未进行洁齿，应该安排在孕期洁齿。

出现牙痛，孕妈妈别着急，宜先到口腔医院检查牙齿健康，听从医生的建议，对牙龈炎、牙周炎、龋齿进行对症处理，如果疼痛严重，医生可能会根据孕妈妈的身体情况先做简单的处理，待胎宝宝平稳，再进行修牙、补牙。

为了避免孕期出现牙痛的问题，孕妈妈在备孕时，宜先到口腔医院检查牙齿，待牙齿问题都解决后，孕期养成良好的口腔卫生习惯，就不用忍受牙痛之苦了。

注意小腹胀痛

在孕 3 月或孕 4 月，有些孕妈妈会有小腹胀痛的感觉，此时可以轻轻按压腹部，如果不痛，则是由于子宫胀大而出现的肌肉痛，孕妈妈不必担心。

如果小腹偏右侧部位疼痛，而且伴有发冷、发热、寒颤等，可能是阑尾炎发作。在孕期发生急性阑尾炎并不少见。孕期，孕妈妈盆腔器官充血，阑尾炎发展迅速，炎症容易扩散。孕妈妈应对阑尾炎提高警惕，若出现右下腹或者右侧腹持续疼痛，难以忍受，按压右侧腹肌有明显疼痛，腹肌也较硬时，可能是阑尾炎，孕妈妈宜立即去医院检查，并在医生指导下采取措施。如炎症严重，容易造成胎宝宝缺氧，应及时采取手术治疗。

白带增多、外阴瘙痒

女性怀孕后，阴道的分泌物会增多，这种分泌物一般称为白带。如果白带只是量较多，呈乳白色或者稀薄的雪花膏颜色，气味不强烈，没引起瘙痒，没有特别的颜色如红色、褐色或黄色，则属于生理性变化，不用担心。假如白带呈脓样、颜色不正常、有异味或混有豆腐渣样东西，加之外阴瘙痒时，就必须请医生诊治。这是因为怀孕后激素水平升高，阴道酸碱度改变、分泌旺盛、外阴湿润，利于真菌生长，易患阴道炎。

孕妈妈在孕期要注意外阴的清洁卫生，每天要用清水清洁外阴，不要冲洗阴道。如出现外阴瘙痒，白带增多，颜色及性状也发生了变化，并且有异味，孕妈妈宜尽快去医院就诊，按照医生指导进行护理、治疗。

二胎妈看过来

❀ 二胎妈特别关注
🌱 二胎爸积极行动

1 身体❀

现在二胎妈开始"显山露水"了，腹部已经隆起，增大的子宫开始上升。

3 生活❀

孕期相对舒服的孕中期已经开始，二胎妈可以多些时间陪大宝，同时注意预防妊娠纹和护理乳房。

头胎二胎

大不同

二胎妈可能还会被孕吐所困扰，有胃口时要多吃点。

二胎妈此时要注意便秘的问题。平时要多吃些蔬菜、水果及富含膳食纤维的食物。

2 饮食❀

大龄二胎妈可能要做羊膜腔穿刺

羊膜腔穿刺是一种能够揭示胎宝宝某些异常的检查。当唐氏筛查结果为高危或孕妈妈大龄的情况下，羊膜腔穿刺就成了排除异常的关键手段。

羊膜腔穿刺就是从子宫中抽出羊水，再从羊水中分离出胎宝宝的细胞，进行染色体核型分析，以最终确诊胎宝宝是否有染色体异常。

这项检查有一定的风险，最好选择有这项检查资质的正规医院和有经验的医生。

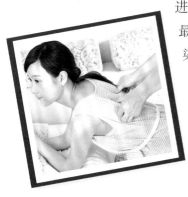

二胎爸别闲着

本月二胎妈进入相对舒适的孕中期，在补充营养的同时也要注重运动。二胎爸可以陪二胎妈做做运动，不仅能缓解二胎妈身体上的不适，还可以相对控制体重。

1. 可以着手为妻子准备孕妇装。

2. 陪妻子一起散步、做运动。

3. 提醒妻子预防妊娠纹。

4. 帮妻子做做按摩，缓解不适。

孕中期怎么还是腹痛

按理说进入孕中期，胎盘已经形成，流产的危险性大大减少，妊娠反应消失，二胎妈和胎宝宝都进入安定

5 胎教

二胎妈、二胎爸、大宝都可以多跟二宝聊聊天，让小家伙记住家人的声音。

7 产检

二胎妈更要重视唐氏筛查的检查。此外，如果是大龄二胎妈可能会在医生的建议下做羊膜腔穿刺检查。

随着子宫的增大，二胎妈会出现尿频的问题。此时有些二胎妈脚会肿胀，不妨在睡前泡泡脚、做做按摩可适当缓解。

4 不适

让大宝也参与到育儿中来，多和二宝说说话，交流交流感情，这样也会便于大宝更好地接受二宝。

6 大宝

时期。但是有些二胎妈在孕中期依旧会感到腹痛，这让二胎妈担心不已，生怕胎宝宝有什么闪失。其实怀二胎时腹痛可能是子宫牵拉所致。

从孕4月左右起，二胎妈的子宫增大，牵拉到支撑子宫的韧带和肌肉，引起牵涉痛、钝痛或隐痛。多出现在下腹部子宫一侧或两侧，走较远的路或变换姿势时，会痛得更明显，多休息就可以缓解。

孕4月怎样照顾大宝

此时，二胎妈虽然腹部隆起，但没有之前难受，可以多些时间陪大宝。

让大宝参与孕育：随着孕期的增长，二胎妈的腹部会越来越大，这时

大宝也会注意到二胎妈的身体变化。虽然二胎妈在之前告诉过大宝二宝的存在，但是大宝可能毫无实感。此时，二胎妈不妨利用孕期的舒适期，多和大宝交流，让大宝参与到二宝的孕育中，每天让大宝和二宝聊聊天，交流交流感情。不光大宝会越来越能接受二宝，就连二宝也会记住大宝的声音。

大宝的年龄	这样陪大宝
1~2岁	照顾日常起居
2~3岁	接受大宝的任性或撒娇
3~6岁	正常育儿、可外出游玩
6岁以上	多多互动、像往常一样

协和产科门诊孕 4 月常见问题

随着孕期的增加，孕妈妈也会出现这样那样的问题。本月不少孕妈妈都来门诊询问关于口腔溃疡、尿频的问题。同时有些孕妈妈因为怀孕就开始大补，造成体重增长过快，相对也有些孕妈妈体重增长过慢，这都是要注意的。具体本月的一些常见问题已罗列供孕妈妈们参考。

总感觉排不净尿怎么办

随着子宫逐渐增大，孕妈妈的膀胱、直肠受到压迫，会出现排尿间隔缩短、排尿次数增加、总有排不净尿的感觉。这是一种正常的生理现象，并不是疾病引起的，孕妈妈可以放心。不过，孕妈妈不要因为总想去厕所就刻意不喝水或憋尿，这样会造成尿路感染。

内诊出血要紧吗

如果内诊时少量出血，可能是宫颈糜烂或炎症引起的。这没有太大的问题，不会伤到胎宝宝，不要太紧张，只要及时查找原因，遵医嘱治疗就好了。

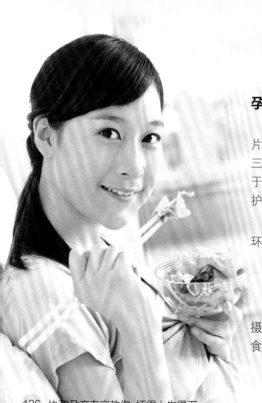

孕妈妈口腔溃疡吃什么好

孕妈妈患口腔溃疡了，如果比较严重，可以将维生素C片研碎撒于溃疡处或直接将整片放于患处，每天 2 次。一般三四次即可痊愈。也可以用口腔科医生开的口腔溃疡散剂撒于其上，服一些 B 族维生素类药物。另外，还要注意以下防护措施：

多喝稀饭，多饮水，多吃蔬菜和水果，以利于修补微循环通道。

保持口腔、皮肤卫生，坚持刷牙、漱口、洗澡。

注意排便通畅、睡眠充足。

注意营养搭配，多吃新鲜水果和蔬菜以清理肠胃，避免摄入口香糖、巧克力、咖啡、烫的食物及辛辣、烧烤、油炸等食物。

体重增加过快，需要控制吗

若孕妈妈体重增加过快，宜调整饮食，适当增加运动量。造成孕妈妈体重增加过快的原因大多是摄入营养太过丰富，孕妈妈可适当调整饮食，减少主食和油腻食物的摄入，适当多吃一些清淡的蔬菜、水果，不要挑食，也不要刻意节食，以保证胎宝宝获得均衡的营养。

孕期肾脏功能生理性降低，体内水潴留过多，也会造成体重增加过快的假象，孕妈妈宜多加注意。发觉自己体重增加过快时，可以用手指在全身按一按，如果凹进去后恢复缓慢，可能是水潴留过多，孕妈妈可通过多吃利尿食物或向医生咨询解决。

孕妈妈不爱吃蔬菜怎么办

不少孕妈妈不爱吃蔬菜，但是很爱吃水果，总认为吃水果就能满足身体对维生素的需求，其实这是不科学的。因为蔬菜里含有很多水果里没有或含量很少的维生素和其他营养物质，对胎宝宝和孕妈妈的健康非常有利。建议不爱吃蔬菜的孕妈妈最好改掉偏食的习惯，实在不行可以采取下面的几种方法弥补：

把不喜欢吃的蔬菜榨成蔬菜汁，调入适量冰糖来饮用。

把蔬菜和肉烧在一起，或者把菜拌在饭里面吃。

吃些高粱和燕麦，把它们作为早餐，可以补充膳食纤维、B族维生素和铁。此外，还可以吃些全谷物粮食和坚果。

在医嘱下补充叶酸或复合维生素片。

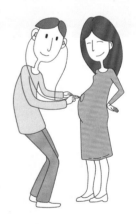

每个孕妈妈都必须做羊膜腔穿刺吗

并不是所有的孕妈妈都需要进行这项检查，如果你有以下一种情况，请考虑做该项检查：

35岁以上大龄孕妇；

本人曾经生过缺陷婴儿；

家族里有遗传病史；

唐氏筛查高风险；

超声检查发现可疑胎儿异常。

通过羊膜腔穿刺检查还可以检测许多其他问题。染色体异常，如21三体、性染色体异常等；基因或者酶的异常，如代谢性疾病、进行性肌营养不良；可疑宫内感染情况，如风疹病毒、巨细胞病毒；通过羊膜腔穿刺检查还能确定胎宝宝性别，从而查出胎宝宝是否有性染色体异常的疾病，如血友病等。

孕4月声音胎教

本月胎教重点

音乐胎教和语言胎教。从孕4月起，胎宝宝开始对外界的声音有所感觉了，大脑发育很快，而声音或音乐能刺激胎宝宝的大脑神经细胞，促进脑神经细胞的发育和脑功能的发展。此时可以给胎宝宝听一些优美的乐曲，孕妈妈也可以经常和胎宝宝聊天，给他讲故事。

音乐胎教

优美的音乐能让孕妈妈心旷神怡，心情舒畅，改善不良情绪，产生良好的心境，并将这种信息传递给腹中的胎宝宝，使其置身其中。

语言胎教

此时的胎宝宝有了听力，孕妈妈更该时常和腹中的胎宝宝说说话，让他记住妈妈的声音，感受妈妈的爱。

抚摸胎教

胎宝宝可以感受到孕妈准爸那充满爱心的抚摸。抚摸胎教能锻炼胎宝宝的触觉，以此来促进胎宝宝大脑的发育，加快胎宝宝的智力发展。

音乐胎教：古典音乐《春江花月夜》

《春江花月夜》是一首典雅优美的抒情乐曲，将春、江、花、月、夜五种事物连在一起，旋律委婉质朴，节奏多变，配器演绎巧妙细腻，丝丝入扣，意境深远，形象地描绘了月夜春江的美景。

听这首乐曲时，可配合唐代诗人张若虚的同名诗。

春江潮水连海平，海上明月共潮生。滟滟随波千万里，何处春江无月明。江流宛转绕芳甸，月照花林皆似霰。空里流霜不觉飞，汀上白沙看不见。江天一色无纤尘，皎皎空中孤月轮。江畔何人初见月，江月何年初照人。人生代代无穷已，江月年年只相似。不知江月待何人，但见长江送流水。白云一片去悠悠，青枫浦上不胜愁……

抚摸胎教：抚摸孕妈妈腹部

挑选一个安静舒适的环境，孕妈妈放松、平躺，在腹部完全松弛的情况下，用手从上至下、从左至右，来回抚摸。边抚摸边想象自己的双手真的爱抚在可爱的宝宝身上，有一种喜悦和幸福感，深情地默想："宝宝，妈妈爱你。"

在进行抚摸胎教时注意保持室内空气新鲜，温度适宜。孕妈妈和准爸爸的抚摸动作要轻柔，抚摸时间不要太长，以3~5分钟为宜，每天两三次即可。最好在固定时间进行。抚摸胎宝宝时，孕妈妈应保持轻松愉快的心态，情绪不佳时不要进行抚摸胎教。

语言胎教: 诗歌《我的歌》

我的孩子, 我这一支歌将扬起它的乐声围绕在你身边, 好像那爱情的热恋的手臂一样。

我这一只歌将触着你的前额, 好像那祝福的吻一样。

当你只是一个人的时候, 它将坐在你身边, 在你耳边微语着; 当你在人群中的时候, 它将围住你, 使你超然物外。

我的歌将成为你的梦的翅膀, 它将把你的心移送到不可知的岸边。

当黑夜覆盖在你路上的时候, 它又将成为那照临在你头上的忠实的星光。

我的歌又将坐在你眼睛的瞳孔里, 将你的视线带入万物的心里。

——泰戈尔(印度)

情绪胎教: 折纸游戏

折纸能使孕妈妈的注意力集中, 忘却孕期不适带来的困扰。现在就照着以下的方法活动活动手指吧, 平时经常折一折, 不久孕妈妈就能变成折纸高手了。

先来给胎宝宝折一件小上衣吧。很简单, 只要以下几步就完成了。

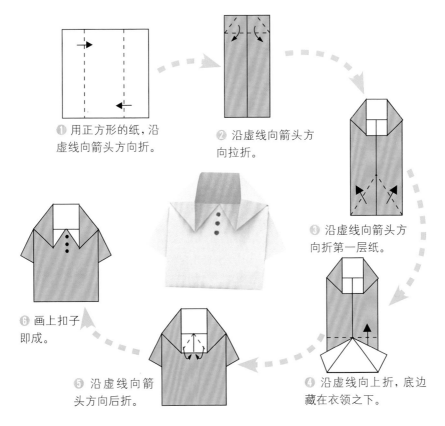

❶ 用正方形的纸, 沿虚线向箭头方向折。

❷ 沿虚线向箭头方向拉折。

❸ 沿虚线向箭头方向折第一层纸。

❹ 沿虚线向上折, 底边藏在衣领之下。

❺ 沿虚线向箭头方向后折。

❻ 画上扣子即成。

孕5月

　　孕5月，孕妈妈的身体和胎宝宝已彼此适应，孕妈妈和胎宝宝将开始一段"紧密相连"又"相安无事"的时光。此时妊娠反应已消失，从外貌和体形看，已是一个大腹便便的孕妈妈了。从这个月起，孕妈妈和胎宝宝可以"交流"了！胎宝宝能够听到子宫内外的声音了，胎动也越来越明显。

胎宝宝的模样

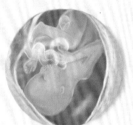

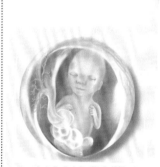

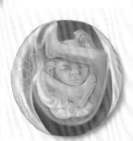

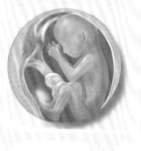

孕17周

这一周胎宝宝的头发、眉毛、睫毛又长出了很多，手指甲和脚趾甲也清晰可辨。他已经能对外界的声音做出反应了，有时听到有节奏的音乐还会手舞足蹈。

孕18周

胎宝宝的肺迅速生长，肠道也开始运动了。这一时期的胎宝宝已经进入了活跃期，翻滚、跳跃、拳打脚踢无所不能，这一切就像是在向孕妈妈暗示他即将发育完好。

孕19周

胎宝宝的皮肤分泌出一种具有防水作用的胎儿皮脂，以保护长时间浸泡在羊水中的皮肤。还产生了一种叫做髓鞘的物质，可以保护胎宝宝身体内的所有神经。胎宝宝的胃肠已经开始工作了，如分泌胃液、吸收羊水等。

孕20周

此时是胎宝宝感觉器官发育的重要时期，味觉、嗅觉、听觉、触觉、视觉等各个感觉的神经细胞已经入住脑部的指定位置。胎宝宝已经能听见并且能分辨出妈妈的声音了，他还能听声音做运动。

孕妈妈的变化

孕 17 周

现在孕妈妈的体重增加了 2~5 千克。有时可能会感到微微的腹胀或腹痛,这种疼痛是因为腹部韧带抻拉的原因。子宫增大,还导致了胃肠上移,使孕妈妈饭后易出现胸闷、呼吸困难的情况。

孕 18 周

孕妈妈的臀部变得浑圆起来,腹部也更突出,走路显得稍微有些笨重。有些孕妈妈会出现鼻塞、鼻黏膜充血和鼻出血的状况,这与孕期内分泌变化有关,切忌自己滥用滴鼻液和抗过敏药物。

孕 19 周

从现在开始孕妈妈的子宫底每周大约升高 1 厘米。随着体态的日益丰满,该为自己准备孕妇装了。此时孕妈妈会发现,自己的乳晕和乳头颜色更深了,而且乳房增大迅速,这是在为哺育宝宝做准备。

孕 20 周

随着子宫的增大,孕妈妈的腹部隆起程度也会越来越大,腰部线条逐渐消失。子宫的增大还会压迫胃、肾、肺等器官,因而有些孕妈妈会出现消化不良、尿频、呼吸困难等状况。此时,妊娠纹更加明显。

准爸爸备忘录

孕 5 月,准爸爸除了要陪同孕妈妈进行每次的产前检查外,还应学会听胎心。此时胎宝宝心脏跳动强健有力,准爸爸和孕妈妈经常听胎心、数胎动,不仅可以增强与胎宝宝的交流,还可以了解胎宝宝的健康状况。

准爸爸要提醒和帮助孕妈妈养成良好的生活习惯和饮食习惯,为孕妈妈提供生活上的帮助和支持。

和孕妈妈一起买孕妇装,并和孕妈妈一起参加孕妇学校,了解孕产期知识。

本月孕妈妈会出现下肢水肿,准爸爸可以每天帮孕妈妈按摩腿和脚。

从这月开始,准爸爸更要多多参与胎教。

产检温馨提示

最重要的大排畸

孕 20 周时，孕妈妈要进行第 3 次产检，其中最重要的项目就是大排畸检查，主要是为了了解胎宝宝的发育情况有无异常。此时羊水相对较多，胎宝宝大小比例适中，在子宫内有较大的活动空间。此时进行检查，可以诊断出严重的开放性脊柱裂、内脏外翻、唇腭裂等畸形。

做彩超前注意

大排畸检查前，孕妈妈不需要空腹，快到自己检查的时候，排空尿液即可。检查前，孕妈妈要保持愉悦的心情。如果胎宝宝的体位不对，无法看清面部或其他部位，可以出去走走再回来继续检查，不要过度紧张、担心。

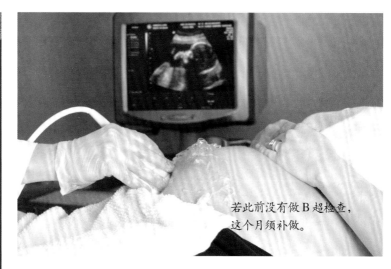

若此前没有做 B 超检查，这个月须补做。

孕 5 月产检

从本月开始，有些项目孕妈妈可进行自我监测，如胎动、听胎心以及测量宫高和腹围等。

本月自检的项目，准爸爸可以和孕妈妈一起做，这样不仅有利于胎宝宝健康，也是一种很好的胎教。如果有些孕妈妈在孕 4 月没有做过唐氏筛查，或之前没做过 B 超检查等，此月需要补做这些检查项目。

本月产检项目

☐ 子宫检查，测量宫高、腹围

☐ 检查乳房和皮肤

☐ 检查手、脚有无肿胀和静脉曲张

☐ 体重与血压检查

☐ 验尿

☐ 听胎宝宝的心跳

☐ 此阶段必须要通过超声波检查胎宝宝发育情况（胎宝宝排畸检查）

☐ 胎宝宝活动能力评估（胎宝宝多久动一次，以及孕妈妈的感受）

（注：以上产检项目和标准可作为孕妈妈产检参考，具体产检项目以各地医院及医生提供的建议为准。）

何时测量宫高、腹围

宫高腹围

专家解读产检报告

宫高和腹围的增长是有一定规律和标准的，一般从孕 20 周开始，每 4 周测量 1 次；孕 28~36 周每 2 周测量 1 次。孕晚期通过测量宫高和腹围，可以估算出胎宝宝的体重。下面宫高、腹围正常值标准表是指基础体重合适、身材匀称的孕妈妈在孕期的变化。而更主要的是自身前后测量的比较对照。若孕妈妈连续 2 周宫高没变化，则需注意。

宫高正常值标准表（单位：厘米）

孕周	下限	上限	标准
满 20 周	15.3	21.4	18
满 24 周	22	25.1	24
满 28 周	22.1	29	26
满 32 周	25.3	32	29
满 36 周	29.8	34.5	32
满 40 周	33	38	36

腹围正常值标准表（单位：厘米）

孕周	下限	上限	标准
满 20 周	76	89	82
满 24 周	80	91	85
满 28 周	82	94	87
满 32 周	84	95	89
满 36 周	86	98	92
满 40 周	89	100	94

让你一次就通过的小秘密

正确测量宫高、腹围的小秘密

不少孕妈妈自己在家量腹围后再跟标准表一对照，发现不对就很紧张，担心胎宝宝发育不好，有的甚至特地为这个去趟医院。

实际上，腹围的增长情况不可能完全相同。这是因为怀孕前每个人的胖瘦不同，腹围也不同。有的孕妈妈孕期体重迅速增加，腰围、腹围增长都比别人快；有的孕妈妈妊娠反应较重，进食少，早期腹围增加不明显，等到反应消失，体重增加后腹围才开始明显增加。

☆ 测量宫高、腹围时应仰躺
☆ 保持平稳的呼吸
☆ 不要憋尿

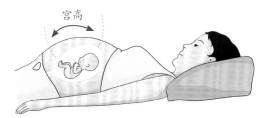

宫高的测量：从下腹耻骨联合处至子宫底部最高点间的长度为宫高。

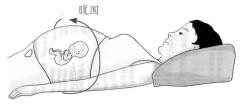

腹围的测量：通过测量平脐部环腰腹部的长度即可得到。

孕5月
膳食结构

五谷类
250~450克
适当增加粗粮比例，可食黑米饭或各色豆饭。

蔬菜类
300~500克
应多选用绿叶蔬菜、深色蔬菜，如菠菜、空心菜等。

水果类
200~300克
水果可任意选择，酸味水果如橘子、苹果等，有助于增进食欲。

蛋类和肉类
50~100克
红肉中的铁、锌等微量元素含量高，可选择猪瘦肉、牛肉、羊肉等。鸡蛋每天一两个即可。

鱼类和海鲜
100克
鱼类、海鲜中含DHA和EPA，对胎宝宝大脑和视神经发育有益，一周吃两三次即可。

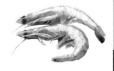

5

协和营养师推荐吃

牛肉 豆腐 蛋黄 芹菜 黑米

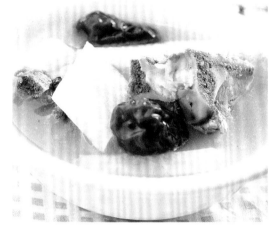

脾胃不好的孕妈妈多喝些肉汤，补充营养又暖胃。

孕5月饮食指导

孕5月，胎宝宝和孕妈妈都进入了稳定期，妊娠反应消失，孕妈妈的身体和心情舒畅多了。

本月胎宝宝动作不但灵活，而且越发协调。他现在能够听到周围发生的事情，回应的方式就是变得更加活跃。在胎宝宝快速发育的孕中期，补充营养仍然是孕妈妈的重点。

这个阶段为适应胎宝宝的需要，孕妈妈需要适量的蛋白质和能量。考虑到胎宝宝骨骼发育和即将开始的视网膜发育，孕妈妈应注意补充维生素A和钙，同时避免铅摄入。

此外，本月是胎宝宝骨骼和牙齿发育的关键期，除了要保证维生素、碳水化合物、矿物质的充分供给外，还要特别注意多吃含钙的食物。另外，这个阶段胎宝宝的大脑开始分区，孕妈妈还要适当摄取蛋白质和硒，以补充胎宝宝大脑发育所需的能量。

孕妈妈营养自测
遇到1种症状得1分。出现加粗标明的症状，得2分。最高为10分，分值越高，说明孕妈妈对这种营养素的需求越大。

硒
☆ 心律失常
☆ 影响骨骼发育
☆ **脱发**
☆ **脱甲**
☆ 行走乏力
☆ 贫血
☆ 牙齿损害
得分（ ）

卵磷脂
☆ 胎宝宝大脑发育异常
☆ 心里紧张
☆ 头晕
☆ 头痛
☆ 思维分散
☆ 健忘
☆ **注意力不集中**
☆ 失眠多梦
得分（ ）

钙
☆ 牙齿松动
☆ 四肢无力
☆ **经常抽筋**
☆ 手脚麻木
☆ **腰酸背痛**
☆ 关节疼
☆ 头晕
☆ 患妊娠高血压
得分（ ）

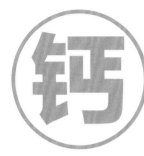

本月主打营养素

钙——胎宝宝骨骼发育的"原动力"

本月胎宝宝处于身高生长关键期，孕妈妈要适当补充钙。钙是胎宝宝骨骼和牙齿发育的"原动力"，缺钙胎宝宝易发生骨骼病变、生长迟缓以及佝偻病、新生儿脊髓炎等。

食物来源：每天早、晚喝牛奶各 250 毫升，可补钙约 600 毫克；多吃含钙丰富的食物，如奶制品、鱼、虾等。如果牛奶、奶制品、鱼、虾等含钙食品补充足够，基本不需要补充钙剂，以免补充过量。不爱喝牛奶的孕妈妈，可以在医生指导下每天补充 600 毫克容易吸收的钙剂。

> ☆补钙要适度、适量、适时
> ☆孕中期每天需补充 1000 毫克
> ☆孕晚期每天可补充 1200 毫克

蛋白质——胎宝宝发育的主要营养素

蛋白质是维持胎宝宝生长发育和生命的主要营养素。胎宝宝的肌肉、血液、毛发等都是由蛋白质构成的。

食物来源：孕中期每天宜摄入 80 克蛋白质，孕妈妈可以参考以下的换算方法来补充蛋白质。

畜禽类	10 克蛋白质相当于 25 克牛肉或 35 克鸡胸肉，或 50 克鸭血
鱼虾类	9 克蛋白质相当于 30 克河虾或 25 克鱼肉
蛋类	6 克蛋白质相当于 25 克鸡蛋
豆类	6 克蛋白质相当于 15 克黄豆或 30 克豆腐干，或 300 毫升豆浆
奶类	4 克蛋白质相当于 125 毫升牛奶
坚果类	4 克蛋白质相当于 15 克葵花子或 20 克核桃仁

硒——保护胎宝宝心血管和大脑发育

硒对人体生长发育有促进作用，是维持心脏正常功能的重要元素。随着胎宝宝心脏跳动得越来越有力，孕妈妈每天需要补充 50 微克硒，来保护胎宝宝心血管和大脑。

食物来源：硒元素存在于很多食物中，如动物肝脏、海产品(海参、海带、牡蛎、虾、紫菜等)、蔬菜(番茄、南瓜、大蒜、洋葱、大白菜、菠菜、芦笋等)、大米、牛奶和奶制品以及各种菌菇类食物中都含有丰富的硒元素。富含硒的食物与富含维生素 A、维生素 C、维生素 E 的食物一起食用，有助于人体对硒的吸收。

> ☆每天补充 50 微克硒
> ☆注意饮食多样性

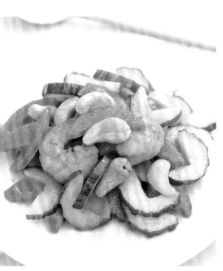

养胎不养肉的美食推荐

黄瓜腰果虾仁——低脂又补钙

原料：黄瓜 100 克，腰果 20 克，虾仁 80 克，胡萝卜 50 克，葱末、盐、香油各适量。

做法：① 黄瓜、胡萝卜冲洗干净，分别切片备用。② 锅中加适量油，将腰果炸熟，备用；虾仁用开水汆烫，捞出备用。③ 锅内放入底油，放葱末煸出香味，倒入黄瓜片、腰果、虾仁、胡萝卜片同炒，加入盐，淋上香油，出锅即成。

营养百分百：虾仁富含蛋白质，且脂肪含量低，能很好地满足本月胎宝宝骨骼和牙齿发育的营养需求。

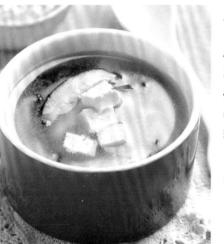

什锦烧豆腐——缓解腿抽筋

原料：豆腐 200 克，笋尖 30 克，香菇 20 克，鸡肉 50 克，料酒、酱油、盐、姜末各适量。

做法：① 将豆腐洗净，切块；香菇、笋尖、鸡肉分别洗净，切片。② 将姜末和香菇煸炒出香味，放豆腐块和鸡肉片、笋片，加酱油、料酒炒匀，加清水略煮，熟后放盐调味即可。

营养百分百：豆腐含钙量较高，可以为孕妈妈补充钙质，预防和缓解腿抽筋。

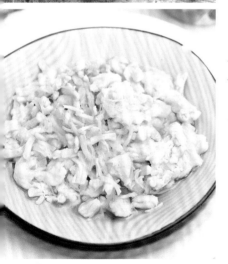

鸡蓉干贝——补充钙和硒

原料：鸡胸肉 100 克，干贝 50 克，鸡蛋 2 个，盐、高汤各适量。

做法：① 鸡胸肉剁成蓉泥；干贝洗净，放入碗内，加清水，上笼屉蒸 1.5 小时，取出后用刀面压碎。② 鸡蓉碗内兑入高汤，打入鸡蛋，快速搅拌均匀，加入干贝碎、盐拌匀。③ 油锅烧热，将鸡蓉、干贝下入，不断翻炒，待鸡蛋凝结成形时即可。

营养百分百：干贝富含钙和硒，能补充钙质，还能为这一时期胎宝宝心脏和神经系统的发育提供助力。

五彩蒸饺——营养丰富促食欲

原料： 紫薯、南瓜各 80 克，芹菜、菠菜各 50 克，猪肉馅 100 克，面粉 300 克，葱末、姜末、盐各适量。

做法： ❶ 紫薯、南瓜处理好后蒸熟捣成蓉；菠菜洗净，煮一下，留菜水备用；芹菜洗净，在锅中稍煮一下，切成末。❷ 将面粉添加适量水，和成面，分成 3 份。❸ 将紫薯蓉、南瓜蓉、菠菜水分别与和好的等份面粉揉成团。❹ 将猪肉馅、芹菜末、盐、葱末、姜末拌匀，做成馅料。❺ 擀面皮，包成饺子，蒸熟即可。

营养百分百：不爱吃蔬菜的孕妈妈对这好看又好吃的五彩蒸饺一定不会抗拒。

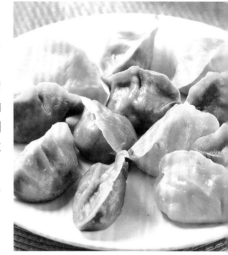

三色肝末——促进胎宝宝心脑发育

原料： 猪肝 100 克，胡萝卜、洋葱各 50 克，番茄 1 个，菠菜 20 克，高汤、盐各适量。

做法： ❶ 将猪肝、胡萝卜分别洗净，切丁；洋葱剥去外皮切碎；番茄用开水烫一下，剥去外皮，切丁；菠菜择洗干净，用开水烫过后切碎。❷ 分别将猪肝丁、洋葱碎、胡萝卜丁放入锅内并加入高汤煮熟，再加入番茄碎、菠菜碎、盐，略煮片刻，调匀即可。

营养百分百：此菜品清香可口，明目功效显著，洋葱可补充硒元素，保护胎宝宝心脑发育。

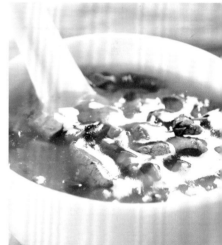

玉米面发糕——有利于胎宝宝视网膜发育

原料： 面粉、玉米面各 100 克，泡打粉、酵母粉、白糖、温水各适量。

做法： ❶ 将面粉、玉米面、白糖、泡打粉先在盆中混合均匀；酵母粉溶于温水后倒入面粉中，揉成面团。❷ 将面团放入蛋糕模具中，放温暖处饧发 40 分钟左右至两倍大。❸ 将发好的面团入蒸锅，开大火，蒸 30 分钟，立即取出，取下模具，切成厚片即可。

营养百分百：玉米面中的维生素 A，对胎宝宝本月的智力、视力发育都有好处。

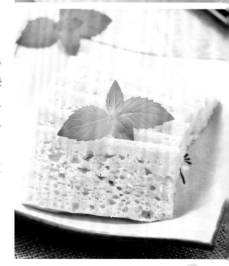

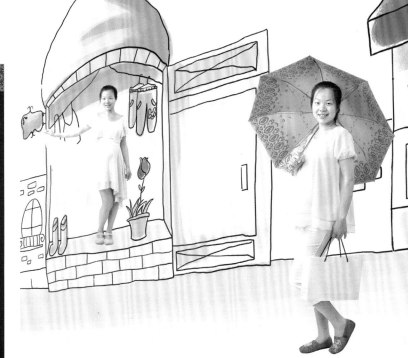

孕 5 月小叮咛

适当控制体重

孕 5 月是体重管理的关键时期，很多孕妈妈都是从这个月开始长胖的。所以每天或每周称一下体重，了解体重的变化也是很有必要的。

换上孕妇内衣裤和孕妇装

到了本月，大多数孕妈妈都宜换上孕妇专用的内衣裤，既舒适又有助于孕妈妈身材的保持，孕妈妈记得提前为自己准备好。从本月起，孕妈妈还可以根据自己的喜好，准备孕妇装了。穿着孕妇装出门，在公共场合别人更容易照顾孕妈妈。

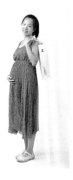

关注每一个生活细节

换上孕妇装，做个"孕"味十足的孕妈妈，去户外走走，呼吸新鲜空气，增强体质，调节心情。

孕 5 月，孕妈妈的肚腹渐渐隆起，腰身变粗，动作也开始笨拙了，生活中的洗浴、睡卧以及行走都要注意。此时孕妈妈可以在家自测胎动，面对胎宝宝成长过程中的快乐与辛苦，孕妈妈宜细心、谨慎，但也不必太过小心翼翼。

穿出时尚"孕"味

孕期的孕妈妈照样可以美丽动人，只要选对了服饰，再加上合理的搭配，将会成为最漂亮、最有个性的孕妈妈，并以独特的"孕"味展示于职场与生活中。

孕妇装色彩以柔和为主，宜选择粉色、橙色、淡黄色、浅紫色等，夏天可以选择凉爽的水蓝色。这些柔美的颜色让孕妈妈心情平静的同时，也增添了一份可人的气质。

在服装风格上，夏季，孕妈妈可以选择韩式的高腰裙或蓬蓬裙等，显得可爱而洋气。最好选择有立体弧度的裙子，像胸腹部打褶的连衣裙。还可以选择前长后短或前短后长的裙子，无规则的裙摆会给孕妈妈增添风韵。

何时开始自测胎动

自测胎动很重要

孕妈妈都知道应在家自测胎动，但实际上，真正坚持数胎动的人少之又少。胎动的次数多少、快慢、强弱直接关系到胎宝宝的安危，孕妈妈每天数胎动能了解到每天胎宝宝的健康状态。相信每个孕妈妈都是爱胎宝宝的，那么先从数胎动开始，这份爱要细化、落实到实际中。

胎动的感觉：胎动的感觉有许多种，扭动、翻滚、拳打脚踢、肚子一跳一跳的、冒泡泡、像鱼在游泳、像虾在跳……胎宝宝在肚子里的动作千变万化，所以每个孕妈妈的胎动感觉会有所不同。

计算固定时间内的胎动次数：孕妈妈每天测试 3 小时的胎动，分别在早、中、晚各进行 1 小时。将所测得的胎动总数乘以 4，作为每天 12 个小时的胎动记录。若胎动每小时少于 3 次，或减少 50% 者，则提示胎宝宝有可能缺氧。

☆ 晚上胎宝宝更加活跃
☆ 19：00-22：00 测量最佳

累计每天的胎动次数：这是最简单的计算方法，孕妈妈可以做一个简单的表格，每天早上 8 点开始记录，每感觉到一次胎动，就在表格里做个记号，累计 30 次后，就说明胎宝宝一切正常，不用再做记录。如果从早 8 点到晚 8 点，胎动次数都没有达到 10 次的话，建议尽快去医院检查。

胎宝宝在妈妈肚子里的活动

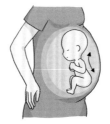

常常会伸展背部。

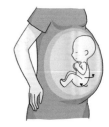

有时只是呼吸，妈妈的肚子也跟着动。

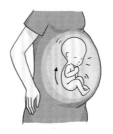

听到声音时会做出反应。

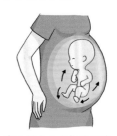

有时候会尽力伸展四肢。

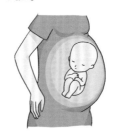

有时候身体会缩成一团。

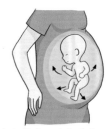

生气或高兴时会用力踢妈妈的肚子。

孕期不适，对话产科专家

孕中期虽然比较舒适，但随着孕妈妈腹部不断增大，一些孕早期没有的不适症状会逐步出现，比如失眠、水肿、头晕等，一些已有的症状，如尿频、便秘可能加重。如果孕妈妈身体出现较严重的不适症状，应立即到医院向医生咨询。

水肿了怎么办

孕妈妈日益增大的子宫，压迫到静脉导致回流不畅或孕期内分泌变化引起体内水潴留，导致血容量增加引起水肿。孕期注意下面这些生活细节，可以缓解水肿烦恼。

要定期产检，监测血压、体重和尿蛋白的情况，注意有无贫血和营养不良，必要时要补铁、补充蛋白粉。

孕妈妈应注意休息，每天卧床休息至少8小时，中午最好卧床休息1小时，左侧卧

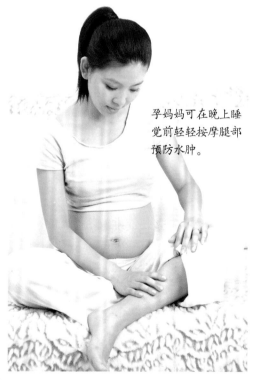

孕妈妈可在晚上睡觉前轻轻按摩腿部预防水肿。

位利于水肿消退。已经有些水肿的孕妈妈，睡觉时把下肢稍垫高可缓解症状。

穿着舒适的鞋子和袜子；适当做些运动，如散步、游泳、台阶运动、按摩等。

坐骨神经痛怎么办

孕中期，孕妈妈腹部隆起，背部压力增加，挤压坐骨神经，会使腰部以下直到腿的位置上产生强烈的刺痛。出现此症状，孕妈妈不要以同一种姿势站着或坐着超过半小时。白天别走太多的路，每次步行路程都应控制在30分钟以内。坐时，将椅子调到舒服的高度，并在腰部、背部放舒适的靠垫，变化坐姿。适当做猫伸展、四脚板凳等瑜伽及腰部拉伸动作，缓解腰背部肌肉的紧张。采用舒服的睡姿，睡前用热毛巾热敷或轻柔按摩腰背部，可减轻疼痛。

头晕眼花别忽视

孕中期，导致孕妈妈出现头晕眼花的原因很多。血容量增加引起孕妈妈血压升高，易造成头晕眼花；而妊娠反应严重并持续到孕中期的孕妈妈，可能会因为营养供应不足，引发低血糖，导致头晕眼花。孕妈妈久站后脑部供血不足，也会产生眩晕的感觉。此外，孕妈妈猛然改变姿势时也容易出现眩晕，所以孕妈妈孕中期如需变换姿势或位置，应尽量放慢速度。

孕期胀气别担心

不少孕妈妈不管吃什么都胀气。其实这是孕期的正常生理反应，且只是暂时的，孕34周后这种现象会渐渐消失。孕期感觉到胀气时，可以少食多餐，减轻肠胃消化的负担。孕妈妈胀气严重时，不妨从一天吃3餐的习惯改至一天6~8餐。

注意每餐不要进食太多种类的食物，应多选择半固体食物进食。多吃蔬菜、水果等膳食纤维含量高的食物。此外，适当运动也可以促进肠胃蠕动。若孕妈妈有便秘，胀气会更加严重，应多喝温开水，促进排便。

豆类和十字花科蔬菜，如黄豆、青豆、西蓝花等含有一种复合糖，这种糖很难被人体吸收，它容易使体内产生气体。

面部出现色斑怎么办

孕期由于激素水平改变，加上一些孕妈妈停用了防晒护肤品，在接触紫外线后就容易出现色斑。尤其在孕中后期，孕妈妈皮肤变得敏感，对紫外线抵抗力减弱，皮肤容易晒黑，面部出现黄褐斑，额头和双颊出现蜘蛛斑。所以，孕妈妈有必要采取一些保护措施，来赶走各种色斑。

专家建议无论是什么季节，孕妈妈出门时都要做好防晒措施，打把遮阳伞、戴上宽沿的帽子或者戴副太阳镜，这种物理防晒最简单安全，而且还能增加时尚感。此外，孕妈妈也可以适当选择一些安全性高，无香精、香料成分的防晒霜，出门前15分钟涂抹，但晚上回家后一定要记得清洗干净。

牙神经暴露、长智齿

牙神经暴露不仅令孕妈妈疼痛难忍，它所引起的牙髓炎还会感染神经，直接对胎宝宝造成影响。所以孕妈妈若有深龋，最好在孕前进行治疗。若发现牙神经暴露，要及时到医院询问医生，先采取封闭治疗，待分娩后再进行根管治疗。

一般人长了智齿最好的办法就是将其拔除。如果孕妈妈牙疼到影响生活，也可以考虑拔除，在接受X线检查照射时，要注意保护腹部。到医院由口腔科医生决定治疗方式，包括上药、冲洗、消毒，之后要注意口腔卫生，饭后及时漱口、刷牙。如果牙痛不严重，孕妈妈可在妇产科医生和口腔科医生的指导下，口服或者输液控制炎症，通常两三天就可以消炎，缓解疼痛，然后待宝宝出生后再进行处理。

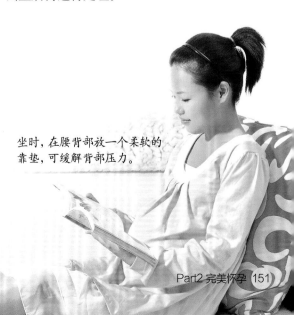

坐时，在腰背部放一个柔软的靠垫，可缓解背部压力。

二胎妈看过来

❀ 二胎妈特别关注
🌱 二胎爸积极行动

1 身体❀

子宫越来越大，乳房比以前膨胀得更为显著，身材较从前更加丰满。

3 生活❀

二胎妈的肚子越来越大，该换上孕妇装了。二胎妈已经能够感受到胎动了，应坚持在家自测胎动。

头胎
二胎

大不同

本月，二胎妈最主要的就是要进行妊娠糖尿病检查。

2 饮食🌱

在饮食上二胎妈只要保证营养均衡、全面即可。此时二胎妈体重增长加快，因此，二胎爸要适当控制二胎妈的饮食，避免猛吃。

二胎妈血糖高怎么吃

有以下情况之一的二胎妈要留意每次产检的血糖值——年龄大于30岁、身材偏小巧、孕前体重超重或孕期体重增长过多、头胎怀孕有异常、家人有糖尿病的、患多囊卵巢综合征的。如果二胎妈在之前就有糖尿病或者产检时检查出血糖过高也不要担心，可适当调整饮食来控制血糖的升降。

少吃多餐：维持血糖的平稳需要定时、定量地进食。二胎妈可以一天3餐改为一天6~8餐。

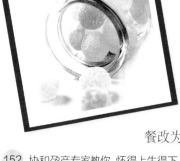

控制糖类摄入量：除了主食，很多食物也会为人体带来糖类，所以，对于每天摄入糖类的总量，要做到心中有数。如这餐中有土豆或红薯，就要相应地减少主食，这样糖类的总摄入量才能保持稳定。

二胎爸别闲着

二胎妈持续增大的腹部使活动受到限制，行动不便。这时二胎爸就要"挺身而出"，在闲暇时多照顾二胎妈，同时，也要多陪陪大宝，让二胎妈有时间多休息。

1. 为妻子按摩放松。

2. 为大宝和二宝讲故事。

3. 承担部分家务。

5 胎教

大宝的成长和二宝的发育都离不开二胎爸，因此，二胎爸应多抽时间陪伴他们，陪伴也是胎教。

7 产检

本月二胎妈要测量宫高和腹围来判断二宝的生长状况。此外，不要忘了做大排畸检查。

本月二胎妈会出现水肿、腰酸背痛的现象，二胎爸可以在睡前为二胎妈按摩按摩，帮她减轻水肿和疼痛。

4 不适

此时大宝会注意二胎妈外形的变化，二胎妈在照顾大宝日常的前提下，也要保护自己的肚子，防止大宝不小心撞到腹部。

6 大宝

注意大宝的动作，保护好腹部

所有的孩子都会突然跑向妈妈，或是突然抱住妈妈。这时二胎妈就要注意大宝的举动了，不要让自己的肚子出现负担。当看到大宝准备要跳到自己身上时，二胎妈可以一边说"稍等一下"，一边坐下来抱起大宝，或者告诉大宝"轻轻地抱妈妈"。

孕5月怎样照顾大宝

大宝虽然能看到妈妈身体的变化，但他还是会下意识地跑过来抱住妈妈，或者不小心碰到二胎妈的肚子。

利用游戏让大宝不要抱：二胎妈可以让大宝在衣服里装个皮球，然后让他带着皮球活动，体验大肚子的感受，因为衣服里皮球的限制，大宝肯定会"行动不便"，然后告诉大宝"你看，你有'肚子'时行动不便，妈妈的肚子也是，以后还会更大，到那时就抱不了你了。等妈妈的肚子'没有'的时候再抱你好不好"。久而久之，大宝也会理解妈妈的，他也就不会那么想让妈妈抱了。

大宝的年龄	这样陪大宝
1~2岁	和家人一起照顾起居
2~3岁	讲故事、听音乐、适当外出
3~6岁	多交流、让他和二宝聊聊天
6岁以上	指导学习但让他生活自理

协和产科门诊孕 5 月常见问题

本月有些孕妈妈能够感受到胎动了，但并不是所有的孕妈妈都能感觉到。因此，有不少孕妈妈来询问自己怎么感受不到胎动的。还有就是有不少孕妈妈都有失眠的问题，怕长期失眠会给胎宝宝带来影响。此外，还有孕妈妈来门诊询问关于本月补钙的一些事宜，因此我把本月常见的问题都罗列出来，供孕妈妈们参考。

宫高、腹围与标准值不一致，正常吗

在家测宫高、腹围时，和参考表数值不一样，孕妈妈也不必过于紧张。腹围增长是因人而异的，有的人先长，有的人后长；有的人长得多，有的人长得少。只要孕妈妈和胎宝宝各项指征正常，腹围在一定范围内有偏差都是正常的。过分紧张，在感情上可以理解，但是从专业角度来讲，更希望孕妈妈能合理、科学、客观地看待孕育这件事，将精力运用到更合理、有效的地方。

为什么我感受不到胎动

第 1 次怀孕，感觉到胎动的时间要比曾经怀过孕的妈妈晚一些；体形偏胖的孕妈妈要比体形苗条的孕妈妈感觉到胎动的时间晚一些；还可能与不会辨别胎动有关。若很久了还是感觉不到胎动，就可能是胎宝宝有问题，需要向医生咨询。

增重过快，还需要补充钙吗

如果是特别严重的缺钙现象，通过食物补充钙远远不够，应考虑钙剂补充。然而一般钙含量丰富的食物也会蕴含丰富的蛋白质，如果继续摄入这类食物，可能还会使体重增加。因此，平日的饮食最好选择低脂、无脂或热量低但钙含量高的食物。

口味偏重，有什么办法吗

如果孕妈妈喜欢口味重一些的食物，可以在烹饪时减少盐量的同时，用醋、柠檬汁、柚子汁、苹果醋、香菜等调味品调味，增加菜肴的口味。专家建议每日盐的摄入量应为 6 克左右。

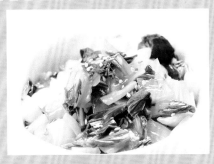

不喜欢吃乳制品，该怎么补钙

在不吃乳制品而吃钙片时应注意少吃菠菜、油菜以及谷物的麸皮等食物，其中含有大量草酸或植酸，这些会影响食物中钙的吸收。而适当的蛋白质、维生素 D、酸性氨基酸和低磷膳食则均可提高钙的吸收，对于孕妈妈补钙有一定促进作用。此外，孕妈妈一定不能选择含铅的补钙产品。

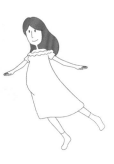

心情不好，会不会对胎宝宝不利

虽说焦虑、愤怒、紧张等坏情绪对母子不利，但是偶尔的不良情绪是正常的，对胎宝宝没有什么影响，不必大惊小怪。有的孕妈妈看了枪战片就担心胎宝宝耳朵受到了影响，或者有的孕妈妈一时嘴馋，吃了一次麻辣香锅，总觉得胎动不正常，其实这都是心理因素在作怪，如果因为担心这担心那而吃不好睡不好，反而会真正不利于自己和胎宝宝的健康。

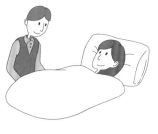

孕期失眠怎么办

孕期，大多数孕妈妈失眠都不是病理性的，而是因为子宫增大压迫腹腔，使睡眠产生不适，引发失眠。有些孕妈妈也可能会因为怀孕后精神兴奋、紧张、忧虑，导致失眠。怎样才能保证优质睡眠呢？

选对卧具睡得好：对于孕妈妈来说，过于柔软的床垫并不适合。应该在棕床垫或硬板床上铺 9 厘米厚的棉垫为宜，并注意材质松软、高低要适宜。市场上有不少孕妇专用的卧具，可以向医生咨询，应该选购哪种类型的。

可试着左侧卧睡：在怀孕中晚期，子宫迅速增大，且大多数孕妈妈子宫右旋，采取左侧卧位睡眠，可减少增大的子宫对孕妈妈腹主动脉及下腔静脉和输尿管的压迫，改善血液循环，增加对胎宝宝的供血量，有利于胎宝宝的生长发育。

心理暗示：选择一个舒服的姿势，放松全身的肌肉。可以做深呼吸、简单瑜伽、身体按摩等。呼吸要轻松、双眼要合闭，同时心理暗示：美好的一天过去了，我今晚一定会睡个好觉！

孕5月活力胎教

本月胎教重点

让胎宝宝"动"起来。本月，胎宝宝已经会屈体、后仰、滚动、踢腿、伸腰、交叉腿等动作了，他在子宫内频繁地变换姿势。如果此时准爸妈有计划、有意识地对胎宝宝提供有益且适当地刺激，可以进一步刺激胎宝宝的大脑功能和躯体运动功能，促进胎宝宝生长发育。

抚摸胎教

此时，轻轻地抚摸腹部，胎宝宝能感受到并作出相应的回应。在抚摸时要注意力度，不要过于用力，同时要感受胎宝宝的回应。

运动胎教

本月是孕妈妈的体重增长期，孕妈妈也要适当的运动。如果体重增长过快对自身和胎宝宝都有影响。

美学胎教

欣赏一幅名家的画作，孕妈妈可以把画中的内容讲给胎宝宝听，然后把自己欣赏画时的感受也传递给他，让他也感受其中的情感。

抚摸胎教：抚摸按压胎教法

孕妈妈仰卧，放松腹部，先用手在腹部从上到下、从左到右来回抚摸，然后轻轻地按压和拍打。如果胎宝宝喜欢你的抚摸，他会轻轻地蠕动或转动手脚，这时可以继续进行。如果感觉胎宝宝是用力挣扎或蹬腿，则表明他不太喜欢这种方式，孕妈妈应立即停止。

在进行抚摸胎教时，最好准备一首轻松的背景音乐，一边听音乐一边做。对于活泼好动的胎宝宝，孕妈妈可以为他准备一些舒缓优美的乐曲；对于比较文静的胎宝宝，孕妈妈可以准备一些明快轻松的乐曲。

在进行抚摸胎教时，准爸爸也应参加，而且应该在每次抚摸胎教后，记录下胎宝宝的反应。但要注意，孕早期和临近预产期时，不宜进行抚摸胎教。

英语胎教：Little Star

Twinkle, twinkle, little star

一闪一闪亮晶晶

How I wonder what you are

满天都是小星星

Up above the world so high

高高挂在天空中

Like a diamond in the sky

好像宝石放光明

Twinkle, twinkle, little star

一闪一闪亮晶晶

How I wonder what you are

满天都是小星星

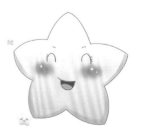

美学胎教：名画《婴孩的爱抚》

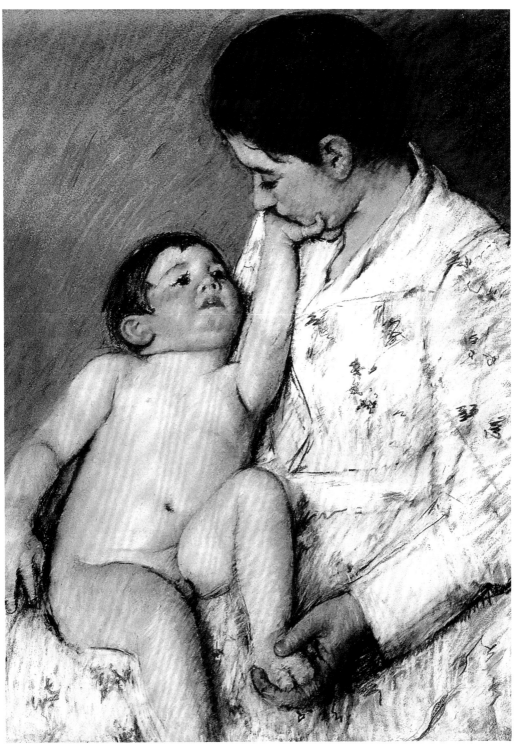

孕6月

　　到了孕6月，孕妈妈的怀孕之旅已经度过一大半了。孕妈妈和胎宝宝都已习惯了彼此的存在，甜蜜和欣喜成了孕妈妈生活中的主题。而此时胎宝宝和准爸妈的"互动"也越来越多。此时孕妈妈腹部越来越大，接近典型的孕妇体形，原来凹进去的肚脐开始变得向外凸出，这是正常的，等分娩后就会恢复原样。

胎宝宝的模样

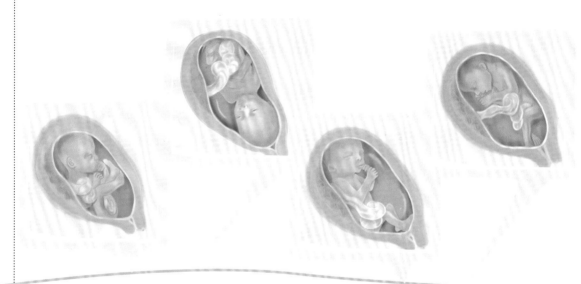

孕21周

胎宝宝的感觉器官日新月异，味蕾已经形成了，能吮吸自己的手指。胎宝宝的消化系统也更为完善，肾脏系统也开始发挥作用。胎宝宝不再是单纯吞咽羊水了，现在的他会在羊水里吸收少许水分。更多的时候，他喜欢一个人在"小房子"里自娱自乐。

孕22周

胎宝宝的血管清晰可见，皮肤上有了汗腺，指甲完全形成并且越长越长，这也是大脑快速成长的时期。胎宝宝现在看起来就像是一个"迷你"的新生儿，他的皮肤还是皱皱巴巴的，直到体重增加到一定的程度才能把皮肤撑得平整一些。

孕23周

现在的胎宝宝已经像是一个足月的胎儿了，身材匀称，听觉敏锐，已经能分辨出子宫内和外界的任何声音。但是胎宝宝的肺部组织及血管还在发育当中，为他的呼吸做准备，当然，肺部完全发育还要再等几个月，肺是胎宝宝最后发育完善的器官。

孕24周

胎宝宝此时正在稳定地成长着，虽然还比较瘦，但是很快会增加更多的脂肪。他的皮肤薄薄的、皱皱的，大脑发育得非常快，味蕾现在可以发挥作用了。现在他依然在不停地吞吐羊水以练习呼吸。

孕妈妈的变化

孕 21 周

孕妈妈常常会觉得呼吸急促，特别是上楼梯的时候。这是因为日益增大的子宫压迫了孕妈妈的肺部，而随着子宫的增大，这种状况将更加明显。此时的汗液和油脂分泌旺盛，要注意清洁。

孕 22 周

孕妈妈体重增长加速，每周大约增重 300 克。腹部的明显突出，使得身体重心发生了偏移，因此要穿舒适的平底鞋来保持身体的平衡。

孕 23 周

此时，与孕前相比，孕妈妈的体重已增加了 5~8 千克。笨重的体形和雌激素的影响，有时会让孕妈妈莫名烦躁，情绪低落，因此要学会调适心情。

孕 24 周

现在大部分孕妈妈会出现便秘的现象，这是由于子宫增大，影响肠道蠕动和血液流动造成的，可多吃蔬果缓解。

准爸爸备忘录

陪孕妈妈做产检，并学习测量宫高和腹围的方法，以便对怀孕有更多了解，及时发现问题。

和孕妈妈一起与胎宝宝交流，可以放胎教音乐，或哼唱快乐的儿歌给胎宝宝听。

帮孕妈妈分担家务，并为孕妈妈提供新鲜的瓜果蔬菜，帮孕妈妈保持良好的孕育体质，缓解孕期便秘。

由于孕妈妈腹部变大，清洗衣物不便，准爸爸可以帮助孕妈妈清洗内衣裤。

孕中期，孕妈妈易发生皮肤过敏，准爸爸应尽量为孕妈妈营造一个避免诱发过敏的环境，如避免孕妈妈与灰尘或粉尘、棉毛纤维、花粉及有害气体接触等。

产检温馨提示

从血红蛋白数值看是否贫血

这个月孕妈妈的血容量增加较多，可使血液中的血红蛋白相对降低，当血红蛋白低于一定数值时即会出现贫血。孕中期是最容易发生缺铁性贫血的阶段，孕妈妈应按时进行血常规检查，密切注意血红蛋白数值，及时发现和防治孕中期缺铁性贫血。

糖粉要全部溶于水中

在葡萄糖耐量试验中，孕妈妈要尽量将糖粉全部溶于水中。如果喝的过程中糖水洒了，将影响检查的准确性，建议改日重新检查。由于医院的不同，有的医院会给孕妈妈直接开葡萄糖水，要求按规定的量短时间内喝下，然后分别在第 1 小时、第 2 小时抽血测定血糖值。

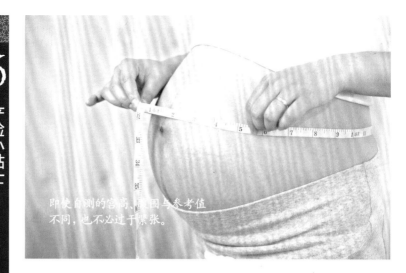

即使自测的宫高、腹围与参考值不同，也不必过于紧张。

孕 6 月产检

进入孕 6 月，大多数孕妈妈除了常规产检外，如果在上月没有进行大排畸检查，本月仍可以进行。大排畸检查可以详细地检查胎宝宝有无兔唇、先天性心脏病等畸形。

此月产检的重点项目是葡萄糖耐量试验，以排除孕妈妈患妊娠糖尿病的危险。孕妈妈要定期到医院做产检，了解自身和胎宝宝的状况，这关系着孕妈妈和胎宝宝的健康。

本月产检项目

☐ 测量宫高、腹围

☐ 进行葡萄糖耐量试验，检测是否存在妊娠糖尿病

☐ 体重及血压检查

☐ 做血常规、尿常规检查

☐ 可通过超声波看看胎宝宝，这时候是做四维彩超的好时机

☐ 听胎宝宝的心跳

（注：以上产检项目和标准可作为孕妈妈产检参考，具体产检项目以各地医院及医生提供的建议为准。）

何时进行葡萄糖耐量试验

专家解读产检报告

葡萄糖耐量

正常怀孕而无高危因素的孕妈妈应在孕 24~28 周采血化验筛查是否患有妊娠糖尿病。筛查前宜空腹 10~14 小时，一般抽血检查前一天晚上 12 点过后就不要进食了，第 2 天早上不吃早餐就抽血检查空腹血糖。然后将 75 克的葡萄糖粉溶于 200 毫升水中，5 分钟内喝完，接着在第 1 个小时、第 2 个小时各采血测定血糖，3 项中任何一项的数值达到或超过以下临界值即可诊断为妊娠糖尿病。

参考范围
☆ 空腹血糖 < 5.1 毫摩尔 / 升
☆ 餐后 1 小时血糖 < 10 毫摩尔 / 升
☆ 餐后 2 小时血糖 < 8.5 毫摩尔 / 升

让你一次就通过的小秘密

做葡萄糖耐量试验的小秘密

孕妈妈做葡萄糖耐量试验时，注意不要在前一天吃过量的甜食，比如半个西瓜、几杯现榨的果汁等，这些会使孕妈妈摄取的糖量高出日常饮食，影响血糖值，导致结果异常。因此，在检查的前几天要适当控制糖分的摄入，但也不要过分控制，不然就反映不出真实结果了。

如何预防妊娠糖尿病

1. 注意餐次分配，少食多餐。每日的饮食总量要控制好。

2. 在可摄取的分量范围内，多摄取高膳食纤维食物，增加蔬菜的摄入量，吃新鲜水果，不喝饮料等，但千万不可无限量地吃水果。

3. 饮食清淡，控制植物油及动物脂肪的用量，少用煎、炸的烹调方式，多选用蒸、煮、炖的烹调方式。

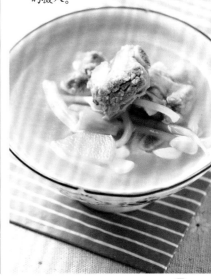

采用炖、煮的方式，既能让营养析出，也能控制油的摄入。

孕6月
膳食结构

五谷类
250~450克
早餐吃1个玉米饼和1碗小米粥。

蔬菜类
300~500克
蔬菜要快炒，这样营养才不会流失。可常吃些西蓝花、香菇、青椒、胡萝卜等。

水果类
200~400克
水果可换着吃，每天一两种。

蛋类和肉类
50~100克
红肉中的铁、锌等微量元素含量高，除了红肉外，也可选择鸡肉、鸭肉、白肉。鸡蛋每天食用不超过2个。

鱼类和海鲜
100克
鱼类、海鲜中含DHA和EPA，对胎宝宝大脑和视神经发育有益，一周吃两三次，每次30克即可。

6

协和营养师推荐吃

红豆　白萝卜　橙子　青椒　香菇

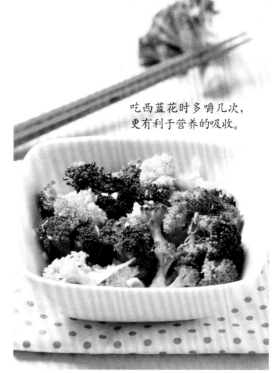

吃西蓝花时多嚼几次，更有利于营养的吸收。

孕6月饮食指导

　　本月要适当吃些富含膳食纤维的食物，以缓解便秘。同时还要摄入含铁质的食物，以免发生贫血。

　　孕6月的胎宝宝像一个"小老头"，这时孕妈妈应注意食用润肠食物，以缓解子宫增大压迫直肠所形成的便秘。同时，孕妈妈要摄入适当的铁，不仅是为了自身需要，更重要的是可以将部分铁储存到组织中，以备胎宝宝需要时摄取。随着胎宝宝的生长，孕妈妈的身体会越来越笨重，还会有些水肿。这个时候孕妈妈要增强自己的免疫力，保证消化系统健康，为胎宝宝提供充足的营养。

此时，胎宝宝的生长发育明显加快，孕妈妈要进行蛋白质、脂肪、钙等营养素的储备，不仅能保证胎宝宝的正常发育，还能提高孕妈妈的抵抗力。同时，如果孕妈妈铁摄入不足，会出现贫血，因此孕妈妈应吃些富含铁质的食物。

孕妈妈营养自测
遇到1种症状得1分。出现加粗标明的症状，得2分。最高为10分，分值越高，说明孕妈妈对这种营养素的需求越大。

膳食纤维
☆ **便秘**
☆ 痔疮
☆ 心血管疾病
☆ 糖尿病
☆ **肥胖**
☆ 皮肤粗糙
☆ 长痘痘
☆ 消化不良
得分（　）

维生素B$_{12}$
☆ **精神忧郁**
☆ **恶性贫血**
☆ 舌头发炎
☆ 神经障碍
☆ 肢体无力
☆ 行动困难
☆ 健忘
☆ 呕吐
得分（　）

DHA
☆ 反应迟钝
☆ 新生儿弱智
☆ **影响胎宝宝大脑发育**
☆ 胎儿畸形
☆ 早产
☆ 流产
☆ 弱视
得分（　）

膳食纤维

本月主打营养素

膳食纤维——帮助胎宝宝吸收营养

本月孕妈妈需要摄入足够的膳食纤维，保持消化系统的健康，为胎宝宝提供充足的营养来源。孕妈妈每天保证至少 3 份蔬菜和 2 份水果，基本就能满足需要。

食物来源：谷类(特别是一些粗粮)、豆类及新鲜蔬菜、水果中含有丰富的膳食纤维。孕妈妈在加餐时不妨吃一些全麦面包、红薯、消化饼干、粗粮点心等，可以补充膳食纤维，预防便秘和痔疮。

> ☆ 饮食适当，粗细搭配
> ☆ 每天摄入 20~30 克为宜
> ☆ 有胃肠及消化道疾病宜减少摄入量

维生素 B_{12}——让孕妈妈和胎宝宝远离贫血

作为人体重要的造血原料之一，维生素 B_{12} 可促进胎宝宝红细胞的发育成熟，并可维护神经系统健康。孕妈妈每日维生素 B_{12} 的推荐摄入量为三四微克。

食物来源：维生素 B_{12} 多存在于动物性食物中，植物性食物中只有紫菜和海藻中含有少量，因此孕妈妈可以适当摄入牛奶、瘦肉、动物肝脏、鱼、虾等。

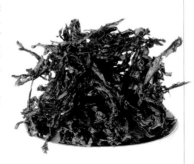

铁——胎宝宝营养的输送带

铁在人体中的含量虽小却作用特殊，它主要负责氧的运输和储存，参与血红蛋白的形成，将充足的养分供给胎宝宝。孕周越长，胎宝宝发育越完全，需要的铁就越多。此外，适时补铁可改善孕妈妈的睡眠。

食物来源：含铁较多的食物有猪肝、蛤蜊、海带、木耳、鱼、鸡肉、牛肉、蛋、紫菜、菠菜、芝麻、红枣、山药、黄豆等。此外，在吃含铁食物的同时，也要多吃富含维生素 C 的水果及蔬菜，这样更有助于铁质的吸收和利用。

> ☆ 孕早期每天至少 15 毫克
> ☆ 孕中期每天约 20 毫克
> ☆ 孕晚期每天 25~35 毫克

饮食调味宜清淡

这个月孕妈妈可以继续遵循前几个月的饮食规律，保持营养均衡，同时饮食调味宜清淡，不要偏食。偏食任何食物都会导致营养摄入不均衡，从而影响胎宝宝的发育。

轻微贫血这样吃

孕中期是胎宝宝生长发育最快的时期，孕妈妈体内的铁元素不足以满足自己和胎宝宝，因此会发生轻微贫血。一旦发现贫血，一定要从食物入手进行调理。但是患有严重贫血的孕妈妈，光靠食补是不够的，还需要到医院去检查，遵医嘱补充铁剂。

孕妈妈贫血的症状

血红蛋白计数低于正常值；浑身没有力气；脸色较为苍白；经常头晕眼花；注意力分散；出现心悸现象；食欲缺乏伴有腹胀；呼吸困难或气急。

食物补血讲方法

孕妈妈可以按照以下的饮食方式补充铁，从而预防和治疗孕期贫血。

1. 多食用含铁丰富的食物，如动物肝脏、红肉、蛋类、菠菜、红枣等。

2. 将红豆、带红衣的花生仁、红枣按等量比例混合，然后加适量枸杞子，用红糖调味后，在砂锅中一起炖烂，每天早上空腹趁热吃一小碗。

3. 有少数贫血的孕妈妈缺乏叶酸或 B 族维生素，应克服偏食的习惯，多吃一些深绿色蔬菜、肉类、动物肝脏、菌类、全谷类食物等。

4. 在吃含铁丰富的食品的同时不要喝牛奶，牛奶中的钙会降低身体对铁的吸收。

5. 多吃含维生素 C 的蔬菜和水果，以促进铁质的吸收。

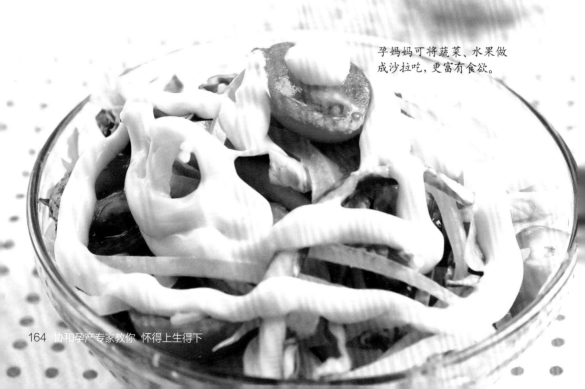

孕妈妈可将蔬菜、水果做成沙拉吃，更富有食欲。

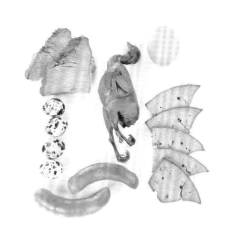

适量吃高蛋白食物

虽然优质蛋白质是胎宝宝成长发育必需的营养物质，但孕妈妈也不宜长期大量进食。研究发现，孕妈妈长期大量吃高蛋白食物，不仅会食欲缺乏，还会增加肠胃负担，影响其他营养物质摄入。大量高蛋白质食物分解后可产生硫化氢、组织胺等有害物质，易引发腹胀、疲倦等症状。大量摄入蛋白质后，血液中氮质增高，会加重肾脏负担，让孕妈妈孕期生活更加辛苦。因此，孕妈妈食用蛋白质要适量。

细嚼慢咽利营养吸收

孕6月大多数孕妈妈会出现胃胀、消化不良的现象，这是由于子宫增大，向上顶到肠胃，影响了肠胃蠕动导致的。若此时孕妈妈吃饭依然狼吞虎咽，会增加肠胃的负担，出现肠胃胀气、消化不良等症状。

食物未经充分咀嚼，进入胃肠道之后，与消化液的接触面积就会缩小，食物与消化液不能充分混合，则会影响人体对食物的消化、吸收，使食物中的大量营养未被人体所用就排出体外。久而久之，孕妈妈就得不到足够多的营养，造成营养不良，健康势必受到影响。

有些食物咀嚼不够，过于粗糙，还会加大胃的消化负担或损伤消化道。所以，孕妈妈为了自己和胎宝宝的健康考虑，要改掉吃饭时狼吞虎咽的坏习惯，做到细细嚼、慢慢咽，让每一种营养都能够充分地为身体所用。

晚餐"三不宜"

晚餐为一天提供近30%的热量，吃好晚餐能令孕妈妈的身体更健康，但吃晚餐也要注意一些细节和不宜。

不宜过迟：如果晚餐后不久就上床睡觉，不仅会加重胃肠道的负担，还会导致孕妈妈难以入睡。

不宜进食过多：晚餐暴食，很容易导致消化不良，引起胃疼等现象。

不宜厚味：晚餐进食大量蛋、肉、鱼等，在饭后活动量减少及血液循环放慢的情况下，胰岛素能将血脂转化为脂肪，积存在皮下或血管壁上，容易导致心血管系统疾病。

养胎不养肉的美食推荐

豆角肉丝家常炒面——远离贫血

原料：猪瘦肉100克，面条200克，豆角80克，红椒、盐、香油、酱油、淀粉、葱末各适量。

做法：❶ 猪瘦肉洗净，切丝；豆角择洗干净，斜切成段；红椒洗净，切丝；面条煮到九成熟，捞出，拌上香油放凉。❷ 肉丝加入盐、淀粉腌制。❸ 锅中倒油，油烧至五成热时将肉丝放入，变色后捞出。❹ 爆香葱末，倒入豆角翻炒，炒至变软，倒入肉丝、红椒丝、面条炒散，加盐、香油、酱油调味即可。

营养百分百：豆角肉丝家常炒面能让孕妈妈和胎宝宝在贫血高发期远离贫血。

红薯饼——排毒助消化

原料：红薯200克，糯米粉60克，豆沙馅、蜜枣、白糖、枸杞子、葡萄干各适量。

做法：❶ 红薯洗净煮熟，捣碎后加入糯米粉和成红薯面团。❷ 葡萄干、枸杞子用清水泡后沥干水，加入蜜枣、豆沙馅、白糖拌匀。❸ 将红薯面团揉成丸子状，压平，包馅，做成饼。❹ 锅内放油烧热，放入包好的饼煎至两面金黄熟透即可。

营养百分百：红薯饼含有丰富的膳食纤维，有助于保持孕妈妈消化系统的健康。

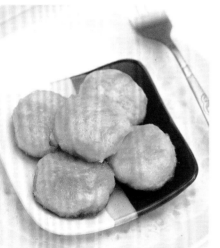

芦笋番茄——促进铁的吸收

原料：芦笋50克，番茄1个，盐、香油、葱末、姜片各适量。

做法：❶ 番茄洗净，切片；芦笋去硬皮、洗净，放入锅中焯10分钟后捞出，切下芦笋的嫩尖，剩下的部分切成小段。❷ 锅中倒油烧热，煸香葱末和姜片，放入芦笋、番茄片一起翻炒。❸ 翻炒至八成熟时，加适量盐、香油，翻炒均匀即可出锅。

营养百分百：此菜富含维生素C，能促进胎宝宝对铁的吸收，还能让胎宝宝皱巴巴的皮肤变细腻。

南瓜香菇包——利于制造红细胞

原料： 南瓜 200 克，糯米粉 100 克，藕粉 10 克，香菇、酱油、白糖各适量。

做法： ❶ 南瓜去皮、煮熟、压碎，加入糯米粉和用热水拌匀的藕粉，揉匀；香菇洗净、切丝。❷ 锅中倒油，下香菇丝炒香，加入酱油、白糖制成馅。❸ 将揉好的南瓜糯米团分成 10 份，擀成包子皮，包入馅料，放入蒸锅内蒸 10 分钟即可。

营养百分百：香菇含铁丰富，与含维生素 C 的南瓜同食，可以促进铁的吸收，有利于此时胎宝宝制造血液中的红细胞。

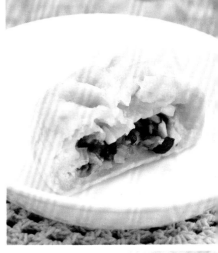

鸡胸肉扒小白菜——促胎宝宝神经系统发育

原料： 小白菜 200 克，鸡胸肉 100 克，牛奶、盐、葱末、水淀粉各适量。

做法： ❶ 小白菜去根、洗净，切成 10 厘米长的段，用开水焯烫，捞出过凉水；鸡胸肉洗净，切条状，放入开水中汆烫。❷ 油锅烧热，下葱末炝锅，加入盐，放入鸡胸肉和小白菜，大火烧开，加入牛奶，将熟时用水淀粉勾芡即可。

营养百分百：鸡肉中含有丰富的蛋白质、钙、磷、铁和维生素 C，孕妈妈食用有利于胎宝宝神经系统的发育。

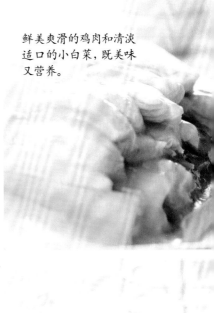

鲜美爽滑的鸡肉和清淡适口的小白菜，既美味又营养。

荠菜黄鱼卷——缓解便秘

原料： 荠菜 25 克，油豆皮 50 克，蛋清 2 个，黄鱼肉 100 克，干淀粉、料酒、盐各适量。

做法： ❶ 将荠菜择洗干净，切末；用 1 个鸡蛋清与干淀粉调成稀糊备用。❷ 黄鱼肉切细丝，同荠菜、剩下蛋清、料酒、盐混合成肉馅。❸ 将馅料包于油豆皮中，卷成长卷，抹上稀糊，切小段，放入油锅中煎熟即成。

营养百分百：这道菜富含蛋白质和膳食纤维，在为孕妈妈补充营养的同时，还能缓解便秘。

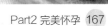

孕 6 月小叮咛

留心饮食

饮食宜少糖低盐, 尽量少吃含糖量高的食物, 即使是水果也要选择温性平和的苹果、猕猴桃、橙子等, 少吃西瓜、葡萄等高糖水果。

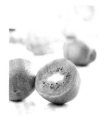

大龄孕妈妈要按时产检

孕妈妈在孕期要按时产检, 以便及时发现自身和胎宝宝的问题, 便于干预和治疗。尤其是大龄孕妈妈, 更要按时产检, 根据医生的建议做好全面的检查, 如果对自身或胎宝宝发育有疑问, 也可以咨询医生。

---

6 生活关键词

避免俯身

不宜走太久

正视不良情绪

关注每一个生活细节

上下楼梯要小心, 走路要稳, 减少家务量, 保持心情轻松愉快。

进入孕 6 月, 孕妈妈的肚子越来越突出, 腹部更沉重, 体重日益增加, 行动更为吃力, 不过此时孕妈妈仍处于稳定期, 可以适当出去走走, 呼吸新鲜空气。在生活上还是不要掉以轻心, 要注意尽量减少需要消耗大量体力的运动和工作, 重视生活中的细节。孕妈妈的情绪也会影响胎宝宝的情绪, 所以孕妈妈要保持心情轻松、愉快。

孕妈妈上下楼梯注意安全

孕妈妈往上爬楼梯时, 腰部要挺直, 脚尖先踩地, 脚后跟再落地, 落地后立即伸直膝关节, 并将全身的重量移到该脚上, 这时再以同样的方式抬起另一只脚。如果楼梯有扶手, 最好扶着扶手慢慢爬梯而上, 这样比较安全。下楼梯时, 要踩稳步伐, 手仍然要攀着扶手, 不要过于弯腰或挺胸凸肚, 看准脚前阶梯再跨步, 看得准自然就走得稳。

上下楼正确姿势

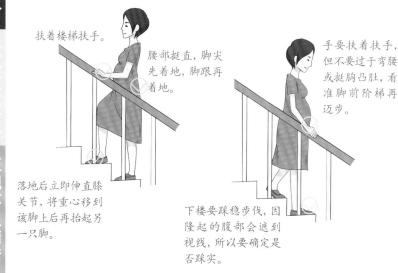

扶着楼梯扶手。

腰部挺直, 脚尖先着地, 脚跟再着地。

落地后立即伸直膝关节, 将重心移到该脚上后再抬起另一只脚。

手要扶着扶手, 但不要过于弯腰或挺胸凸肚, 看准脚前阶梯再迈步。

下楼要踩稳步伐, 因隆起的腹部会遮到视线, 所以要确定是否踩实。

徒步行走不宜太久

日常行动

徒步行走对孕妈妈有益，能增强腿部肌肉的紧张度，预防静脉曲张，并增强腹部肌肉。但如果感觉疲劳，马上要停下来，找身边最近的凳子坐下歇息 5~10 分钟。应注意走路的姿势，身体要注意保持正直，双肩放松。此外，孕妈妈要选择舒适、宽松、轻便、防滑、透气性好的鞋，不要穿合成皮质的鞋和尼龙材质的鞋，以防不透气加重双脚水肿。双脚水肿比较严重和怀孕 6 个月以上的孕妈妈，要选择比自己双脚稍大一点的鞋，但也不要过于宽松。

尽量避免俯身弯腰

孕 6 月后，胎宝宝的体重会给孕妈妈的脊椎造成很大压力，并引起孕妈妈背部疼痛。因此，孕妈妈要尽量避免俯身弯腰，以免给脊椎造成过重的负担。

如果孕妈妈要从地面捡拾东西，不要直接俯身，而是慢慢蹲下再捡，动作要慢慢地、轻轻地向前，而且需先屈膝并把全身的重量分配到膝盖上。孕妈妈要清洗浴室或是铺沙发时也要照此动作进行。拖地、洗衣、修剪花草这类常弯腰的家务劳动则尽量少做。如果孕妈妈要从事常弯腰的工作，可以找个稍低的板凳坐下来，在脚下垫一个踏脚板。

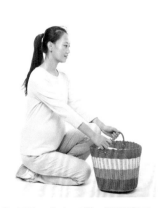 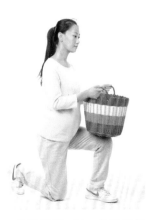 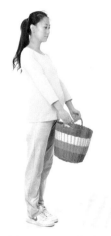

❶ 屈膝，完全下蹲，单腿跪下，把篮子拉近身体，不要弯腰。

❷ 一条腿屈起，另一条腿还保持跪姿，将篮子放于屈起的腿上，腰保持挺直。

❸ 两腿站起、立直，腰挺直，双手提篮。

孕期不适，对话产科专家

随着子宫的增大，孕妈妈的身体负担越来越重，此时孕期的不适是一个让孕妈妈最头疼的问题，这个月孕妈妈体重在一点点增加，乳房也开始分泌一种淡黄色的液体，肚子越来越大，消化系统也因此受到了牵连，不适症状更加明显了，适当的锻炼会缓解这些不适症状。

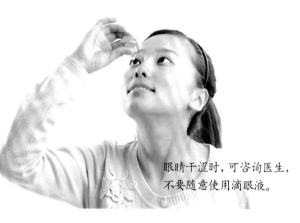

眼睛干涩时，可咨询医生，不要随意使用滴眼液。

为什么总觉得眼睛干涩

胎盘激素会使孕妈妈的角膜干燥，变得更加敏感，如果孕妈妈的眼睛有异物感或比平时敏感，充血或产生较多的黏性分泌物，那么可能患了干眼症。

遇到这种情况可以咨询医生，通常到宝宝出生后，症状就会消失。不过，需要注意的是，孕妈妈最好不要选择常用的滴眼液，有些滴眼液中可能存在激素，连续使用超过3个月以上，会对孕妈妈的视力造成伤害。

总感觉胃灼热

胃灼热是由于孕期分泌的激素使肠胃蠕动变慢，胃酸在胃里停留时间过长，或者胃酸反流到食管里造成的。孕妈妈到孕中期或孕晚期出现胃灼热感是比较常见的症状。

孕妈妈这样做，可以减轻胃灼热的感觉：每餐不要进食过饱，进食速度也不宜过快；睡前尽量不要进食，以免加重肠胃负担，促使产生更多胃酸；饮食要荤素搭配，避免单一饮食；少吃酸味和辛辣刺激性食物；晚饭后，适当活动一会儿再睡。

缓解手部麻木与刺痛

孕妈妈的手指和手腕有时会有一种针刺及灼热感，有时从手腕到整个肩膀都会感觉疼痛，这种情况也被称作"腕骨综合征"。这是怀孕时体内聚集了大量的额外体液储存在手腕的韧带内，从而造成手腕肿胀。

孕妈妈应减少白天手的活动量。运用手腕工作时多注意姿势，比如打字时让手腕自然放平，稍稍向下弯曲一些，或者在手腕下面垫一个鼠标垫。晚上睡觉时，手自然地举在头顶，放在枕头上。

热敷缓解韧带疼痛

韧带疼痛多发生于孕 16~24 周。所谓韧带，是子宫两侧连接骨盆的两条粗线状的结缔组织，随着子宫的增大而拉长。子宫四周的韧带由原来松弛状态变为紧张状态，尤其是位于子宫前侧的一对圆韧带，由于过度牵拉，可能造成牵引胀痛。

在这个过程中，痛感会伴随着孕妈妈的任何运动。所以，孕妈妈平时的行动要缓慢，不可猛然改变姿势，孕妈妈可以尝试用局部热敷和适当休息的方法减轻疼痛。

胎儿宫内发育迟缓

胎儿宫内发育迟缓叫做胎盘功能不良综合征，或胎儿营养不良综合征，具体有以下几种情况。

1.如果是母体因素引起的，应针对病因治疗。

2.营养不良的孕妈妈要及时补充营养素，如氨基酸、脂肪、维生素及矿物质等。

3.如果是胎盘因素引起的，应配合医生积极治疗，改善胎盘微循环。

4.如果是胎儿因素引起的，如染色体异常、胎儿畸形等严重疾病，则应及早做产前诊断。

小腿抽筋这样做

孕中后期，有些孕妈妈睡觉时，腿和脚经常发生抽筋的现象。抽筋的现象多是缺钙所致。另外，孕期腹内压力增加，会使血液循环不畅，也是造成腿易抽筋的原因。孕妈妈腿抽筋，要及时采取措施。

1.孕妈妈坐下，伸直双腿，尽量使脚尖上翘，保持一会儿，可缓解小腿抽筋。

2.准爸爸可握住孕妈妈的脚，轻轻向孕妈妈身体方向按压脚尖，另一只手可在孕妈妈小腿上按摩，能快速缓解小腿抽筋。

在缓解了抽筋后，平常孕妈妈还要注意一些细节预防腿抽筋。

1.适当进行户外活动，多进行日光浴。

2.饮食多样化，多喝牛奶，多吃芝麻、豆类等含钙丰富的食物。

3.睡觉时调整好睡姿，采用最舒服的左侧卧位。

4.注意不要让腿部肌肉过度劳累，不要穿高跟鞋，睡前对腿和脚部进行按摩。

此外，从怀孕中期开始就要增加钙的摄入量，每天 1000 毫克左右，也有助于减少腿抽筋的发生。

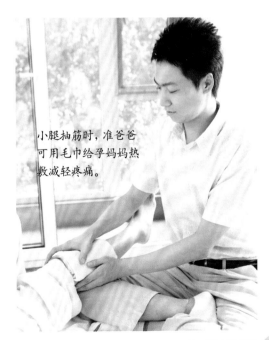

小腿抽筋时，准爸爸可用毛巾给孕妈妈热敷减轻疼痛。

二胎妈看过来

☆ 二胎妈特别关注
🍃 二胎爸积极行动

1 身体 ☆
体重持续增加，腹部隆起更为突出，腰部增粗，身体重心前倾。

3 生活 ☆
腹部隆起越来越大，这时行走、上楼、下楼要注意安全，不要疾风快走，要稳步行走。

头胎
二胎

孕6月，二胎妈腹部隆起更加明显，体重也增加了不少。

饮食上应均衡摄取各种营养，以维持自身和胎宝宝的健康，尤其要增加铁、钙、蛋白质的供给，还要注意能量平衡。

大不同

2 饮食 ☆

头胎剖宫产，二胎要注意

头胎经历过剖宫产的二胎妈就要更认真地做好产检，更要留意子宫瘢痕处疼痛的感觉、胎盘附着的位置和胎宝宝在子宫内的发育情况。

如果子宫上的瘢痕愈合不良，随着孕期的进展，子宫内压力升高，即使没有任何诱因，子宫也有可能从瘢痕处破裂，主要表现为腹痛。腹痛可重可轻，千万不要轻视，尤其是孕晚期，一旦出现腹痛就要立即去医院。

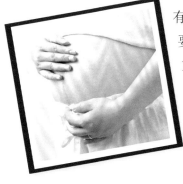

二胎爸别闲着

在二胎爸的悉心呵护与关爱中，幸福而艰辛的孕期已经过了大半。孕周不断增加，二胎妈的不适也会增加，二胎爸要更加耐心地陪伴在二胎妈身边，做她坚强的后盾。在照顾好大宝的同时，让她的孕期也相对舒心和舒适。

1. 尽量接送妻子上下班。

2. 周末带着全家出去游玩。

3. 妻子腿抽筋时给她热敷。

4. 接过哄大宝睡觉的"任务"。

5 胎教

胎宝宝的听力和感觉器官都发育迅速，二胎爸此时可以进行抚摸胎教和故事胎教。

7 产检

本月大龄二胎妈要特别注意葡萄糖耐量试验，如果查出血糖过高也不要担心，听从医生建议，控制血糖。

孕周增加，二胎妈会觉得腰酸背痛，还会被便秘和失眠所困扰。不要担心，调整好饮食和作息，就会有所改善。

4 不适

此时二胎妈的肚子越来越大，大宝也会接受二胎妈的变化。不如从此时起就建立大宝和二宝的关系，闲暇时多让他们"聊聊天"。

6 大宝

行动时要想到自己是孕妇

当二胎妈的肚子大起来后，一定要注意自己的脚下。另外，坐着或者躺着要起身时不要猛地一下子就站起来。起床时要先侧身，停一下后再慢慢起来，这样就不会加重腰的负担。站起来时最好也能扶着东西缓缓起身，这样可以减少宫缩。在和大宝玩耍时，不要因为感到怀孕轻松就逞强，始终要有自己是孕妇的自觉性，一定要注意自己的每个动作。

孕 6 月怎样照顾大宝

二胎妈不妨让大宝跟着自己一起期待二宝的降生，大宝也会同你一样高兴的。

不要对大宝说"你是当哥哥（姐姐）的了"：当大宝做出一些意想不到的举动时，不要不分青红皂白就训斥大宝："你都当哥哥（姐姐）了，不能这样！"而要对大宝说："妈妈的肚子里还有一个小宝宝，我们要一起保护他、照顾他。"虽然大宝不能马上理解并接受，但时常这样，大宝也会期待二宝。

大宝的年龄	这样陪大宝
1~2 岁	慢慢让家人照顾得多些
2~3 岁	坚持每晚讲故事
3~6 岁	一起为二宝布置房间
6 岁以上	多聊天沟通、和二宝进行互动

协和产科门诊孕 6 月常见问题

孕 6 月，随着孕妈妈的腹部增大，大部分来门诊的孕妈妈都是询问孕期出现水肿该怎么办的。还有就是腹部的增大让很多孕妈妈行动不便，有时不小心会摔倒，遇到这些情况该怎么办？下面我就把本月遇到的一些常见问题为孕妈妈们一一解答。

孕期有点腹泻，会影响胎宝宝发育吗

偶尔腹泻或者轻微腹泻是不会对胎宝宝产生什么影响的，但长期腹泻可能造成营养不良，影响胎宝宝发育。孕期要少吃不易消化和过凉的食物，注意饮食卫生。腹泻时切不可自行服用止泻药物，以免对母子健康造成不良影响。

血糖水平接近临界值，日常饮食该注意什么

你可以这样做：培养良好的饮食习惯，不偏食，保持食物种类多样性；定时、定量、定餐、定性，不过饥、过饱；饮食清淡，控制植物油及动物脂肪的摄入量；不吃甜食；水果根据病情食用；山药、红薯、芋头、莲藕等可以算作主食。

产检说胎宝宝过小，是不是要大补

虽说孕妈妈的身体健康直接影响到胎宝宝的发育，但也不是说孕妈妈一旦发现胎宝宝过小，就需要大补特补。这样做反而容易走向另一个极端——胎宝宝过大，这同样不利于分娩，更不利于胎宝宝的发育。一定要饮食合理，营养结构均衡，保证摄取充足的营养，才是孕妈妈最好的饮食结构。

孕期营养摄入应均衡合理，避免盲目大补，每天蔬菜、水果不可少。

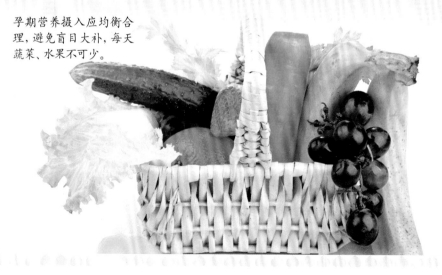

生病后服用中药安全吗

其实，中药往往由多种成分组成，同样可能蕴含毒性，从而对孕妈妈和胎宝宝的健康形成较大威胁。

中药中毒性较强的药有乌头、水银、铅粉、天南星、半夏、巴豆等；泻下药有芒硝、大黄、牵牛、番泻叶等；破血去瘀的药有桃仁、红花、茜草等；大辛大热的药有附子、干姜、肉桂等；通利的药有瞿麦、木通、通草、茅根等。这些中药孕妈妈都不能随便服用，否则易引起流产，对胎宝宝发育不利。

因此，无论是中药还是西药，都应遵循以下原则：第一，不是非用不可时应尽量避免用药；第二，必须在医生指导下使用，严格遵守孕妈妈的使用剂量和方法。

上班族孕妈妈午餐怎么吃对胎宝宝最好

职场孕妈妈一定要重视午餐的质量，如果条件允许，最好自带午餐。自带午餐不方便，就要在外面解决了。但是，孕妈妈只要注意以下几个细节，也一样可以吃得安心。

1. 记得自带餐具，卫生又环保。

2. 如果单位附近有学校，在学校食堂里搭个伙，相对比较方便。

3. 在餐馆里点餐，可以告诉厨师不放味精、热性调料，更换菜品的烹饪方式。

4. 谨慎选择饮品。多喝健康饮料，包括矿泉水和纯果汁，而含咖啡因或酒精的饮料不要喝。

水肿就是要少喝水吗

不少孕妈妈以为孕期水肿是因为自己喝水太多造成的，于是开始控制自己的饮水量，结果不但水肿没有消退，精神也不好了。其实，孕期水肿和饮水量并没有直接的关联，水肿主要是因为孕妈妈摄入盐分或糖分太多或是由于内分泌的改变引起的。

一旦出现水肿的情况，应该要在饮食上进行控制，以清淡的蔬菜、水果为主，不要吃难消化和易胀气的食物，如红薯、洋葱等。

腿部水肿比较严重时，应该多卧床休息，采取左侧卧位姿势，这样可以避免压迫下肢静脉。另一方面，为了消除水肿，孕妈妈必须保证血液循环畅通、气息顺畅，所以在注意保暖的同时尽量避免穿过紧的衣服。

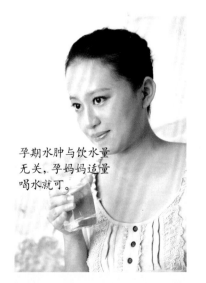

孕期水肿与饮水量无关，孕妈妈适量喝水就可。

孕6月互动胎教

本月胎教重点

让胎宝宝"听见"。由于胎宝宝听力水平提高，所以现在胎宝宝最喜欢与孕妈妈互动了，孕妈妈要尝试用各种方法与胎宝宝交流，音乐、故事、智力游戏都可以。

语言胎教

在睡前给胎宝宝讲个故事吧，让他伴着孕妈妈或准爸爸的声音睡着，说不定还会在梦中梦到孕妈准爸的样子呢。

音乐胎教

现在正是培养胎宝宝听力的好时期，音乐是必不可少的，孕妈妈多听些舒缓的音乐或世界名曲，小家伙也会随之起舞。

营养胎教

此时，无论是胎宝宝还是孕妈妈，对铁的需求量均增大。这时不妨多吃一些补铁、补血的食物，让孕妈妈远离缺铁性贫血。

营养胎教：猪肝拌菠菜

原料：猪肝150克，菠菜200克，香菜段、盐、酱油、醋、蒜泥、香油各适量。

做法：❶ 猪肝洗净，煮熟，切成薄片；菠菜洗净，焯烫，切段。❷ 用盐、酱油、醋、蒜泥、香油兑成调味汁。❸ 将菠菜放在盘内，放入猪肝片、香菜段，倒上调味汁拌匀即可。

营养百分百：猪肝可增加孕妈妈血液中的铁含量，预防缺铁性贫血。

音乐胎教：莫扎特《单簧管五重奏》

孕6月的胎宝宝很喜欢听抒情、优雅的古典音乐，而且对声音大小极为敏感。当胎宝宝听到节奏快、声音响的音乐时，胎动的幅度会加大；当他听到轻柔舒缓的音乐时，会安静下来。

《单簧管五重奏》是一首由第一小提琴、第二小提琴、中提琴、大提琴构成的弦乐四重奏和一支单簧管构成的五重奏曲子，浑然一体的提琴与音色华丽的单簧管交相辉映，洋溢着温柔、沉静的浪漫气息。这首曲子典雅秀丽，声音如同珍珠一样温暖，听后令人全身舒畅。

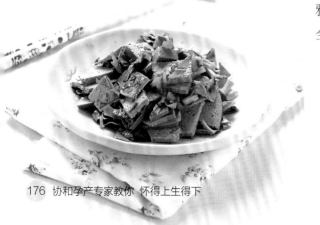

语言胎教：故事《香喷喷的蛋糕》

外婆明天就要过生日了，妈妈提前做好了蛋糕，装进布口袋，让小熊提着送去。

小熊提着蛋糕，路过河边，对小鱼说："我妈妈做的蛋糕可香了，你闻到了吗？"

小鱼说："闻到了，闻到了。"

小螃蟹也闻到了，趁小熊不注意，悄悄地钻进了口袋。

小熊路过草地，看见蝴蝶在放风筝。

小熊对蝴蝶说："我妈妈做的蛋糕可香了，你闻到了吗？"

蝴蝶说："闻到了，闻到了。"

小蜜蜂也闻到了，趁小熊不注意，悄悄地飞进了口袋。

小熊提着妈妈做的蛋糕高兴地在路上走着，忽然一个大黑影从空中压下来，一只老鹰抢走了布口袋。

老鹰在空中飞着，他的腿好疼啊，原来小螃蟹夹住了他的腿。

老鹰的脖子好疼啊，原来蜜蜂蜇了他的脖子。

老鹰疼得再也受不了了，慌忙丢掉这个"会咬人"的口袋，躲到一个大坑里。

小熊的蛋糕失而复得，他又高高兴兴地赶路了。

英语胎教：Close to You

Why do birds suddenly appear every time you are near

为何鸟儿总突然出现在你的周围

just like me, they long to be close to you

就像我，它们渴望靠近你

Why do stars fall down from the sky every time you walk by

为何每次你走过，星辰都坠落

just like me, they long to be close to you

就像我，它们渴望靠近你

On the day that you were born the angels got together

你出生的那天，天使聚集

and decided to create a dream come true

让梦想成真

so they sprinkled moon dust in your hair

它们把月光撒入你的头发

and gold starlight in your eyes of blue

把星光撒入你蓝色的眼睛

That is why all the girls in town follow you all around

这就是为何镇上的女孩都跟着你

just like me, they long to be close to you

就像我，她们渴望靠近你

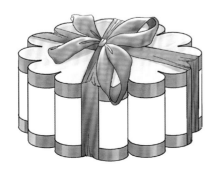

孕7月

进入孕7月，胎宝宝越来越大，孕妈妈的肚子也更大了，像个圆圆的皮球，因此孕妈妈的孕期生活也变得有些辛苦了，但所幸，孕妈妈和胎宝宝都会平静度过这段时间。本月孕妈妈要保证充足的睡眠，要注意饮食的质量。此时孕妈妈可以把自己的形象用照片的形式记录下来，给十月孕期留个纪念，也当作给未来宝宝准备的一份礼物。

胎宝宝的模样

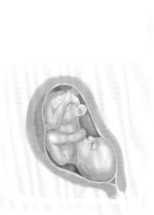
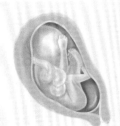
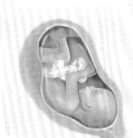
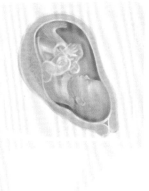

孕25周

胎宝宝继续发育，包括肺中的血管、恒牙的牙蕾、口腔内的神经等。连接母体和胎宝宝的脐带既厚又有弹性，外面是一层厚厚的胶状物质，紧紧包着一条静脉和两条动脉。脐带会一直为胎宝宝提供营养，直至他出生后才功成身退。

孕26周

胎宝宝的肺、脊柱仍在发育中，他已经会吸气和呼气了，眼睛已经形成，听觉也很敏锐，能随着音乐而移动，还能对触摸有反应。如果趴在孕妈妈的腹部仔细听，还能听到胎宝宝的心跳声。

孕27周

胎宝宝的肺继续发育，味蕾、虹膜、睫毛已基本形成。所以，此刻他能感觉不同的味道，还能觉察光线的变化。宝宝出生后就能分辨亮和暗，因此对黑白的东西更感兴趣。现在的胎宝宝，吸吮手指可是他的强项。

孕28周

胎宝宝的体重在一点点增加。男宝宝的睾丸还没有降入阴囊，女宝宝的阴唇尚不能覆盖阴蒂。现在胎宝宝的听力最为敏感，如果此时和他说话，他会以胎动来回应。

孕妈妈的变化

孕25周

腹部、乳房、大腿等处的妊娠纹更加明显，皮肤像要被撑裂了似的。由于腹部越来越沉重，为保持平衡，需要腰部肌肉持续向后用力，腰腿痛因而更加明显。

孕26周

子宫的增大会推动肋骨向上移动，因此会引起肋骨疼痛。除此之外，孕妈妈还会出现骨盆痛、大腿痉挛、下肢水肿等症状。另外，这期间是妊娠糖尿病、贫血高发期，应关注相关的检测指标并根据医生建议进行防治。

孕27周

本周孕妈妈的肚皮继续增大。由于身体负荷继续加重，乳房胀痛、后背和腿部的疼痛感会变得更强烈，此时会发现很难看到自己的脚趾，洗脚、系鞋带也都开始成为难题。

孕28周

腹部前倾更加厉害，这时孕妈妈会明显觉得呼吸有些困难，肋骨、胸骨有压痛。因为腹部沉重，睡觉时平躺的姿势也会让你有些不舒服了，最好采取左侧卧位。有些孕妈妈会出现脚面或小腿水肿现象。

准爸爸备忘录

由于腹部增大，孕妈妈身体负担重，准爸爸要经常为孕妈妈做按摩，消除孕妈妈身体的不适。

孕妈妈出行不便，所以在孕妈妈出行时，准爸爸或家人最好陪同，并为孕妈妈做好出行的准备，如带好水、水果、座椅的靠垫等。

和孕妈妈一起进行胎教。因为本月胎宝宝对声音和光都很敏感，准爸爸可以给胎宝宝讲故事，但注意时间不要太长。

准爸爸宜陪同孕妈妈进行孕期运动，为将来的分娩和哺乳做好准备。

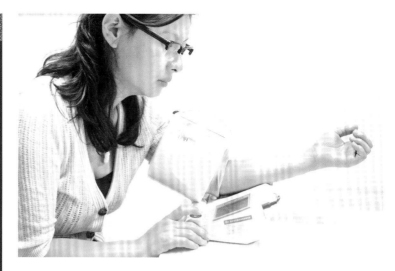

产检温馨提示

别忘了测贫血

这个月的产检项目与上个月差不多，主要是进行常规的检查。这时期贫血发生率增加，孕妈务必做贫血检查，若发现贫血要在分娩前治愈。

量血压要放松

孕妈妈一定不能忽略量血压这个检查。量血压时一定要放松，心情紧张时量出来的血压会有些失常。

胎动异常，警惕脐带打结

脐带打结时，孕妈妈会感觉到胎动急促，经过一段时间后又突然停止，一旦出现异常胎动的情况，要立即就诊，以免耽误时间造成遗憾。

7 产检小贴士

注意贫血

妊娠高血压

B超检查胎盘

孕 7 月产检

进入孕 7 月，孕妈妈的肚子更大了，行动更笨拙了。本月要注意妊娠高血压的筛查。

孕 7 月，除了常规的检查项目，孕妈妈还可能会做 B 超检查胎盘、心电图检查。由此来了解胎宝宝的发育情况，以及胎盘的位置和成熟度，有助于及时发现胎盘异常等情况，避免造成遗憾。测量血压前，孕妈妈最好先休息 15 分钟，安静下来再进行测量。做心电图检查前，不宜空腹，以免出现低血糖，使心跳加速。

本月产检项目

☐ 检查子宫大小与高度

☐ 检查皮疹、静脉曲张、水肿等项目

☐ 检查体重与血压

☐ 验尿

☐ 如有必要，检查血色素及血细胞比容

☐ 检查饮食习惯，必要时，与医生讨论体重情况

☐ 听胎宝宝的心跳，必要时，可通过超声波看看胎宝宝

（注：以上产检项目和标准可作为孕妈妈产检参考，具体产检项目以各地医院及医生提供的建议为准。）

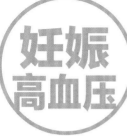

妊娠高血压

专家解读产检报告

本月是妊娠高血压发生的高峰期，所以大多数妇产医院在进行血压检查时，如发现血压偏高，会建议孕妈妈进行妊娠高血压筛查。

妊娠高血压筛查

检测项目	检测方法	参考值
翻身试验（ROT）：又称 Rollover 试验	孕妇左侧卧位测血压直至血压稳定后，翻身仰卧 5 分钟再测血压	若仰卧位舒张压较左侧卧位 20≥毫米汞柱，提示有发生子痫前期倾向
平均动脉压测定（MAP）	计算公式为 MAP=（收缩压 +2× 舒张压）÷3	当 MAP ≥ 85 毫米汞柱表示有发生子痫前期的倾向
血液黏稠度检查	抽取血液	血细胞比容≥0.35，全血黏度＞3.6，血浆黏度＞1.6 时，提示有发生子痫前期倾向
尿钙测定	验尿	尿 Ca/Cr 比值降低 ≤ 0.04 有预测子痫前期的价值

☆血压标准值：110/70~120/80 毫米汞柱

☆轻度妊娠高血压：血压≥140/90 毫米汞柱

☆重度妊娠高血压：血压≥160/110 毫米汞柱

让你一次就通过的小秘密

量血压的小秘密

本月是妊娠高血压综合征的高发期，孕妈妈不能忽略量血压这个小检查。量血压时一定要放松，可在测量前先休息 15 分钟左右，平复下心情再量。对于交费等活动可让准爸爸帮忙，以免孕妈妈走来走去影响血压。

检测贫血小秘密

这一时期贫血的发生率增加，孕妈妈应做贫血检查，一旦发现贫血，要在分娩前治愈。做贫血检查需要抽血，抽血后，需在针孔处进行局部按压 3~5 分钟，进行止血。不要揉，以免造成皮下血肿。如有出血倾向，更应延长按压时间。

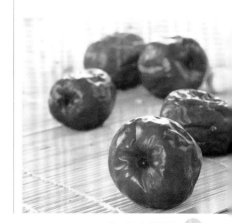

孕7月
膳食结构

五谷类
250~450克
体重增加过快的孕妈妈要适当减少主食量。

蔬菜类
300~500克
蔬菜要吃够量，大火快炒可避免营养流失，可常吃绿叶蔬菜。

水果类
200~400克
含糖量高的水果要少吃。

蛋类和肉类
50~100克
选择脂肪少的肉类，每周食用两三次动物肝脏或动物血。对于蛋类，每天一两个鸡蛋或几个鹌鹑蛋即可。

鱼类和海鲜
100克
补充优质蛋白质和矿物质，一周吃两三回，每次100克左右即可。

7
协和营养师推荐吃

樱桃
豆浆
橙子
圆白菜
黑枣

凉拌白萝卜丝爽口又可预防水肿。

孕7月饮食指导

适当吃些五谷杂粮，饮食做到粗细搭配，此时是妊娠高血压高发期，饮食上要更加细心。

本月胎宝宝眼睑打开，长出眼睫毛，大脑、眼睛、耳等感觉系统显著发达起来，孕妈妈要适当增加B族维生素、脂肪、蛋白质和矿物质等的摄入量，以适应胎宝宝的发育。此时也是胎宝宝增长智力的关键时刻，孕妈妈多吃些核桃、芝麻、花生等健脑食品，以及豆类和谷类等营养含量较高的五谷杂粮，才能为胎宝宝提供充足、均衡的营养。

此时孕妈妈会出现腿部或足部水肿，为了防止水肿，孕妈妈可适当吃些冬瓜、白萝卜、黑豆、丝瓜、红豆等利尿的食物。但不宜多吃，以免增加孕妈妈尿频症状。此外，本月临近孕晚期，也是妊娠高血压高发时期，因此孕妈妈宜吃芹菜、鱼和鸭肉，这些食物对于辅助治疗妊娠高血压、妊娠水肿、缺铁性贫血有显著疗效。

孕妈妈营养自测

遇到1种症状得1分。出现加粗标明的症状，得2分。最高为10分，分值越高，说明孕妈妈对这种营养素的需求越大。

水
☆ **便秘**
☆ 尿液变黄
☆ 不出汗
☆ 体温过热
☆ 有体臭
☆ 头痛头沉
☆ 头晕目眩
☆ **口舌干燥**
得分（　）

B族维生素
☆ **牙龈肿痛**
☆ 头发干枯
☆ 易发脂溢性皮炎
☆ 伤口愈合慢
☆ 易脱发
☆ 免疫能力变差
☆ 身体出现溃疡
☆ 上火
得分（　）

铜
☆ **贫血**
☆ **胆固醇升高**
☆ 早产征兆
☆ 易发心血管疾病
☆ 情绪容易激动
☆ **关节炎**
☆ 反应迟钝
得分（　）

本月主打营养素

B 族维生素——让胎宝宝健康又漂亮

B族维生素

B 族维生素能促进蛋白质、碳水化合物、脂肪酸的代谢合成；维持和改善上皮组织，如眼睛的上皮组织、消化道黏膜组织的健康；还能帮助身体组织利用氧气，促进皮肤、指甲、毛发组织的获氧量，并能保护肝脏。B 族维生素摄入充足，则细胞能量充沛，胎宝宝神经系统发达，可促进大脑、骨骼及各器官的生长发育。维生素 B_1 的日推荐摄入量为 1.5 毫克；维生素 B_2 为 1.8 毫克；维生素 B_6 为 2 毫克；维生素 B_{12} 为 4 微克。

食物来源：B 族维生素广泛存在动物性和植物性食物中。

维生素 B_1（硫胺素）	羊肉、西葫芦、黄瓜、芦笋、豌豆、生菜、圆白菜、西蓝花
维生素 B_2（核黄素）	蘑菇、圆白菜、芦笋、西蓝花、南瓜、豆芽、番茄、牛奶、麦芽
维生素 B_3（烟酸）	金枪鱼、三文鱼、鸡肉、芦笋、圆白菜、番茄、黄瓜、西葫芦、全麦食品
维生素 B_5（泛酸）	豌豆、扁豆、番茄、芹菜、圆白菜、草莓、南瓜、鸡蛋、全麦食品
维生素 B_6（吡哆醇）	香蕉、菜花、西蓝花、芦笋、洋葱、菠菜、花生、芝麻、腰果
维生素 B_{12}（氰钴胺素）	羊肉、牡蛎、金枪鱼、鸡蛋、奶酪、虾、鸡肉

水——不可忽视的营养素

为了把更多的营养输送给胎宝宝，并加速各类营养素在体内的吸收和运转，孕妈妈不可忽视水的补充。孕妈妈每日饮水量约为 1200 毫升，每天 6~8 杯水即可。如果饮食中有汤、粥、果汁等液体食物，饮水量就要相应减少。缺水和饮水过量都对孕妈妈和胎宝宝的健康有危害。

食物来源：白开水是补水的最佳选择。市售矿泉水也是孕妈妈外出时不错的选择。

各种矿物质——要合理补充

矿物质的补充在整个孕期都十分重要，随着胎宝宝发育的加速和母体的变化，各种矿物质的需求量也相应增加，特别是对钙、铁、碘、锌等矿物质的需求尤为迫切。如果缺乏矿物质，孕妈妈会出现妊娠合并贫血、小腿抽筋、容易出汗、惊醒等症状；胎宝宝先天性疾病发病率也会增加。因此，孕妈妈应注意合理补充矿物质。

食物来源：铁在菠菜、瘦肉、蛋黄、动物肝脏中含量较高。铜在动物肝肾、鱼、虾、蛤蜊中含量较高。锌在贝类、鱼类、肉类、动物肝肾中含量较高。硒在小麦、玉米、大白菜、南瓜和海产品中含量较丰富。碘在海带、紫菜、海鱼、海盐等食物中含量丰富。

养胎不养肉的美食推荐

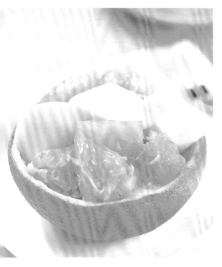

橙香奶酪盅——利于呼吸系统及听力发育

原料：橙子1个，奶酪布丁1盒。

做法： ❶ 在橙子2/3处切一横刀，用小勺挖出果肉。❷ 果肉去筋去膜，撕碎备用。❸ 在橙子内填入奶酪与撕碎的橙肉，拌匀即可。

营养百分百：奶酪被称为"浓缩的牛奶"，蛋白质和钙的含量十分丰富，对胎宝宝此时呼吸系统和听力的发育十分有利。

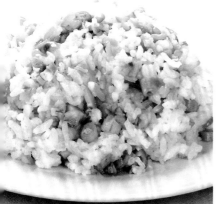

豆角焖米饭——补充B族维生素

原料：大米100克，豆角200克，盐适量。

做法： ❶ 豆角、大米洗净。❷ 豆角切丁，放在油锅里略炒一下。❸ 将豆角、大米放在电饭锅里，再加入比焖米饭时稍少一点的水，焖熟即可，可根据自己口味适当加盐调味。

营养百分百：豆角含有丰富的蛋白质、B族维生素等营养素，对胎宝宝此阶段睫毛的生长和皮肤的发育非常有帮助。

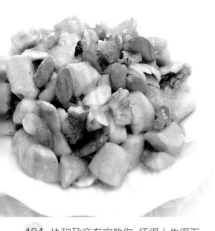

枸杞松子爆鸡丁——促进胎宝宝大脑发育

原料：鸡胸肉100克，松子仁15克，核桃仁10克，鸡蛋1个(取蛋清)，枸杞子、姜末、葱末、盐、酱油、料酒、水淀粉、鸡汤各适量。

做法： ❶ 鸡胸肉洗净，切丁，用鸡蛋清、水淀粉抓匀，将鸡肉丁炒一下，沥油。❷ 核桃仁、松子仁分别炒熟；将所有调料和鸡汤调成汁。❸ 锅置火上，放调料汁，倒入鸡丁、核桃仁、松子仁、枸杞子翻炒均匀。

营养百分百：松子仁和核桃仁对本月胎宝宝大脑皮层沟回的出现和脑组织的快速增殖有极好的促进作用。

炒馒头——营养均衡

原料: 馒头 1 个, 木耳 20 克, 番茄、鸡蛋各 1 个, 盐、葱末各适量。

做法: ❶ 将馒头切成小块; 木耳泡发、洗净, 切小块; 番茄洗净, 切小块; 鸡蛋打散。❷ 将锅加热, 刷一点油, 将馒头块倒入锅中用小火烘, 直到馒头块外皮微黄酥脆, 盛出备用。❸ 锅里加油, 放入木耳翻炒, 倒入打散的鸡蛋液, 再加番茄和少许水(以免粘锅), 最后加盐和馒头块翻炒均匀, 撒上葱末即可。

营养百分百: 木耳和鸡蛋含铁丰富, 可有效提高此时胎宝宝肝脏发育对铁的需求, 同时番茄富含维生素 C, 可帮助身体吸收更多的铁质。

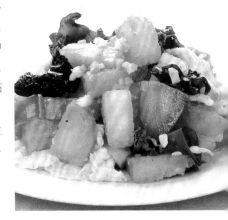

芝麻酱拌苦菊——提升胎宝宝智力

原料: 苦菊 150 克, 芝麻酱、盐、醋、白糖、蒜泥各适量。

做法: ❶ 苦菊洗净后沥干水。❷ 芝麻酱用少许温开水化开, 加入盐、白糖、蒜泥、醋搅拌成糊状。❸ 把芝麻酱倒在苦菊上, 拌匀即可。

营养百分百: 芝麻酱含有健康的植物性脂肪, 可加速本时期胎宝宝大脑细胞的增殖分化, 有助于提升胎宝宝智力水平; 苦菊则是孕妈妈清热降火的美食佳品。

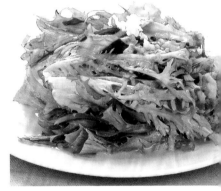

糖醋西葫芦丝——让胎宝宝健康又漂亮

原料: 西葫芦 150 克, 蒜末、花椒、盐、醋、白糖、淀粉各适量。

做法: ❶ 西葫芦洗净, 切丝。❷ 锅内放油, 放入花椒, 炸至变色, 捞出花椒。❸ 油锅里放入蒜末煸香, 倒入西葫芦丝翻炒。❹ 盐、白糖、醋、淀粉加水调成汁, 沿锅边淋入锅里, 翻炒均匀即可。

营养百分百: 西葫芦含有多种 B 族维生素, 可保持细胞的能量充沛, 让胎宝宝健康又漂亮。

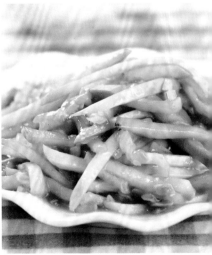

要注意安全

怀孕满28周，胎宝宝体重达到或超过1160克。这段时间内，孕妈妈要警惕早产征兆，避免腹部用力，如出现规律宫缩情况，要及时去医院。

别忘记每天都要监测胎动和胎心

此时，孕妈妈和准爸爸还是要每天记录胎动和胎心，随时了解胎宝宝的状况。孕妈妈还可以自己制作爱心胎动记录表和胎心音记录表，将每天监测的胎动和胎心音次数记录下来，以后这也是胎宝宝的成长日记呢。

7 生活关键词

放松心态 作息规律 运动缓解不适

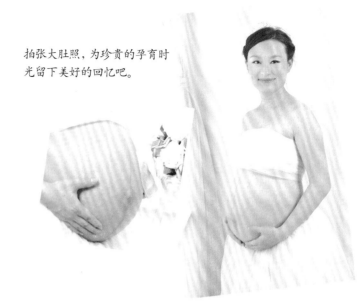

拍张大肚照，为珍贵的孕育时光留下美好的回忆吧。

关注每一个生活细节

保持心情愉快，可以照套大肚照，留下美好回忆。孕妈妈行动不便，但还应适当运动缓解身体不适。

孕7月，由于腹部迅速增大，孕妈妈很容易就会疲劳。孕妈妈平时在生活上要多注意细节，如注意休息，不时变换身体姿势等。如果睡不好，可以多试试不同的睡姿，找到合适的睡姿，或者换个床垫都可以试试。还有，放松的心情和家人的关心也非常重要。此外，这个月孕妈妈别忘了留张大肚照呦！

拍张珍贵的大肚照吧

这个月，孕妈妈的肚子又大又圆，很有"孕"味，此时可以去拍一套纪念照，来纪念怀胎十月的艰辛。孕妈妈在拍大肚照时，不能忽略一些拍照细节。

拍照要选择专门给孕妇拍摄的影楼，这样专业性会比较强，而且会有很多孕妇服装可以选择。在化妆时，要及时与化妆师沟通，尽量少用化妆品，不要用含铅的化妆品，尤其是不要将唇彩吃到肚子里。既然是拍大肚照，至少要有一组露出肚子的照片。不要害羞也不要遮遮掩掩的，大方地把骄傲的大肚子露出来，但要注意腰腹部的保暖。拍摄的时间不要太久，避免孕妈妈太累。

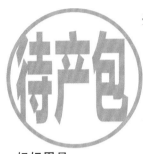

开始准备待产包

本月准备待产包是最合适的，不仅时间充裕，而且胎宝宝情况稳定，孕妈妈有较好的体力和精力挑选母婴用品。如果是孕晚期准备待产包，孕妈妈行动不便，就需要准爸爸多辛苦一些了，一定要在入院前将待产包准备齐全。

妈妈用品

洗漱用具：牙膏、牙刷、漱口水、漱口杯、香皂、洗面奶、毛巾3条(擦脸、身体和下身)、擦洗乳房的方巾2条、小脸盆2个。

特殊衣物：大号棉内裤3条、哺乳胸罩2件、防溢乳垫、便于哺乳的前扣式睡衣、束腹带、产妇垫巾、特殊或加长加大卫生巾、面巾纸、保暖的拖鞋(冬天要带后跟)。

个人餐具：水杯、汤匙、饭盒、吸管。

食品：准备一些巧克力或饼干，饿了随时吃。

证件：户口本或身份证(夫妻双方)、医疗保险卡或生育保险卡、有关病历、住院押金等。

宝宝用品

喂养用品：奶瓶、奶瓶刷、配方奶(小袋即可，以防母乳不足)、小勺。

婴儿护肤：婴儿爽身粉、婴儿护臀霜、婴儿湿巾、最小号纸尿裤或棉质尿布、隔尿垫、婴儿专用棉签。

服装用品："和尚领"内衣、连体服护脐带、小袜子、婴儿帽、出院穿着的衣服和抱被(根据季节准备)。

缓解孕期不适的锻炼方式

孕妈妈在孕期会出现肩颈酸痛、腿部抽筋等不适，试试下面这些小动作能缓解不适。

运动名称	作用	方法
颈部运动	可缓解颈部和肩部的疼痛	下巴贴近胸部，头部按顺时针和逆时针方向各缓慢转动3次，放松颈部和肩部的肌肉，缓解紧张
肩部运动	可缓解因不良姿势造成的背部疼痛	两手臂弯曲，手指尖置于双肩处，肘关节向前做画圈动作，然后再向后做，每组做10次，感到上背和肩部肌肉紧张时停止
伸展小腿	缓解腿部抽筋，促进血液循环	如果发生腿部抽筋，就平坐在地板上或床上，两腿平伸。让准爸爸一只手压住抽筋的膝盖，另一只手抓住脚，把脚趾向孕妈妈头部的方向牵拉，慢慢施压，直至缓解抽筋

孕期不适，对话产科专家

让孕妈妈心烦意乱的是，怀孕过程中总会出现很多症状和问题，这些都是陌生的，会让孕妈妈应接不暇、不知所措，孕7月也是如此。或许孕妈妈已从家人或者朋友那里得到过一些指导，但肯定还是一知半解。不用担心，遇到不适的状况时，孕妈妈只要小心处理就能安全度过。

妊娠高血压调养和预防方法

妊娠高血压轻者可无症状或有轻度头晕，血压轻度升高伴有水肿；重者出现头痛、眼花、恶心呕吐、血压明显升高、蛋白尿增多、水肿明显。

调养

轻度妊娠高血压的孕妈妈可以通过在家休息、保证充足睡眠、增加营养的方法保守治疗。重者或者有症状的孕妈妈则需要住院治疗。

孕妈妈应合理饮食与休息，进食富含蛋白质、维生素、矿物质的食物和新鲜蔬果，减少动物性脂肪和盐分的摄入。保证充足的休息和愉快的心情，坚持左侧卧位可增加胎盘的供血。

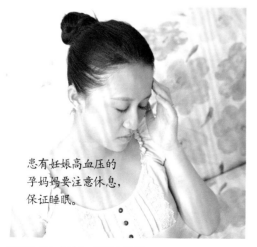

患有妊娠高血压的孕妈妈要注意休息，保证睡眠。

预防方法

1. 正常的作息、足够的睡眠、保持心情愉快对预防妊娠高血压综合征有重要作用。

2. 平时注意血压和体重的变化。可每日测量血压并做记录，如有不正常情况，应及时就医。

3. 勿吃太咸、太油腻的食物；孕期补充钙和维生素，多吃新鲜蔬菜和水果；适量进食鱼、肉、蛋、奶等高蛋白、高钙、高钾及低钠食物。

4. 散步、太极拳、孕妇瑜伽等运动可使全身肌肉放松，促进血压下降。

孕期患痔疮巧治疗

由于孕激素和子宫增大对肠胃的影响，很多孕妈妈都会患痔疮。通常根据怀孕时间和痔疮症状严重程度来选择治疗孕期痔疮方法，原则上应选择保守治疗。

孕妈妈可通过温水坐浴、局部软膏和栓剂等方式来缓解症状，在使用软膏或栓剂时应注意，含有类固醇和麝香的药物应避免使用。

胃痛怎么办

孕妈妈一旦胃痛，首先不要紧张，适当减少饮食量，尤其是其中含糖量较高的食物。现在一般营养不良的孕妈妈比较少见，相反营养过剩的比较多。许多人在怀孕后自觉不自觉地过分加大了饮食量，这对脾胃以及胎宝宝的发育都没有什么好处。

可以多喝点玉米面粥，如果消化还可以，也可适当喝点小米粥、山药粥。尽量不要喝纯的大米粥，可在粥中适当加些红枣。饮食以清淡为主，在胃疼症状减轻后，再逐渐添加高热量、高营养的食物。

别忽视孕期水肿

孕妈妈孕中期出现水肿的原因通常有2个，一个是胎宝宝发育、子宫增大压迫下肢，使血液回流受影响，造成孕妈妈下肢出现水肿。这样的水肿经过卧床休息后基本可以消退。另一个则是孕期全身疾病的一种表现。这种水肿在卧床休息后仍不能消退，医学上称为"妊娠水肿"，是不正常现象。

妊娠水肿在开始时有可能是隐性的，也就是孕妈妈体内水分已经开始增加，但没有表现为水肿，而是表现为体重增加过多、过快。所以若孕妈妈孕7月每周体重增长超过500克，就要引起重视。

腰酸背痛做做运动

孕中期后，孕妈妈因子宫增大，身体重心前移，腰背肌肉紧绷，容易造成腰酸背痛甚至会央及臀部及大腿背侧。此时，脊椎运动就不可忽视了。而脊椎又是人们平时最难运动到的一个部位，推荐孕妈妈做脊椎伸展运动，这是减轻腰酸背痛的最好方法。

运动时需仰卧，双膝弯曲，双手抱住小腿，头向前伸贴近胸口，使脊柱、背部及臀部肌肉成弓形，然后放松，每天坚持练数次，以不疲惫为宜。

在日常生活中孕妈妈不宜久站，不宜提重物，不宜穿高跟鞋，以便减轻脊椎的压力。

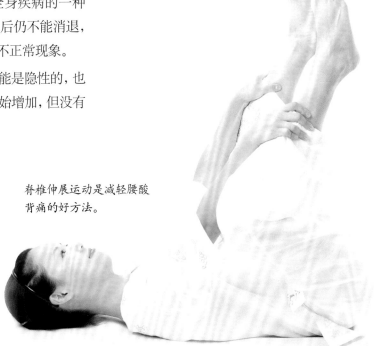

脊椎伸展运动是减轻腰酸背痛的好方法。

二胎妈看过来

❀ 二胎妈特别关注
🌱 二胎爸积极行动

1 身体❀

胎盘增大、胎宝宝持续增长、羊水增多使二胎妈体重增加迅速。

3 生活❀

要保持规律的睡眠习惯，尽量不熬夜。如果有失眠的症状，可以在睡前用热水泡脚或喝杯热牛奶。

头胎
二胎

大不同

头胎剖宫产的二胎妈要控制体重，避免胎宝宝太大导致子宫瘢痕破裂。

饮食上最好选择富含膳食纤维的食物，以预防便秘。同时要增加蛋白质的摄入量，但是要控制脂肪的摄入。

2 饮食❀

孕期腿抽筋的原因

缺钙是造成孕期腿抽筋的常见原因，因为钙与肌肉的收缩、神经细胞的调节都有关系。整个孕期约需要储存 50 克钙，如果摄入钙不足，身体就会动用体内储存的钙，容易导致缺钙，出现腿抽筋、腰腿酸痛、关节痛、血压升高、骨质疏松等。除了缺钙外，孕期腿抽筋还有其他原因，随着孕期的增加，体重增长过快会压迫下半身血管导致血液循环不良，出现腿抽筋的现象。

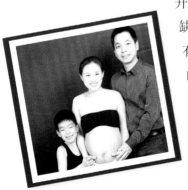

二胎爸别闲着

二胎妈的腹部增大，行动越来越不便，随之还会出现各种不适，这时就需要二胎爸的帮助了，可以每天晚上睡觉前帮二胎妈按摩下疼痛的部位；或者晚饭后陪二胎妈一起做做小运动，在欢快的氛围中赶走孕期的不适。

1. 陪妻子一起做小运动。

2. 一起准备二宝用品。

3. 和妻子、大宝去拍大肚照。

4. 抽时间多照顾大宝。

5 胎教

此时胎宝宝能根据声音做出回应，因此就需要二胎爸磁性的声音多和胎宝宝互动。

7 产检

本月是妊娠高血压的高发期，要密切关注血压值。同时也是缺铁性贫血的高发期，要注意血常规检查。

腿部抽筋、脚部水肿，各种肌肉酸痛随之而来。这时，二胎爸要大显身手了，从现在起，当名称职的家庭按摩师吧。

4 不适

身体的变化和孕期的不适，让二胎妈的行动变得不便。此时就需要二胎爸抽时间多陪陪大宝，带大宝出去玩耍。

6 大宝

打包好全部待产用品

有些二胎妈可能认为现在准备待产用品有些早，但在孕8月后，二胎妈要做好肚子里的小家伙随时都会出生的准备。现在正是二胎妈身体比较舒适的日子，因此在此时要提前将住院时用到的必需品以及社保卡、医院就诊卡、银行卡等准备好，并放在任何人都能找到的地方，那么即便发生紧急情况也不会慌乱了。

孕7月怎样照顾大宝

和大宝一起准备二宝用品：在准备待产用品时可以请大宝来帮忙，多听听大宝的意见，或者有些东西需要用到大宝的，要跟大宝做好沟通，这也是让大宝学会分享的好时机。

没见面也能交流：平时二胎妈可以多和大宝提提二宝，包括他的成长。让大宝多了解肚子里的宝宝。也可以让他们多做交流，比如和肚子里的胎宝宝多说说话，看他是否能做出回应；还有测胎动的时候也可以让大宝参与并感受。

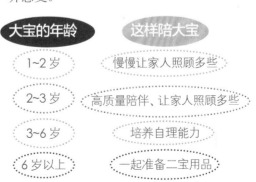

大宝的年龄	这样陪大宝
1~2岁	慢慢让家人照顾多些
2~3岁	高质量陪伴、让家人照顾多些
3~6岁	培养自理能力
6岁以上	一起准备二宝用品

协和产科门诊孕 7 月常见问题

孕期感冒、贫血、过敏……本月在门诊中总会有孕妈妈来问这些问题。眼看舒适的孕中期过去了，到了最后的冲刺阶段——孕晚期，孕妈妈们难免会紧张、担心。孕妈妈们不要担心，下面就是本月的常见问题，孕妈妈们可以对号入座以解决问题。

孕期感冒怎么办

由于怀孕期间抵抗力减弱，身体容易疲劳，所以更易导致感冒。只要弄清楚感冒的病因和对胎宝宝的影响并及时处理防治，就不必过分担忧。那么，一旦孕妈妈感冒了，要怎么护理呢？

轻度感冒处理方法

喉咙痛时，可以用浓盐水每隔 10 分钟漱口和咽喉 1 次，10 次左右即可见效。

喝点鸡汤对于减轻鼻塞、流涕等有一定的作用，同时可增强人体抵抗力。

在保温杯内倒入 42℃ 的热水，将口、鼻部正对杯口，不断吸入热蒸气，每日 3 次。

可以选用如板蓝根冲剂的纯中成药，同时要多喝开水，注意休息，并补充维生素 C，感冒多数会很快痊愈。

重度感冒处理方法

感冒并伴有高热、剧烈咳嗽，可选用柴胡注射液退热和纯中药止咳糖浆止咳，但具体用药还应咨询医生。此外，可用湿毛巾冷敷或用 30% 的酒精擦浴，进行物理降温。

抗生素类药物可选用青霉素类药物，而不能用诺氟沙星、链霉素、庆大霉素等。切记所有的药物都应当由医生开处方，不可自行服药。

有些孕妈妈感冒时可能会伴有高热，持续的高热可能对胎宝宝造成影响，需要及时就医询问治疗方案。

孕妈妈积食不消化了怎么办

孕妈妈如果出现消化不良的症状，可以口服健胃消食片或山楂丸治疗，并要清淡饮食，可适当饮用牛奶或吃些苹果。孕妈妈经常散步也可以促进消化，但是不能随便按摩腹部，以免对胎宝宝造成影响。

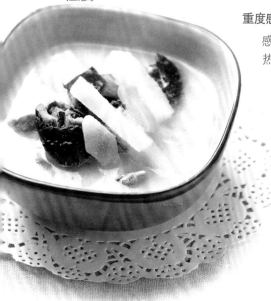

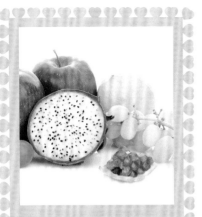

孕中晚期，有必要吃蛋白粉吗

如果胎宝宝在每次产检时都正常，医生没有建议孕妈妈吃蛋白粉，那就不要随便吃补品。平时饮食尽量多样化，换着花样做点好吃的，多吃新鲜蔬菜和水果，比吃补品更好。

检查出贫血了，吃什么补血最快

补血主要是补铁，孕妈妈贫血是因为胎宝宝发育中对铁的需求量增加造成的，补铁首先要把厨具换成铁质的，最好选用铁锅。另外，还要多吃补铁的食物，像红豆、红枣、鸡蛋、豆浆、动物肝脏、鸭血、鸡肉、猪瘦肉等都是不错的选择。但是孕妈妈要注意，这些补血的食物要搭着吃，同一种食物不能摄入过量。

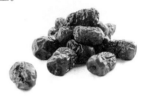

总做噩梦，是怎么回事

越临近孕晚期，孕妈妈可能越会觉得心神不安，睡眠不好，经常做一些记忆清晰的噩梦，这是在怀孕阶段对即将承担母亲的重任感到忧虑不安的反应。这是正常的，孕妈妈不必为此自责，而是要保持良好的心境。可以向准爸爸或亲友诉说内心的感受，因为"倾诉"往往是最好的自我调节方法。

同时，多看些育儿方面的书，听听美妙的音乐，把备产工作做得井井有条，都可以减轻忧虑，少做噩梦。另外，孕妈妈临睡前也可以喝杯温牛奶，跟胎宝宝说说话，或者泡泡脚，这些都利于提高睡眠质量。

孕妈妈是过敏体质，会不会遗传

如果怀孕期间，过敏体质的孕妈妈出现了过敏情况，就有可能让肚子里的胎宝宝也感染上。所以，孕期做好预防是很关键的。

对于过敏体质的孕妈妈来说，怀孕期间免疫功能可能会下降，一旦过敏被引发，症状可能会比怀孕前严重一些。所以一定要尽量避开那些可能诱发过敏的过敏源。一旦出现过敏，要尽快去医院检查，听从医生的指导，避免让肚子里的胎宝宝受到影响。另一方面，在宝宝出生后，也要认真帮他做好过敏的预防，让他避免接触之前诱发妈妈出现过敏症状的东西。

孕 7 月感应胎教

本月胎教重点

在这个时期，胎宝宝对声音感应的神经系统已经接近完成阶段。这个月的胎宝宝已有进行"学习"的能力，所以在胎教方面应更多样、更全面。

情绪胎教

和准爸爸看一部电影不仅能缓解孕妈妈的情绪，也可以给胎宝宝全面的胎教。孕妈妈在看电影时随着剧情出现情绪起伏，胎宝宝也可以感受得到。

运动胎教

孕中晚期，孕妈妈容易出现腿脚水肿。虽然此时孕妈妈的行动不便，但也可以适当地进行运动，缓解腿脚水肿。

语言胎教

本月，胎宝宝的感官功能进一步完善，孕妈妈可以多跟胎宝宝进行语言交流。胎宝宝接受声音刺激越多，越有利于将来的智力发展。

情绪胎教：原声电影《爱丽丝梦游仙境》

《爱丽丝梦游仙境》带着神秘的魔幻色彩，是一部既适合大人看，又适合儿童看的电影。

电影讲述的是一个名叫爱丽丝的小姑娘追赶一只揣着怀表、会说话的兔子，掉进了兔子洞，进入神奇国度的故事。爱丽丝在这个世界见到了很多古怪的东西，也遇到了一大堆的人和动物，整个旅途都带着一种神秘感。在这个奇幻疯狂的世界里，爱丽丝不断探险，不断成长，不断认识自我，终于成为一个"大"姑娘。最后竟发现这一切都是自己的梦。

这部电影是根据英国作家查尔斯·路德维希·道奇森的同名小说改编。孕妈妈也可以找这部小说来看一看。

运动胎教：脚腕运动——缓解腿脚水肿

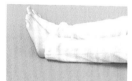 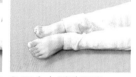

❶ 坐或躺在床上，同时向右摇摆双脚，活动脚腕。　❷ 再向左活动双脚。

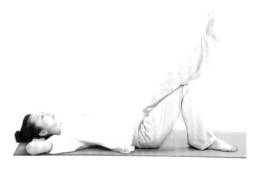

❸ 躺在床上，一条腿屈起，一条腿搭在上面，然后换腿。这样可增加血液回流。

音乐胎教：门德尔松《乘着歌声的翅膀》

门德尔松的这首《乘着歌声的翅膀》，创作于 1834 年。这首歌的歌词是海涅的一首抒情诗。全曲以清畅的旋律和柔美的音韵，描绘了一幅温馨而富有浪漫主义色彩的图景：乘着歌声的翅膀，跟亲爱的人一起前往恒河岸旁，岸边开满红花和玉莲花，听着潺潺的河流声……曲中不时出现的下行大跳音程，生动地渲染了这美丽动人的情景。

孕妈妈欣赏这首音乐的时候，要闭上眼睛去倾听它，在优美的旋律中，好像变身成一只自由自在飞翔的小鸟，张开翅膀，和胎宝宝一起，在天空中尽情地飞翔。同时还要将歌词中的美景描述给胎宝宝听，告诉他，等待他的是一个多么美好的世界。

语言胎教：故事《猴子捞月》

一天晚上，一群猴子嬉戏着来到了一口井旁。不知是哪只猴子先发现月影在井中一晃一晃，便大吃一惊："不好了，月亮掉到井里去了！"大家决定把月亮捞上来，可怎么才能捞出月亮呢？一只年长的猴子一拍脑壳："有办法了，我攀在树枝上，你们拽住我的尾巴，一个连一个，就可以捞出月亮了。"

于是，猴子们便一个接一个，连成了一长串。最下面的小猴子可以碰到水面了，可是手刚碰到井水，月亮就碎成一片一片的了。这只猴子大喊："哎哟，不好了！月亮被我抓破了！"

过了一会儿，井水平静后，又出现了又圆又亮的月亮。小猴子又伸手去捞，捞呀，捞呀，捞了半天，还是捞到一把水。小猴子捞不到月亮，急得吱吱吱直叫唤，上边的猴子也都叫了起来。这个说："我的腿都酸了，挂不住啦！"那个说："我的手疼了，抓不紧啦！"

月亮跑到哪里去了？是在和我们捉迷藏吗？

这时候，年长的猴子忽然抬头一看，又圆又亮的月亮还好好地挂在天上，就对大家说："你们看，月亮不是好好地挂在天上吗？在井里是月亮的影子。傻孩子，快上来看月亮吧！"

大家看着又圆又亮的月亮，吱吱吱地笑了起来。

孕8月

经过了不长不短的安稳、平静之后，孕妈妈和胎宝宝终于走到了孕8月，很快就能迎接宝宝的降临了。此时，沉重的腹部让孕妈妈更容易疲惫，而便秘、背部不适、腿部水肿等状况可能会更严重。不用担心和忧虑，放松心情，适当做一些运动，保持合理的营养，这样才能为顺利分娩打下基础。

胎宝宝的模样

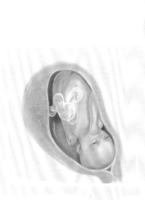
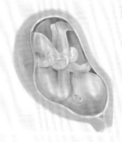
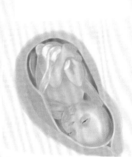
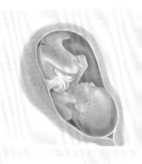

孕29周

胎宝宝的大脑和内脏器官继续发育，因为大脑的沟回增多及神经细胞之间的联系使得大脑的作用加强了，能控制呼吸和体温。此时，胎宝宝头部和身体的比例已经协调，眼睛已经能转动，对光线、声音和味道的感觉更强了。

孕30周

胎宝宝的头发越来越密，骨骼也变硬了，现在他正不断地囤积脂肪。胎宝宝的眼睛能够睁合，骨髓开始造血，脚趾也在生长。此时胎宝宝最喜欢头朝下的姿势，这可是标准的分娩姿势。

孕31周

本周，胎宝宝的大脑和肺正处在最后的发育冲刺阶段，身长增长速度趋缓而体重迅速增加。胎宝宝眼睛的变化非常明显，活动时睁开，休息时闭上，还能辨别明暗，甚至能跟踪光源。

孕32周

胎宝宝依然热衷于睁眼和闭眼的玩耍。此时，胎宝宝的内脏器官已经发育成熟，脚趾甲和头发也长得差不多了。最重要的是，他的五种感觉器官已经发育完好并开始运转。现在胎宝宝体重增长速度相当快。

孕妈妈的变化

孕 29 周

到本周，孕妈妈的体重增加了 8.5~10 千克。不规律的宫缩时有发生，会觉得肚子偶尔会一阵阵地发硬、发紧，这是正常的。如果宫缩频繁，需立即就医。从这周开始，需要每 2 周产检一次。

孕 30 周

孕妈妈这时会感到身体越发沉重，肚子大得看不到脚，行动越来越吃力。而且子宫底上升到肚脐和胸口之间，对胃和心脏造成压迫，使孕妈妈出现胸闷、胃痛的症状，食欲也减弱了许多。

孕 31 周

孕妈妈的子宫底已经上升到了横膈膜处，吃下食物后总是觉得胃里不舒服。这时最好少吃多餐，以减轻胃部的不适。大概在孕 34 周时这些不适就会有所缓解。

孕 32 周

孕妈妈的体重每周增加 500 克是正常的，因为现在胎宝宝的生长发育相当快，他将完成出生前 1/3 甚至 1/2 以上的体重增加。孕妈妈此时的阴道分泌物增多，排尿次数也增多了，要注意外阴的清洁。

准爸爸备忘录

孕晚期，孕妈妈可能会因为子宫增大带来的身体不适而心情不好，准爸爸要宽容对待孕妈妈的情绪波动，最好每天能为孕妈妈做腿部按摩，这对缓解孕妈妈的身体不适很有帮助。

保证孕妈妈的睡眠与休息时间，鼓励她做适当的活动。

从本月起，性生活应禁止，以免引起早产。

孕妈妈可能会因为临近分娩而产生不安和焦虑情绪，准爸爸要多陪陪孕妈妈，与孕妈妈交流宝宝出生后的事情，激发孕妈妈的母爱。

产检温馨提示

2周1次产检

孕28周以后，每2周就要进行1次产检。孕30周的产检主要是常规项目的检查。孕妈妈也可以每天自己数胎动，发现有异常情况时应该马上就医。一般从孕32周起，产检项目会加上胎心监护。进行胎心监护时，孕妈妈可以选择一个舒服的姿势，避免平卧位。如果做胎心监护的过程中胎宝宝不愿意动，极有可能是胎宝宝睡着了，可以轻轻抚摸腹部把胎宝宝唤醒。

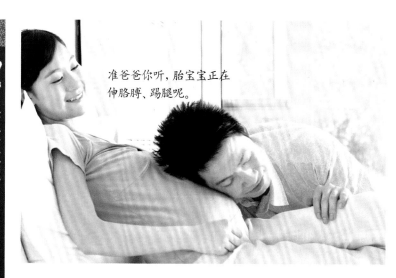

准爸爸你听，胎宝宝正在伸胳膊、踢腿呢。

孕8月产检

孕8月开始，孕妈妈产检会进行胎心监护，以动态监护胎宝宝的活动，判断胎宝宝的发育情况。

本月，医生会做骨盆内测量，以检查骨盆大小和形态，判断是否适合顺产。借此，还可经阴道检查胎位，及时纠正胎位不正。同时，还会进行白带检查，判断生殖道是否感染，为分娩提前做好准备。这时的产检一般为2周1次。

本月产检项目

☐ 检查子宫大小与高度，测量骨盆

☐ 检查静脉曲张、水肿等项目

☐ 检查体重与血压

☐ 验尿

☐ 白带检查，判断是否有生殖道感染

☐ 检查血色素及血细胞比容

☐ 听胎宝宝的心跳

☐ 必要时可通过超声波看看胎宝宝

（注：以上产检项目和标准可作为孕妈妈产检参考，具体产检项目以各地医院及医生提供的建议为准。）

何时进行骨盆内测量

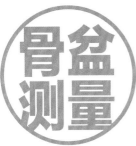
骨盆测量

专家解读产检报告

本月的骨盆测量一般为外测量，以判断孕妈妈的骨盆状态及是否适合顺产等。

检查项目	测量位置	正常值	作用
髂棘间径(IS)	孕妈妈仰卧，用骨盆测量尺测两髂前上棘外缘间的距离	23~26 厘米	髂棘间径和髂嵴间径这两条径线可相对地反映骨盆入口横径的大小
髂嵴间径(IC)	孕妈妈仰卧，测两髂嵴外缘间的最宽距离	25~28 厘米	
骶耻外径(EC)	孕妈妈侧卧，上腿伸直，下腿弯曲，测耻骨联合上缘中点到第五腰椎棘突下的距离	18~20 厘米	此径线可间接推测骨盆入口前后径的大小
坐骨结节间径(TO)	两坐骨结节内侧间的距离	8.5~9.5 厘米	代表骨盆出口的横径
耻骨弓角度	测量耻骨联合下缘	正常值约 90°，小于 80° 不正常	此角度反映骨盆出口横径的宽度

让你一次就通过的小秘密

白带检查小秘密

除了骨盆测量，本月还要进行白带检查，以判断阴道清洁度。化验阴道清洁度常用 pH 来表示酸碱度，正常 pH 为 4.5，患有滴虫性或细菌性阴道炎时白带的 pH 大于 5 或 6。报告单中 "+" 符号只说明感染了滴虫或真菌，并不说明感染的程度。其中：I ~ II 为正常，III ~ IV 为异常。做清洁度检查时应同时做滴虫、真菌检查。检查前一天晚上和当天早晨孕妈妈可用清水适当清洗一下外阴。注意饮食，不要吃过多油腻、不易消化的食物。

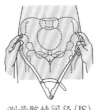
测量髂棘间径(IS)

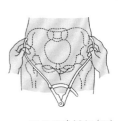
测量髂嵴间径(IC)

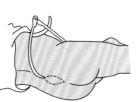
测量骶耻外径(EC)

测量骶耻外径(EC)内视图

孕8月
膳食结构

五谷类
300~450克
可尝试1碗小米粥和2个豆包或1个黑面馒头搭配。

蔬菜类
300~500克
多吃富含膳食纤维的蔬菜,可润肠通便。

水果类
200~400克
水果可换着吃,但不能代替蔬菜,一天吃半个芒果或1个苹果或3颗鲜枣。

蛋类和肉类
50~100克
可选择脂肪少的肉类,如猪小排、牛肉。对于蛋类,每天一两个鸡蛋或3个鹌鹑蛋即可。

鱼类和海鲜
100~150克
摄入不足时,可用畜禽肉类或蛋类代替。

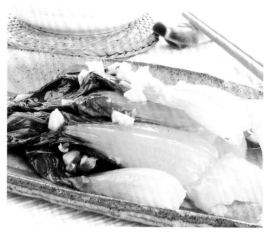

合理搭配饮食,胎宝宝身体长得壮壮的。

孕8月饮食指导

宜多吃芹菜、冬瓜等利尿食物缓解水肿,适当补钙、铁、蛋白质,做好营养冲刺。

本月胎宝宝的生长发育达到最高峰,在孕中期的饮食基础上,孕妈妈应适当摄取含蛋白质、铁的食物,并摄入一定量的钙。孕妈妈一定要做好最后的营养准备,为分娩加油!

孕晚期,胎宝宝的体重增加很快,如果营养不均衡,孕妈妈往往会出现贫血、水肿、高血压等并发症。要想达到均衡多样的营养,孕妈妈就要注意平衡膳食。孕妈妈所吃的食物品种应多样化,荤素搭配、粗细粮搭配、主副食搭配,且搭配要恰当。副食可以选择:牛奶、鸡蛋、豆制品、禽肉类、瘦肉类、鱼虾类和蔬果类。总之,孕妈妈不能挑食,还要适当补充铁,预防贫血;补充钙、磷等有助于胎宝宝骨骼及脑组织发育。

孕妈妈营养自测
遇到1种症状得1分。出现加粗标明的症状,得2分。最高为10分,分值越高,说明孕妈妈对这种营养素的需求越大。

α-亚麻酸
☆ **睡眠质量差**
☆ **记忆力下降**
☆ 血压升高
☆ **免疫力低下**
☆ **视力减退**
☆ 血脂升高
☆ 疲劳
得分( )

铁
☆ 肤色苍白
☆ 疲劳或情绪低落
☆ **唇无血色**
☆ 失眠多梦
☆ 畏寒怕冷
☆ 口腔易发溃疡
得分( )

蛋白质
☆ 头发枯黄无光泽、稀疏易脆
☆ 皮肤溃疡或弹性差
☆ **脚腿水肿**
☆ 易感冒
☆ 贫血
☆ 消瘦
☆ **易骨折**
☆ 伤口不易痊愈
得分( )

孕期何时开始补充 α-亚麻酸

本月主打营养素

α-亚麻酸——促进大脑和视网膜发育

在怀孕的最后 3 个月，孕妈妈体内会产生两种和 DHA 生成有关的酶。在这两种酶的帮助下，胎宝宝的肝脏可以利用母体血中的 α-亚麻酸来生成 DHA，帮助大脑和视网膜发育完善。如果在孕期错过补充 α-亚麻酸的最佳时机，或者补充得不够，都极有可能造成胎宝宝发育不良、体形小于正常胎宝宝、视力不好、抵抗力差等后果。据了解，α-亚麻酸不能由人体自身合成，只有直接食用才能达到补充效果，由于本月是胎宝宝大脑处于迅速成长的特殊阶段，专家建议孕妈妈每天应补充 1 克左右。

食物来源： 亚麻子油中 α-亚麻酸的含量相对较高，孕妈妈可在平时烹饪时适当用一些。另外，孕妈妈应多吃些核桃、松子等富含 α-亚麻酸的坚果，来帮助胎宝宝成长。

铁——满足胎宝宝造血和储血的需要

孕晚期补铁至关重要，尤其在怀孕最后 3 个月，胎宝宝除了造血之外，其脾脏也需要贮存一部分铁。如果此时储铁不足，宝宝出生后很容易发生贫血，孕妈妈也会因缺铁而贫血，一旦发生产后出血，不利于机体的恢复。

食物来源： 动物肝脏、蛋黄、瘦肉、鲤鱼、虾、海带、紫菜、木耳、南瓜子、芝麻、黄豆、绿叶蔬菜等。如果将动物、

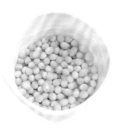

植物食品混合吃，铁的吸收率可以增加一倍。因为含维生素 C 的水果、蔬菜，可促进铁的吸收。

> ☆ 孕晚期适当增加铁的摄入量
> ☆ 不要补充过量
> ☆ 每天摄入 35 毫克最佳

蛋白质——胎宝宝体重飞速增长的助推剂

本月，母体基础代谢率增至最高峰，胎宝宝生长速度也增至最高峰，孕妈妈应尽量补足因胃容量减小而减少的营养。其中，优质蛋白质的摄入能很好地为孕妈妈和胎宝宝补充所需的营养。

食物来源： 鱼、虾、鸡肉、鸡蛋、牛奶和豆制品都可以提供优质蛋白质。需要特别强调的是，鱼含有优质蛋白质，脂肪含量却很低，鱼还含有各种维生素、矿物质和鱼油，有利于胎宝宝大脑发育和骨骼发育，是孕晚期最佳的蛋白质来源。

> ☆ 适当增加摄入量
> ☆ 每天摄入 80~100 克为宜

养胎不养肉的美食推荐

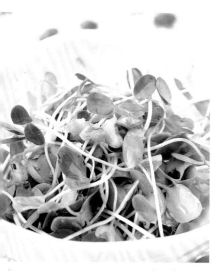

香椿苗拌核桃仁——补充 α - 亚麻酸

原料：核桃仁 30 克，香椿苗 100 克，盐、醋、香油各适量。

做法： ❶ 香椿苗择好后，洗净滤干水分；核桃仁用温开水浸泡，备用。❷ 将香椿苗、核桃仁、醋、盐和香油拌匀。如果想吃辣味的可以淋入少许辣椒油。

营养百分百：核桃能有效补充 α - 亚麻酸，可使本月胎宝宝大脑、视网膜的发育更加完善，让胎宝宝脑聪目明。

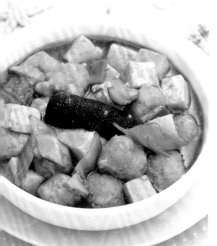

海参豆腐煲——让胎宝宝更强壮

原料：海参 50 克，猪肉末 80 克，豆腐 100 克，胡萝卜片、黄瓜片、葱段、姜片、盐、酱油、料酒各适量。

做法： ❶ 剖开海参腹部，洗净体内腔肠，用沸水加料酒和姜片氽烫，捞起切寸段；猪肉末加盐、酱油、料酒做成丸子；豆腐切块。❷ 海参放进锅内，加清水、葱段、姜片、盐、酱油、料酒煮沸，加入丸子和豆腐，煮至入味，最后加胡萝卜片、黄瓜片稍煮即可。

营养百分百：海参能提供优质的营养素，让胎宝宝更健壮。

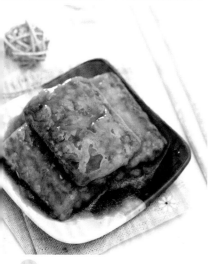

红烧带鱼——补充不饱和脂肪酸

原料：带鱼 2 条，姜片、蒜、醋、酱油、料酒、盐、淀粉、白糖各适量。

做法： ❶ 带鱼洗净后去头尾，剪成段，两面拍上淀粉。❷ 锅内放油，放入带鱼段炸至金黄捞出。❸ 锅内留底油，姜片、蒜放锅里煸香。❹ 再放入带鱼，不要用铲子去铲，而是来回晃动锅，然后再顺着锅边倒入醋、酱油、料酒、白糖和 2 杯水，大火烧开。❺ 待汤汁见少时放盐，至汤汁收浓即可。

营养百分百：带鱼中的不饱和脂肪酸尤其丰富，对胎宝宝大脑最后的发育冲刺大有助益。

番茄炖牛腩——补血抗敏

原料：牛腩 100 克，番茄 1 个，葱段、姜片、蒜瓣、料酒、盐、白糖各适量。

做法： ❶ 牛腩、番茄分别洗净，切块。❷ 牛腩凉水下锅汆水，捞出、洗净备用。❸ 油锅烧热，煸香葱段、姜片、蒜瓣，放入牛腩块煸炒，并烹入料酒。❹ 锅内加足量开水，大火烧开，转小火炖 1 小时。❺ 放入切好的番茄块，加盐和白糖调味，炖至番茄软烂出红油即可。

营养百分百：番茄可改善孕妈妈过敏，还可促进胎宝宝眼睛的发育，牛腩可满足胎宝宝造血和储血的需要。

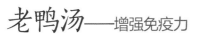

老鸭汤——增强免疫力

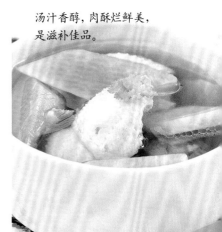

汤汁香醇，肉酥烂鲜美，是滋补佳品。

原料：老鸭 1 只，酸萝卜 150 克，老姜、盐各适量。

做法： ❶ 老鸭收拾干净，切块，汆烫，把鸭块倒入油锅中翻炒至变色；酸萝卜用清水冲洗干净，切片；老姜拍烂，备用。❷ 用炖锅把水烧开，然后倒入炒好的鸭块、酸萝卜、老姜，用小火煨 2 小时出锅，加盐调味即可。

营养百分百：老鸭汤具有温胃养颜、清热驱寒、增强人体免疫力的功效，集营养与美味于一身。

香菇豆腐塔——低脂且补钙

原料：豆腐 200 克，香菜 50 克，香菇 30 克，盐适量。

做法： ❶ 豆腐洗净，切成四方小块，中心挖空备用。❷ 香菇和香菜一起剁碎，加入适量的盐拌匀成馅料。❸ 将馅料填入豆腐中心，摆盘蒸熟即可。

营养百分百：豆腐富含易被人体吸收的钙，对胎宝宝本月骨骼的硬化和脚趾甲的生长极有好处，并有助于胎宝宝正常的心肌活动。

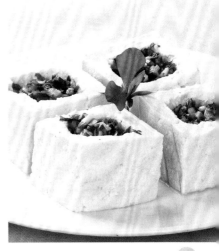

8

生活关键词

警惕早产

按时测胎动

注意胎心过快

关注每一个生活细节

　　孕妈妈要放缓生活节奏，多与人交流缓解紧张情绪。还在工作的大龄孕妈妈，工作该停就停，准备待产。

　　踏入孕 8 月，孕妈妈的身体越来越笨重，会感到很疲劳，胎宝宝正快速生长发育着，孕妈妈的行动会更加不便，所以本月孕妈妈在生活上要更加注意生活起居、身体健康指标，尽量减少独自出门的时间，避免过度劳累，在医院选择上要多咨询、多了解，确定最终的分娩医院。

不要再出远门了

　　孕晚期，孕妈妈体内各系统都会发生很大的变化，子宫、乳房逐渐增大，血容量逐渐增加，身体负担明显加重。这时胃酸分泌减少，易出现腹胀和便秘；骨盆韧带变软，关节略松，严重时可造成关节疼痛。加上胎宝宝在肚子里逐渐增大，使孕妈妈体重明显增加，致使孕妈妈行动不太灵活，容易疲劳。如果孕晚期长途旅行，孕妈妈会因乘车时间过长、体力消耗过度、食欲不佳、睡眠不足等诱发疾病，加上不良环境因素的作用，如路途颠簸、天气变化、环境嘈杂、乘车疲劳等，也会对孕妈妈心理产生负面影响，不利于胎宝宝的生长发育，甚至会导致早产。

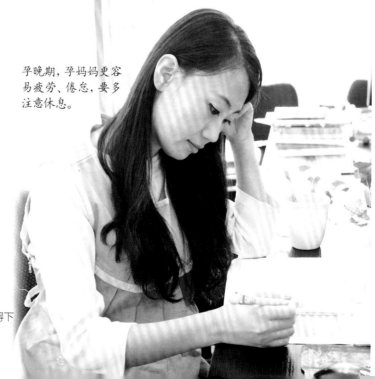

孕晚期，孕妈妈更容易疲劳、倦怠，要多注意休息。

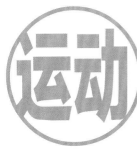

温和运动，为分娩积蓄力量

此时，孕妈妈运动应以动作幅度不大、速度稍慢的运动为主，可选择舒展体操、孕期瑜伽等，以加强骨盆关节和腰部肌肉的柔软性，松弛骨盆和腰部关节，为分娩做好准备。另外，孕妈妈可在运动时缓慢吸气、呼气，有益于分娩时呼吸的调整。孕晚期孕妈妈运动一定要缓慢，运动时间以 15 分钟内为宜。

用枕头帮助睡眠的小方法

面对孕晚期日益加重的睡眠问题，孕妈妈只要使用家中现有的普通枕头就可以轻轻松松睡个好觉。下面就教给孕妈妈利用枕头帮助睡眠的 5 个小方法，简单易做。

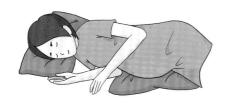

垫在腹部下，支撑腹部，缓解孕妈妈睡眠不适。

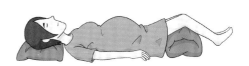

垫在大腿下，抬高大腿，缓解腿部肿胀感，有助睡眠。

垫在两腿之间，减轻腿部压力。

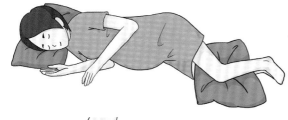

垫在双脚下，抬高双脚，有助下肢血液循环，缓解水肿。

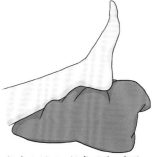

垫在小腿下，抬高下肢，有助缓解小腿酸痛。

孕期不适，对话产科专家

孕8月，孕妈妈特别容易感到疲劳，之前的腰酸背痛、水肿和呼吸费力的状况可能会更严重。睡眠质量不好，食欲会有所下降，孕妈妈心情容易变得急躁，一些妊娠并发症开始出现，孕妈妈的孕程会更加艰辛，面临更多身体和心理上的困扰，但是想想就要和宝宝见面了，这一切也就不那么难以忍受了。

乳头内陷，可做做"十字操"

如果孕妈妈发现自己乳头内陷，可在孕32周后开始做"十字操"进行纠正。

将两拇指（或食指）平行放在乳头两侧，慢慢地将乳头向两侧外方拉开，牵拉乳晕皮肤及皮下组织，使乳头向外突出。拉乳头时手法和动作都要轻柔，时间不能太长，每天2次，每次重复10~20下即可。

有早产先兆（如频繁下腹痛、阴道有血性分泌物）的孕妈妈及有早产史者，则应将"十字操"改至孕37周后再做。如果拉乳头引起宫缩，要立刻停止，待宝宝出生后再进行纠正。

脐带绕颈不要慌

脐带绕颈与脐带长度及胎动有关，如胎宝宝较多地自动回转、倒转，就可能导致脐带绕颈。脐带绕颈1周的情况很常见。脐带绕颈松弛，不影响脐带血循环，不会危及胎宝宝的生命。

若脐带绕颈过紧、脐带绕颈3周以上可导致血循环受阻或胎宝宝颈静脉受压，脑组织缺血、缺氧，造成宫内窘迫或窒息。如伴有脐带过短或相对过短，往往在产程中影响胎先露（最先进入骨盆入口的胎儿部分），延长产程，加重缺氧。对此，孕妈妈需要注意以下几点。

1. 要经常数胎动。

2. 羊水过多或过少、胎位不正的孕妈妈要做好产前检查。

3. 孕妈妈应保持左侧卧位的睡眠姿势。

4. 不要在分娩时因惧怕脐带意外而要求医生实施剖宫产。

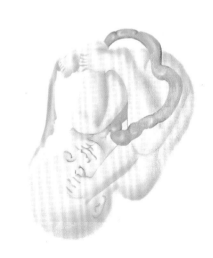

呼吸急促可深呼吸

孕晚期，增大的子宫顶到胸膈膜，并压迫到肺，会使孕妈妈呼吸急促，这是正常现象，孕妈妈不用太担心。当胎头降入盆腔后，这种状况就会好转。此时，孕妈妈可放松自己，常做深呼吸，平日多出去走走，呼吸一下外面的新鲜空气。不过，如果孕妈妈呼吸急促，同时还出现了胸痛，或者口唇、手指发紫的情况，应立即去医院检查。

缓解孕晚期便秘

有的孕妈妈在孕8月的时候总是出现便秘的情况，严重的甚至会影响夜里的睡眠质量，从而导致白天没有精神，无法安心工作的状况。这是孕期的自然生理反应，有便秘困扰的孕妈妈可以每天早晨起来喝杯温开水，以唤醒肠胃，加速肠胃蠕动。或者每天睡觉前搓热双手轻轻按揉胃部5分钟。另外，还可以在工作的时候带两三样水果，隔两三个小时就吃一点。这些都可以有效缓解孕晚期的便秘问题。

感觉腹胀要注意休息

腹胀时，子宫处于收缩状态，这时提供给胎宝宝的氧气会略微减少。因此，有的孕妈妈担心这种感觉会使胎宝宝难受。但实际上，子宫的收缩是一紧一松的，即使氧气循环会有片刻的减少，富含氧气的血液又会马上补充上来，所以胎宝宝并不会有什么难受的感觉。

无论是否是正常的生理性腹胀，孕妈妈首先要做的就是休息一下。能躺下自然是最好的了，但如果是在外面，可以坐在椅子上安静休息。一般孕妈妈容易在晚上感觉腹胀，这是由一天的疲劳导致的，一定要早点休息。很多孕妈妈也会在早上醒来时感觉腹胀，这是因为刚醒来，各种感觉比较敏感的缘故，或者可能是对将要开始的一天感到紧张。这时，孕妈妈不要着急起床，稍微休息一下，感觉好点后再起床。如果孕妈妈休息了一两个小时后，腹胀依然得不到缓解，则有可能是由于某种病症刺激子宫造成的，此时应该去医院进行检查。

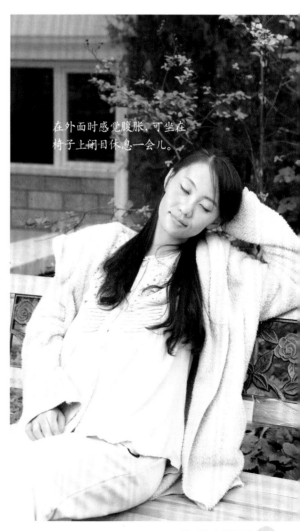

在外面时感觉腹胀，可坐在椅子上闭目休息一会儿。

二胎妈看过来

❀ 二胎妈特别关注
🌱 二胎爸积极行动

头胎
二胎

大不同

1 身体❀

二胎妈身体越来越笨重，乳头周围、下腹部、外阴部皮肤颜色也逐渐变黑。

由于临近分娩，二胎妈更要格外注意，小心脐带绕颈、早产等情况。

2 饮食❀

少食多餐是这个月二胎妈的饮食重点。此外，要减少盐的摄入，适当吃些利尿的食物，以缓解水肿。

3 生活❀

由于身体的变化，二胎妈的行动越发不便，在上下楼、行走时要注意安全，缓步行走，保持身体平衡。

前置胎盘不要慌

如果在孕晚期通过 B 超发现前置胎盘，不必紧张，因为随着孕期的发展，子宫的扩张和子宫下段形成时的拉伸会使胎盘远离宫颈口。二胎妈要定期复查 B 超，看看胎盘的位置。

查出前置胎盘，二胎妈要减少会使腹压增加的活动，如下蹲、用力排便、频繁咳嗽，不要搬重物或腹部用力，以免发生危险。卧床休息时最好选择左侧卧位，变换姿势时动作要轻。此外，要每天记录胎动，如果胎动明显减少，要尽快去医院检查。

二胎爸别闲着

还有 2 个月就要和二宝见面了，经过几个月的陪伴，二胎爸一定感受到了二胎妈怀孕的辛苦和不易，二胎爸可以抽出时间陪二胎妈聊聊关于生产的问题，帮她缓解产前的紧张。

1. 约妻子看场电影。

2. 睡觉时帮妻子翻身。

3. 讨论大宝、二宝由谁照顾。

4. 确定分娩方式。

和大宝一起散步，弥补运动不足

二胎妈的肚子越来越大后，多少会有些缺乏运动。这一时期不如就积极地和大宝在家附近散步吧。此外，带大宝外出，大宝可能会突然跑起来，

5 胎教

此时可以结合大宝，进行多种形式的胎教，让大宝和二宝一起学习。

7 产检

本月除常规产检项目外，会进行骨盆内测量，以便确认分娩方式。到了孕晚期要每隔 2 周 1 次产检。

孕 8 月，二胎妈要警惕早产，如有流血、破水等征兆要及时去往医院，听从医生的建议，采取相应措施。

4 不适

此时，孕妈妈尽量让家人多帮忙带大宝，如带大宝出去时，一定要有家人的陪伴，以帮忙照顾大宝。

6 大宝

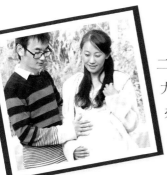

二胎妈挺着大肚子是没办法跑步追上大宝的。因此，二胎妈要事先想好如何应对大宝可能会有的举动，如在散步时牵住大宝的手或让家人陪同。

孕 8 月怎样照顾大宝

由于二胎妈的身体变化，有时会因孕期的不适，导致睡眠不规律。为避免影响大宝，这时就要开始锻炼分床睡了。

大宝一直以来都是跟爸爸妈妈一起睡，如果突然分开睡的话，大宝肯定会不适应。因此，最开始二胎妈不要刻意强求，可以先从分床睡做起。买来小床放在大床旁边，然后和大宝做好沟通，讲清自身现在的不便以及怕影响大宝睡眠，然后慢慢引导分床睡。如果大宝拒绝，就不要强求，多多听取大宝的意见。

大宝的年龄	这样陪大宝
1~2 岁	尽量让家人帮忙照顾
2~3 岁	欣赏美术作品、听听英文歌曲
3~6 岁	看原声电影、画画
6 岁以上	和大宝聊聊学校的事情

协和产科门诊孕 8 月常见问题

进入孕晚期，临近分娩，孕妈妈也会出现更多的问题。早产、胎儿宫内发育迟缓等是本月门诊最常见的问题。遇到这些问题，孕妈妈不要惊慌，要及时就医并听从医生的建议采取相应的措施。

总感觉肚子很硬，是怎么回事

孕晚期肚子硬，民间会认为是生女宝宝的表现，这是没有科学依据的。肚子硬最科学的解释就是假宫缩，这是一种无痛宫缩。因为子宫到了孕晚期变得很敏感，受到一些刺激就会引起宫缩。

假宫缩与临产前的宫缩不同，一般不会引起分娩。但是对于这些假性宫缩，孕妈妈也应该注意，当肚子发硬之后，应该立刻停下手中的工作休息一下；如果是在路上发生假性宫缩，应停下脚步，待缓解之后再继续行走。

孕妈妈摔倒了怎么办

如果孕妈妈摔倒后，出现了腹痛或阴道出血等情况，要立即到医院就诊。如果没有腹痛，也没有出血，但是摔倒时腹部先着地，或者腹部受到了碰撞、挤压，即使孕妈妈觉得没事，也需要到医院检查。

孕妈妈可以吃薄荷味的口香糖吗

口香糖中加了各种香精和色素，普通人都不能多吃，作为孕妈妈来说，最好还是不要吃了，什么口味的最好都不要吃，怀孕期间多吃一些水果蔬菜，胎宝宝会发育得更好。当然，孕妈妈偶尔嚼一两粒口香糖倒也无妨，但是就不要选择薄荷味的了，因为薄荷可能会引起宫缩。

老感觉吃不饱，有什么好办法

进入孕晚期，常常会有吃不饱的感觉。因为与平日相比，孕妈妈每天需要额外增加418.6~837.2千焦能量，才能应对身体的支出。这个阶段最好一日多餐，食物种类上要注意不要摄入过多碳水化合物，也就是别吃太多主食。可以多摄入优质蛋白质，比如鱼虾、瘦肉类和豆类食物，多吃新鲜的蔬菜水果，补充各种维生素和矿物质。

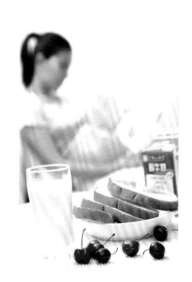

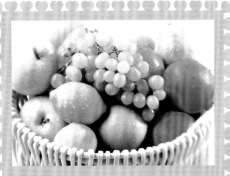

水果什么时候吃最好，饭前还是饭后

　　饭后立即吃水果会影响消化功能。由于食物进入胃里需要经过一两个小时的消化时间才能排出。如果饭后立即吃水果，先到达胃里的食物会阻滞对水果的消化，使水果在胃内的时间过长，从而引起腹胀、腹泻或便秘症状，这对孕妈妈的身体不利。所以孕妈妈要在饭前或饭后半小时再吃水果。

气短会让胎宝宝缺氧吗

　　孕妈妈增大的子宫将膈肌顶高，使得胸腔容积变小，肺膨胀受到一定限制，因为进入肺泡的氧气减少了，所以孕妈妈会感到气短。有的孕妈妈会担心胎宝宝缺氧，这是没有必要的。因为胎宝宝生活在子宫里，孕妈妈身体里有一套保护他的完整系统，会竭力保证胎宝宝的氧气供应。另外，胎宝宝具有自我保护的能力，会尽量从母体获取氧气。所以，只要孕妈妈不是太严重的缺氧，胎宝宝是不会缺氧的。

有早产症状的孕妈妈忌食辛辣食物。

什么时候易发生早产? 有早产症状如何做

　　早产多发生在孕 28~37 周，也就是孕 8 月和孕 9 月。早产的发生既有孕妈妈方面的原因，也有胎宝宝本身的原因。

　　孕妈妈方面的原因：严重贫血、胎膜早破、急性传染病、活动过多、持重物、外伤等。

　　胎宝宝方面的原因：羊水过多、胎盘位置不正常、多胎等。

　　如果出现早产征兆，孕妈妈可以这样保胎：尽量卧床休息；避免性生活；在医生指导下服用安胎药；孕妈妈尽量不去公共场所及热闹拥挤的地方，以防细菌感染；饮食清淡，少吃多餐，注意营养均衡，避免吃寒凉、辛辣、刺激的食物；调整好心情。

孕8月综合胎教

本月胎教重点

孕8月，胎教的形式越多样化，胎宝宝越容易将这些有益的信息和刺激形成条件反射，无形中可促进胎宝宝思维能力的发育。

音乐胎教

胎宝宝的听力已经发育成熟，多听些好听的音乐，让胎宝宝感受音乐的韵律，可刺激他的听力，增强他对音乐的敏感度。

美学胎教

现在孕妈妈可以教胎宝宝"识色"了。孕妈妈也可以自己画画，并在画画的过程中告诉胎宝宝都使用了什么颜色。

知识胎教

准爸爸现在可以多给胎宝宝讲讲科学知识了，他现在可以认真地听，并且他现在也可以把这些知识"记在"脑子里了。

知识胎教：讲讲帝企鹅

帝企鹅是企鹅家族中个头最大的种类，生活在寒冷的南极，它们有高高的个子，穿着黑白分明的大礼服，打着橙黄色的"领结"。

在帝企鹅中，企鹅宝宝的孵化通常是由企鹅爸爸完成的。当企鹅妈妈产下一枚企鹅蛋之后，就到海里找食物去了，企鹅爸爸把蛋拨弄到双脚脚背上，站立着孵蛋，一直不吃不喝地站上60多天，直到小企鹅出生之后，企鹅妈妈从海里回来，自己再到海里捕鱼。

美学胎教：学画简笔画

孕妈妈画画也是对宝宝的胎教。画画不仅可以提高孕妈妈的审美能力，还能让孕妈妈通过笔触和线条释放内心的情感。孕妈妈可以先从入门的简笔画画起，也可以临摹美术作品，或随心所欲涂抹，不必在意自己是否画得好，只要感到快乐和满足就可以。在画画时，孕妈妈可以把自己用到的颜色告诉胎宝宝，教他认识颜色。

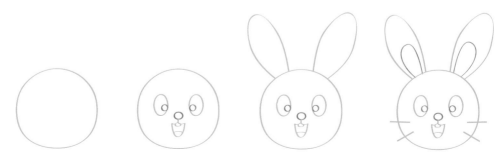

知识胎教：猜谜语

夹左耳(打一字) .... 取

新衣中间破大洞(打一字) .... 哀

四个人抬木头(打一字) .... 丼

十五天(打一字) .... 胖

头顶上泼猪油(打一成语) .... 油头滑脑

1 除以 3/4 (打一成语) .... 徐徐图之

剃头师傅(打一成语) .... 以理服人

五句话(打一成语) .... 三言两语

万年青(打一成语) .... 长生不老

绿衣汉，街上站，光吃纸，不吃饭。(打一物) .... 邮筒

水上生个铃，摇摇没有声，仔细看一看，满脸大眼睛。(打一植物) .... 莲蓬

一间小小房，没门光有窗；只要窗户亮，又说又笑把歌唱。(打一电器) .... 电视机

音乐胎教：舒曼《梦幻曲》

《梦幻曲》是德国作曲家舒曼于 1838 年创作的一首钢琴曲，作为其《童年情景》中的一部分，描写了儿童的快乐生活，表现了成年人对童年时光的回忆。

清晨听一曲这样轻快的音乐，可以让孕妈妈波动的情绪平复下来，获得一天的好心情。

抚摸胎教：做胎宝宝体操

感觉到胎动以后，就可以每日定时与胎宝宝做体操了。孕妈妈半仰卧，全身尽量放松，在腹部松弛状态下，用一个手指轻轻地按一下胎宝宝，然后再抬起。

做胎宝宝体操最好是早、晚各做 1 次，每次在 5~10 分钟。如果轻轻按下时，感觉胎宝宝用力挣脱或踢腿，这说明胎宝宝"不高兴"了，就要马上停止。

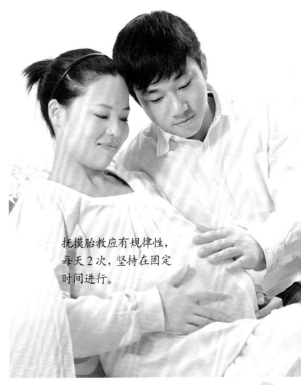

抚摸胎教应有规律性，每天 2 次，坚持在固定时间进行。

孕9月

孕9月，孕妈妈就连睡觉也会觉得辛苦，可是这辛苦之后是甜蜜，宝宝到来的幸福会让妈妈觉得任何辛苦都是值得的。这个月的胎宝宝似乎也很期待和妈妈的见面，胎动的力气比以前大很多。但孕妈妈和胎宝宝都不要着急，还有一个多月就能见面啦！

胎宝宝的模样

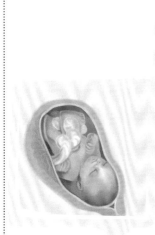 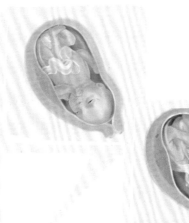 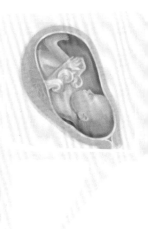

孕33周

因为胎宝宝的迅速增长，子宫内已经没有多少活动空间了，这时需要准爸爸和孕妈妈每天数胎动的次数。胎动过多或过少都要引起重视，必要时马上到医院就诊。胎宝宝的皮肤由红色变成了可爱的粉红色，大脑也在迅速发育。

孕34周

胎宝宝的免疫系统在发育，为抵抗轻微的感染做准备。他基本上是头朝下的姿势，如果胎位不正，可以在此时纠正。胎宝宝此时生长需要大量的水分，所以要保证每日水分的供应。

孕35周

这时胎宝宝的肺、中枢神经系统、消化系统都基本上发育成熟，万一此时出生，也完全可以成活。胎宝宝的胳膊和腿已经更加丰满了，这是因为皮下脂肪堆积的缘故。这些脂肪还会帮助胎宝宝在出生后调节体温。胎宝宝的指甲越来越长，有可能会超过指尖。

孕36周

胎宝宝的表情已经很丰富了，他会打哈欠、揉鼻子，甚至"挤眉弄眼"。因为活动范围的限制，胎宝宝的运动会有所减少，但运动的力度大为增强。这时他的头部还比较柔软，小脑袋拥有"变形"的能力，这有助于根据妈妈产道的需要改变形状。

孕妈妈的变化

孕33周

由于胎头在下降，压迫子宫颈，孕妈妈可能会感到骨盆和耻骨联合处酸痛不适，腰痛加重。这些现象标志着胎宝宝在逐渐下降，全身的关节和韧带逐渐松弛，是在为分娩做身体上的准备。

孕34周

这时孕妈妈可能会发现手、脸、脚肿得更厉害了，原来的鞋子穿不下了。即便如此，这时也不要限制水分的摄入，因为你和胎宝宝都需要大量的水分。另外，由于腹壁变薄，有时在肚皮外甚至能看到胎宝宝在动。

孕35周

孕妈妈可能会觉得腹坠腰酸，骨盆后部附近的肌肉和韧带变得麻木，甚至有一种牵拉式的疼痛，使行动变得更为艰难。在有的孕妈妈身上，这种现象可能逐渐加重，并将持续到分娩以后。

孕36周

现在孕妈妈的体重增长已达到最高峰，已增重11~13千克。满36周后需要每周做一次产检了。如果发现胎动少了，应该及时请教医生。

准爸爸备忘录

本月孕妈妈身体负担重，胎宝宝已经做好了分娩的准备，准爸爸要做好孕妈妈的保护工作。

孕晚期准爸爸要多关心孕妈妈的心情，可以通过送孕妈妈一些小礼物的方式，为孕妈妈增添喜悦，增强信心。

每天陪孕妈妈散步、锻炼盆底肌肉及核心肌群，为分娩做准备。

与孕妈妈一起学习有关分娩、产后护理及新生儿的知识，做好科学育儿的准备。

做好宝宝出生后的准备，比如联系好月嫂或月子中心，检查婴儿用品是否采购齐全等。

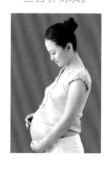

9 产检小贴士

心电图 胎心监护 确定分娩方式

孕9月产检

孕9月的产检也是每2周一次，本月要做好骨盆内测量，以确定分娩方式。

本月产检项目除了常规地完成前几次检查的项目外，医生还会进行有关分娩前的准备检查，如骨盆内测量、心电图。由于临近预产期，孕妈妈要积极配合医生做胎心监护，随时监测胎宝宝胎动、胎心，随时准备迎接宝宝的出生。

本月产检项目

☐ 检查子宫大小与高度，子宫触诊以确定胎宝宝的位置

☐ 心电图检查

☐ 听胎心音，监测胎宝宝是否异常

☐ 胎心监护，推测出宫内胎宝宝有无缺氧

☐ 测量宫高、腹围，估算胎宝宝宫内发育情况

☐ 做阴道分泌物培养及筛查，以确定是否感染B型链球菌（寄生在阴道的菌种）

☐ 进行骨盆内测量，以确定分娩方式

☐ 检查体重与血压

☐ 用超声波确定胎宝宝的位置和大小以及羊水量

☐ 尿常规检查及血常规检查

☐ 讨论分娩征兆和分娩计划

（注：以上产检项目和标准可作为孕妈妈产检参考，具体产检项目以各地医院及医生提供的建议为准。）

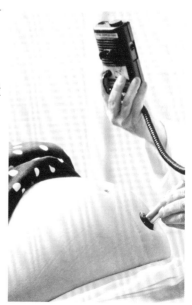

心电图

专家解读产检报告

心电图要完全看懂，很有难度。孕妈妈最好询问医生。心电图由 P 波、QRS 波、ST 段、T 波和 U 波组成。一小格是 0.04 秒，一个颜色深的大格是 25 小格也就是 1 秒，数 6 个这样的格子内的搏动然后乘以 10 就是心率。2 个搏动之间也就是 2 个 QRS 波之间的距离越小，心率越快。PR 间期反映的是房室传导速度，太长说明阻滞。孕妈妈心率在 60~100 次为正常。PR 间期 145 毫秒，说明心房功能好，没有传导阻滞。ST 段没异常，说明心肌供血正常。

让你一次就通过的小秘密

做心电图的小秘密

心电图指的是心脏在每个心动周期中，由起搏点、心房、心室相继兴奋，伴随着心电图生物电的变化，通过心电描记器从体表引出多种形式的电位变化的图形。心电图是心脏兴奋的发生、传播及恢复过程的客观指标。

孕晚期是心脏压力最大的时候，临产前做个心电图是非常有必要的，可以判断心脏能否承受分娩压力。

有的孕妈妈本来心脏没有什么问题，但是做心电图的时候没有注意，影响了检查结果，可能会重复做两三次检查，人为地造成紧张情绪。那么，做心电图都需要注意什么呢?

1. 不要空腹做心电图，以免出现低血糖，可能会引起心跳加速，影响心电图的结果。

2. 不要在匆匆忙忙的状态下做心电图，检查前最好先休息一会儿，等平静下来再做检查。

3. 检查时既不要紧张，也不要说话，否则会产生干扰现象。

4. 做心电图时，要穿容易穿脱的衣服，最好别穿连衣裙或连体裤。

5. 如果身上有手表、手机等设备，最好取下来放在一边，以免产生干扰。

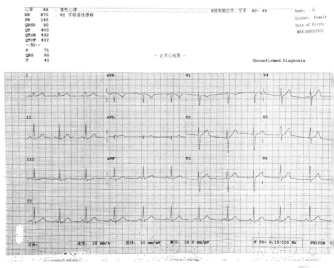

孕9月膳食结构

五谷类
300~450克

患妊娠糖尿病的孕妈妈可用糙米饭或五谷饭来代替大米饭。

蔬菜类
300~500克

不要生食蔬菜，隔夜的剩饭、剩菜要加热后食用。

水果类
200~400克

将几种水果榨汁食用，营养更丰富。

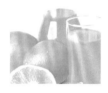

蛋类和肉类
50~100克

鸡肉、羊肉都是不错的选择，可换不同的花样来烹饪。不想吃煮鸡蛋，可以蒸碗鸡蛋羹食用。

鱼类和海鲜
100~150克

可适当多吃些鱼，以防止早产。

9

协和营养师推荐吃

动物肝脏 蛤蜊 糙米 莴苣 黑麦

孕妈妈吃鱼可预防早产，但要注意不要吃汞含量高的鱼。

孕9月饮食指导

　　孕9月，孕妈妈要根据自身的情况调节、补充营养，尤其是要多摄入钙质。

　　本月，孕妈妈要为分娩做准备，为自身提供足够的能量，还要保证胎宝宝体重适宜。在营养的摄入上，孕妈妈要根据自己的身体情况来做有针对性的调节，以保证顺利分娩。需要强调的是，胎宝宝在最后2个月需要在体内储存一半的钙，孕妈妈可适当补充一些钙。

鱼被称为"最佳防早产食物"，适当吃些鱼可防早产。研究发现，孕妈妈吃鱼越多，怀孕足月的可能性越大，出生时的宝宝也会较一般宝宝更健康、更精神。孕妈妈每周吃一两次鱼，早产的可能性仅为1.9%，而从不吃鱼的孕妈妈早产的可能性为7.1%。鱼之所以对孕妈妈有益，是因为它富含一种脂肪酸，有防止早产的功效，也能有效增加宝宝出生时的体重。

本月主打营养素

维生素 K——防止分娩时大出血

维生素 K 是影响骨骼和肾脏组织形成的必需物质，参与一些凝血因子的合成，有止血的作用，因此，维生素 K 有"止血功臣"的美称。如果孕妈妈维生素 K 摄入不足，血液中凝血酶原减少，易引起凝血障碍，发生出血症。孕妈妈体内凝血酶低下，生产时易发生大出血，胎宝宝也容易发生出血问题。

食物来源：孕妈妈在预产期前 1 个月，要注意每天多摄取富含维生素 K 的食物，如菜花、白菜、菠菜、莴苣、西蓝花、紫甘蓝、奶酪以及动物肝脏和谷类食物等，必要时可每天口服维生素 K。这样可以预防分娩时大出血，并能增加母乳中维生素 K 的含量。

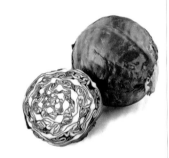

铜——防止胎膜早破

铜在胶原纤维的胶原和弹性蛋白的成熟过程中起重要作用，而胶原和弹性蛋白又为胎膜提供了特别的弹性与可塑性。如果孕妈妈体内铜元素水平低，则易导致胎膜变薄，弹性和韧性降低，从而发生胎膜早破。孕晚期，孕妈妈对铜的需求量约增加 4 倍。

食物来源：人体内的铜往往以食物摄入为主。含铜量高的食物有动物肝脏、豆类、海产类（特别是贝壳类）以及蔬菜、水果等。

维生素 B_1——让胎宝宝更健壮

孕晚期需要充足的水溶性维生素，尤其是维生素 B_1。维生素 B_1 是人体内物质与能量代谢的关键物质，具有调节神经系统生理活动的作用，可以维持食欲和胃肠道的正常蠕动以及促进消化。孕妈妈缺乏维生素 B_1，会出现食欲不佳、呕吐、呼吸急促、面色苍白、心率加快等症状，严重时还会影响分娩时子宫的收缩，导致难产，并可导致宝宝出生时体重低，患先天性脚气病等。

食物来源：维生素 B_1 含量丰富的食物有谷类、豆类、坚果、酵母等，尤其在谷类的表皮部分含量更高，故谷类加工时碾磨精度不宜过细。动物肝脏、蛋类和绿叶蔬菜中维生素 B_1 的含量也较丰富。

☆ 每天摄入量为 1.5 毫克
☆ 可定期吃些糙米

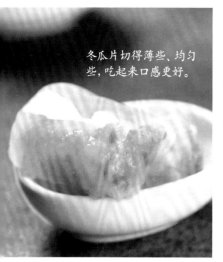

冬瓜片切得薄些、均匀些，吃起来口感更好。

冬瓜鲜虾卷——利于钙的储藏

原料：冬瓜 200 克，虾 50 克，火腿、胡萝卜各 30 克，香菇、芹菜各 20 克，水淀粉、盐、白糖、高汤各适量。

做法：❶ 冬瓜去皮、瓤，洗净，切薄片；虾洗净、去虾线，剁成蓉；火腿、香菇、芹菜、胡萝卜分别洗净切条备用。❷ 冬瓜片用开水烫软，将胡萝卜条、芹菜条、香菇条分别在沸水中烫熟。❸ 将除冬瓜外的全部材料拌入盐、白糖，包入冬瓜片内卷成卷，刷上油，上笼蒸熟后装盘，将高汤用水淀粉勾薄芡淋在表面即可。

营养百分百：此菜不仅能促进胎宝宝呼吸系统、消化系统和生殖系统的发育，还有利于胎宝宝指甲的生长及体内钙的储存。

冬笋冬菇扒油菜——低脂控血糖

原料：油菜、冬笋各 100 克，冬菇 50 克，葱、盐各适量。

做法：❶ 将油菜去掉老叶，清洗干净切段；冬菇切半；冬笋切片，并放入沸水中焯一下，除去笋中的草酸；葱洗净切碎。❷ 炒锅置火上，倒入适量油烧热，放入葱末、冬笋、冬菇煸炒后，倒入少量清水，再放入油菜段、盐，用大火炒熟即可。

营养百分百：这道菜含大量维生素和膳食纤维，对调节孕妈妈血糖和控制妊娠高血压综合征都很有帮助。

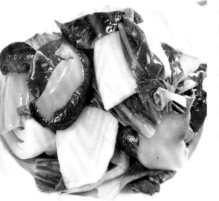

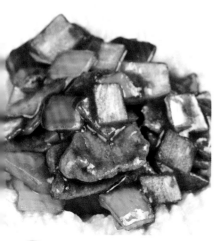

猪肝烩饭——补血补铁

原料：米饭 100 克，猪肝 35 克，猪瘦肉 20 克，胡萝卜、洋葱各 30 克，蒜末、水淀粉、盐、白糖、酱油、料酒各适量。

做法：❶ 将猪瘦肉、猪肝洗净，切片，调入酱油、料酒、白糖、盐、水淀粉腌 10 分钟。❷ 洋葱、胡萝卜洗净，切片后用开水焯熟。❸ 锅中放油，下蒜末煸香，放入猪肝、猪瘦肉略炒；依次放入洋葱片、胡萝卜片和盐、酱油，放少许水烧开，加水淀粉勾芡，最后淋在米饭上即可。

营养百分百：猪肝能补铁、锌，可降低孕妈妈发生胎膜早破的概率。

凉拌木耳菜花——血管清理剂

原料： 菜花150克，木耳20克，盐、醋、香油各适量。

做法： ❶菜花洗净，掰成小朵；木耳泡发，洗净。❷菜花、木耳分别焯水，沥干。❸将菜花、木耳搅拌在一起，加入盐和醋调味，淋上香油即可。

营养百分百：菜花质地细嫩，味甘鲜美，是很好的血管清理剂，还富含维生素K，可减少孕晚期和分娩时的出血。

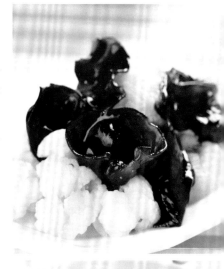

山药芝麻条——缓解孕晚期便秘

原料： 山药200克，芝麻、蜂蜜、冰糖各适量。

做法： ❶山药去皮洗净，切成条。❷山药条入开水锅焯5分钟左右，捞出码盘，并将芝麻均匀撒在码好的山药上。❸炒锅中加水，放入冰糖，小火煮至冰糖完全融化，倒入蜂蜜，熬至开锅冒泡即可出锅，将蜜汁均匀地浇在山药上即可。

营养百分百：芝麻是一种缓解便秘的"良药"，且含有丰富的亚油酸，对预防妊娠高血压疾病有一定的疗效。

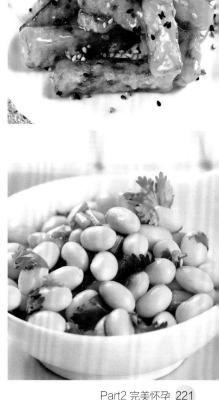

香菜拌黄豆——补充钙质

原料： 香菜30克，黄豆250克，盐、姜片、香油各适量。

做法： ❶黄豆洗净，浸泡6小时，加姜片、盐煮熟，晾凉。❷香菜洗净，切段拌入黄豆，加香油即可。

营养百分百：黄豆含钙丰富，能帮助胎宝宝自身储存一部分钙以供出生后所用。同时，黄豆中还含有少量锌、铜，能降低孕妈妈早产、难产的概率。

不宜久站

孕妈妈站立时,最好双腿前后交错,每隔几分钟就要改变一下双腿的前后位置,原则是把身体重心放在伸出的前腿上,这样可以最大限度地减轻长久站立时的疲劳。

行动要小心

孕妈妈的肚腹越来越大了,行走时一定要注意不要急,一步一步地踩实以后再走。由于这时隆起的肚子会遮住视线,孕妈妈下楼梯时不容易看清,切记踩稳当了再迈步,如果有扶手,一定要扶着扶手行走,以免摔倒。

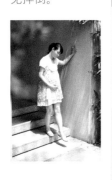

9

生活关键词

预防早产

确认待产包

做好分娩准备

关注每一个生活细节

　　孕妈妈要反复确认待产包,准备好相关物品。可以适当做些利于分娩的运动,特别要警惕早产。

　　此时的胎宝宝发育已经接近成熟了,孕妈妈的肚子越来越大,生活越来越不方便了。孕妈妈要特别注意提前做好分娩准备,也应了解一些有关分娩、新生儿的知识了。另外,一些重的家务活就留给准爸爸来做吧!

反复确认待产包

　　很多医院会提供部分母婴用品,所以,最好事先向准备分娩的医院了解一下,以免重复。另外,对于孕中期已经准备好待产包的情况,准爸爸最好在孕晚期抽时间多检查几次,一来保证衣物、物品、证件没有遗漏,二来临产时许多事情都要准爸爸做,为避免到时手忙脚乱,提前熟悉好各种物品所在的位置,能更从容地应对临产的局面。

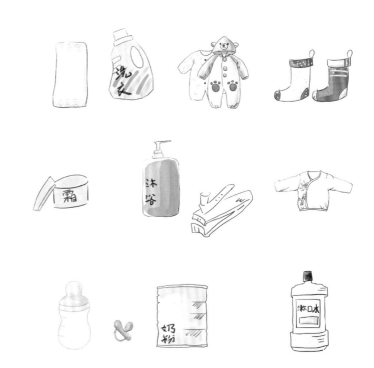

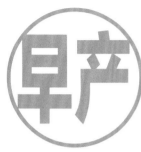

预防早产

虽然孕妈妈和准爸爸都想早点见到宝宝，可是宝宝提早出来却不太好。因为身体未完全发育好，各器官发育不成熟，有可能引起一系列病症和生命危险。要预防早产，孕妈妈在日常生活和工作中须注意以下几点。

不要碰撞到腹部

保护腹部，不要拿重东西或拿高处的东西，以免碰到腹部。不要到人多的地方或在上下班高峰时外出。上台阶时，一定要注意一步一步地走稳。

要注意静养

1. 对初次分娩的不安等紧张情绪均可引起早产。

2. 意想不到的事故、烦恼，甚至噪音都能引起早产。

3. 轻度疲劳也可能引起早产，要注意避免睡眠不足。

坚持做有助于分娩的运动

孕 9 月应适当运动增强孕妈妈腹肌、腰肌和骨盆底肌的能力，为顺利分娩创造有利条件。分娩促进运动最好在预产期前 14 天左右开始练习，不要过早练习，最好在医生指导下练习。自然盘坐和散步是比较适合此时孕妈妈的运动，但是仍然要注意安全。

自然盘坐

在地板或床上，孕妈妈双脚交叉盘坐，盘坐程度以孕妈妈舒适为宜。若不能盘腿，也可以屈腿，两脚掌相对，两膝尽量向两边打开；保持脊椎挺直，双手手掌向下放在两膝上，肩、肘放松；排除杂念，闭眼，正常呼吸。

散步

孕 9 月孕妈妈散步要避免身体受到震动。走路时保持正确的姿势，抬头挺胸，挺直后背。散步路线宜选择空气清新、环境幽静、路平的路线。天气不好时不要外出散步。遇到台阶、斜坡等地方，最好扶好栏杆。散步过程中感到疲劳，要随时停下来休息。散步时间不宜过长，以 15~20 分钟为宜。如果是孕妈妈一个人散步，不宜走太远。

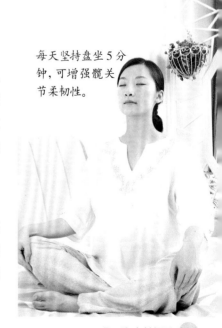

每天坚持盘坐 5 分钟，可增强髋关节柔韧性。

孕期不适，对话产科专家

随着分娩期的临近，孕妈妈生理变化大，宫内环境几近成熟，一些与分娩有关的"意外情况"可能发生。孕妈妈要坚持数胎动，可于早、中、晚各测 1 小时，3 小时胎动次数的总和乘以 4，若总数大于 30 次表示正常；若胎动少于 10 次，或每小时少于 3 次，应及时就医。

羊水过多

临床上羊水量超过了 2000 毫升就称为"羊水过多"。羊水过多会压迫孕妈妈腹部，影响消化功能，还会挤到心脏和肺部，影响心肺功能，导致呼吸急促。羊水过多会使子宫长大增高，容易引起早产。如是急性羊水增多，子宫迅速增大，并伴有腹部胀痛、呼吸困难、行走不便或不能平躺等现象，要及时就医。羊水过多的孕妈妈，一定要静静躺在床上，减少活动，以免引起羊水早破。

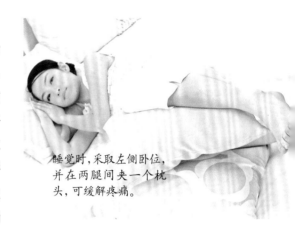

睡觉时，采取左侧卧位，并在两腿间夹一个枕头，可缓解疼痛。

孕晚期缓解坐骨神经痛

到了孕晚期，胎宝宝的重量会给孕妈妈的背部增加压力，并且挤压坐骨神经，从而在腰部以下到腿的位置产生强烈的刺痛感。此外，妊娠水肿也是坐骨神经疼的重要原因，由于子宫压迫下腔静脉后，使得静脉回流不畅，水分容易潴留在下肢，会引起下肢凹陷性的水肿，这就容易压迫坐骨神经，导致疼痛症状的产生。一般情况下，孕妈妈的坐骨神经痛在分娩之后就会自愈。孕妈妈也可以按照以下的方法来缓解疼痛。

1. 注意休息，避免劳累。孕妈妈应避免劳累，穿平底鞋，注意休息。可以平躺，将脚架高，使静脉回流增加。睡觉时可以采取左侧卧位，并在两腿膝盖间夹放一个枕头，以增加流向子宫的血液。

2. 白天不要以同一种姿势站着或坐着超过半个小时。

3. 孕妈妈可以尝试做做局部热敷，用热毛巾、纱布或热水袋都可以，热敷半小时，可以减轻疼痛感觉。

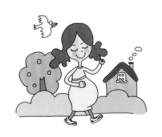

不可轻视阴道出血

孕晚期阴道出血的原因有多种可能。如果是产前征兆和前置胎盘，表现为无痛的、反复多次的出血；如果是胎膜早破，表现为持续性腹痛和少量出血、流出液体；如果是子宫破裂，则表现为突然痉挛和剧烈腹痛，并有休克体征。一旦发生出血情况，应及时就医。

留意胎膜早破

孕妈妈尚未到临产期，从阴道突然流出无色无味的水样液体，为胎膜早破。胎膜早破可刺激子宫，引发早产，并会导致宫内感染和脐带脱垂，甚至可能发生意外。孕妈妈一旦发现有水样液体流出，一定要及时就医。另外，发生胎膜早破的孕妈妈，要将臀部垫高，保持头低臀高位，以防脐带脱垂。

漏尿尴尬巧缓解

一些孕妈妈在咳嗽、打喷嚏、大笑、走路急时，会出现漏尿的现象。这是因为在咳嗽、打喷嚏时，横膈膜会收缩，进而挤到腹腔，子宫就会压迫膀胱，出现漏尿现象。

漏尿的现象会在生完宝宝之后消失。不过经常出现漏尿的现象还是挺尴尬的，孕妈妈要注意每次排尿要排干净，出门前、参加会议或活动前及自由活动期间应及时排尿。在包里备好护垫，可解决漏尿的尴尬，但护垫一两个小时要更换一次，防止细菌滋生。此外，咳嗽或打喷嚏时，张开嘴巴，可减轻对横膈膜的压迫，减少漏尿的发生。

为了解决漏尿的尴尬，孕妈妈可以在怀孕期间做盆底肌肉运动。此运动可加强盆底肌肉力量，缓解骨盆疼痛，帮助孕妈妈顺利自然分娩。首先站在一扇打开的双开门门前，双手分别放在两侧门把手上，双脚呈外八字形站立。然后直立下蹲，膝盖大幅弯曲，保持舒服的蹲姿，要保证双脚站稳，用大腿、臀部和手臂的力量帮助自己站立起来。

如果孕妈妈做此动作时体会不到骨盆底部肌肉锻炼的感觉，也可以尝试在排尿时随意停止四五次，这样也能锻炼骨盆底部的肌肉，同时还能锻炼会阴。掌握了如何锻炼之后，孕妈妈可以在家每天练习三四次，每次收缩与放松 10 次左右，待熟练之后，可慢慢延长，增加到 50 次左右。

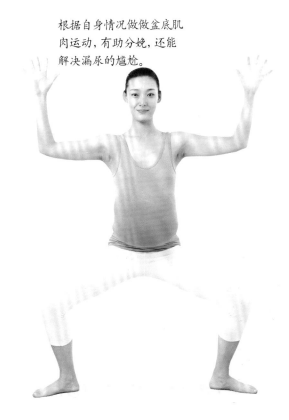

根据自身情况做做盆底肌肉运动，有助分娩，还能解决漏尿的尴尬。

二胎妈看过来

❀ 二胎妈特别关注
🌱 二胎爸积极行动

1 身体 ❀

二胎妈的水肿更加厉害，不要因此限制水分的摄入量，因为自身和二宝都需要水分。

3 生活 🌱

二胎爸要多陪二胎妈做做盆底肌肉的锻炼和有助于分娩的运动，幅度要小，如有不适立即停止。

头胎
二胎
大不同

离分娩越来越近，二胎妈不要紧张，有了生大宝的经验，要相信自己。

此时二胎妈就不要大吃大补了，适当吃些促进胃口、易消化的食物。同时吃些鱼类，以防止早产。

2 饮食 ❀

第二胎更易变横位

如果有过孕产经历或腹壁松弛，胎宝宝的活动空间较大，或在软产道中有子宫肌瘤、卵巢囊肿，使胎头下降受阻，都会增加横位的可能性，也就是胎宝宝横躺在骨盆入口，头无法入盆。横位时，宫高并不高，但子宫形状偏横，在腹部的一侧可以摸到胎宝宝的头部。

如果临产时胎宝宝还是横着，就容易出现胎膜早破，引起脐带脱垂；也容易出现胎宝宝的一只胳膊入盆并脱出阴道的情况，这被称为忽略性横位，这可

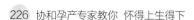

导致胎宝宝在宫内窒息，如抢救不及时，易导致死亡。如果到了孕晚期也没能纠正，或临产后才发现横位，应选择剖宫产来避免横位带来的危险。

二胎爸别闲着

现在已经进入分娩倒计时，二胎爸要开始和二胎妈一起做临产准备，平时和二胎妈做些有利于分娩的运动，并讨论好谁来照顾月子，以及胎宝宝出生后，大宝和胎宝宝由谁来照顾。

1. 学习陪产知识。

2. 为妻子准备助产食物。

3. 与妻子商量照顾月子的人选。

4. 陪妻子做促分娩运动。

5 胎教

二胎爸要肩负起胎教的重任，给大宝、二宝和二胎妈讲讲笑话、故事，让全家沉浸在快乐中。

7 产检

本月要做好胎心监护，以便更好地预估二宝的生长状况。二胎妈还要做一次详细的 B 超检查。

二胎妈会出现坐骨神经痛，可以尝试局部热敷来减轻疼痛感。此外，更要警惕羊水过多或过少以及早产。

4 不适

现在就要跟大宝沟通自己去医院的事情了，要委婉地告诉大宝自己会离开家一些日子，并把大宝交给家人照顾。

6 大宝

提前讨论好谁照顾月子及 2 个宝宝

产后，二胎妈、大宝和二宝由谁来照顾？这些要提前商量好。

由家人照顾：要协调好二胎妈、大宝和二宝分别由谁来照顾，虽说家人照顾放心，但毕竟老人年纪大，面对多个照顾对象，可能在体力上会有些吃不消。

由月嫂照顾：月嫂比保姆要更专业，可以给二胎妈提供专业的指导和建议。但是毕竟月嫂不是家人，因此在性格和人品方面都要提前做好了解，避免出现不必要的麻烦。

孕 9 月怎样照顾大宝

化解大宝对自身的担心：临近分娩，要做好大宝的工作，告诉他自己要去生产，要暂时离开他一段时间，让他不要担心。此外，尽量不要让大宝去医院陪产，如果大宝看见妈妈产后虚弱的样子很可能会迁怒于二宝。

大宝的年龄	这样陪大宝
1~2 岁	让家人帮忙照顾
2~3 岁	讲些关于二宝出生后的故事
3~6 岁	做好生产前的安慰工作
6 岁以上	告诉大宝自己要去生产

协和产科门诊孕 9 月常见问题

距离分娩的日子越来越近了，孕妈妈也变得紧张起来。孕妈妈来门诊问得最多的就是关于早产、胎动异常、胎位不正的问题。因此针对这些咨询较多的问题，我也做了一下整理，并写出了相应的解决方法，希望能对孕妈妈们有所帮助。

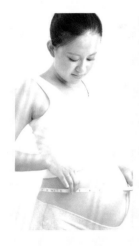

9 个月了，为什么肚子却像怀孕 6 个月的样子

孕妈妈肚子的大小是不一定的，有的显怀，有的不怎么显怀。此外，孕妈妈肚子的大小会受到体型的影响，一般来说，身材娇小的孕妈妈要比身材高大的孕妈妈更显怀。每次产检的时候医生都会测量体重和宫高、腹围，只要变化范围在正常值之内就可以，不用过分担心。

为什么平躺时胎动就很厉害

平躺会造成胎宝宝缺氧，自然胎动就会很厉害，孕妈妈应该采取左侧卧位的睡姿，尤其是孕晚期的时候。另外，孕妈妈一定要坚持自测胎动，千万不要觉得这没有什么大不了。如果感觉胎宝宝的动静过于频繁或过于安静，最好还是去医院做个胎心监护比较保险。

感冒了能吃板蓝根吗

从优生优育的角度来讲，孕前 3 个月和孕 7 月后是不提倡用药的，但是从药物的适应征和注意事项来看，孕妈妈是可以服用板蓝根的，不过还是建议在医生的指导下服用。

另外，一般的感冒药，尤其是含有激素类成分的西药，是可以通过胎盘影响胎宝宝的。所以，孕期要注意保暖避免感冒，如果感冒了尽量靠自身抵抗力战胜疾病。可以用红糖、姜片煮水，也可用葱白煮水治疗感冒，同时多喝白开水，多休息。

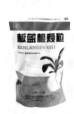

可以自行矫正胎位吗

到了孕晚期，自行矫正胎位，这是万万不可的。采取膝胸卧位法、艾灸法都可以慢慢调转胎位，对胎宝宝没有什么影响。还可以用外倒转手法调整胎位。但是，如果这个时期胎位还是不正，不要自行矫正，应在医生指导下进行。

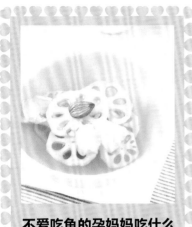

不爱吃鱼的孕妈妈吃什么能防止早产

不爱吃鱼的孕妈妈可以通过食用藕来防止早产。中医认为，藕能稳定胎盘，防止意外早产。此外，藕的含糖量不高，却含有大量的维生素C和膳食纤维，特别适合孕晚期食用。但也不要食用过量，每周吃两三次即可。

胃老是胀胀的，正常吗

孕9月，不断增大的子宫压迫胃，使之容积相对减小，孕妈妈就会感觉很不舒服，有时候还会痛，这都属于正常的，如果伴有恶心和呕吐、吃不下任何东西，就要及时就诊了。可以采取少食多餐，吃一些比较容易消化的东西，比如粥、面条汤等，也要注意维生素、矿物质的补充，可以多喝点开水，对消化会有帮助。孕妈妈对此不要太担心，保持心情愉快，这样对胎宝宝的成长有帮助。

B超检查羊水过少，怎么办

羊水过少是指羊水量明显缺乏，低于正常水平。在孕早期、孕中期羊水含量较为稳定，孕晚期个体差异很大，羊水多少也因人而异。但是如果妊娠足月时羊水量少于300毫升则为羊水过少。若羊水过少，要做一个详细的B超检查，如发现胎宝宝发育没有异常，可加强监护，适时终止妊娠，如伴有胎心率异常则需要选择剖宫产。

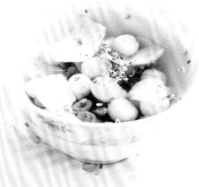

总是睡不好，吃什么能缓解

对孕妈妈来说，一觉睡到大天亮往往成了一件可望而不可即的事，尤其是在孕晚期，由于过分担心分娩，孕期失眠的症状会越来越明显。下面介绍一些促进睡眠的好方法，孕妈妈可以试着做一下。

正确的饮食：药补不如食补，通过调整饮食改善睡眠质量最有效，也最安全。在睡觉前可以饮1杯热牛奶，或者喝碗百合莲子汤、荔枝粥，都可以缓解失眠症状。

保持正确的睡姿：孕晚期尽量不要仰卧，最好采取左右侧卧位交替，这样对孕妈妈和胎宝宝都比较有利。

孕9月知识胎教

本月胎教重点

孕9月胎宝宝大脑思维已经相当复杂,几乎和初生宝宝一样,此时进行知识胎教对促进宝宝的语言能力发展和智力潜能发展会起到事半功倍的效果。

语言胎教

此时,胎宝宝对声音更加敏感。坚持语言胎教,对出生后宝宝的语言能力发展和智力潜能发展起到事半功倍的效果。

英语胎教

英语训练也依然要坚持,孕妈妈可以经常用英语与胎宝宝打招呼,给胎宝宝听一些英语歌谣,或者看一些自己喜欢的英语原声电影。

知识胎教

胎宝宝在孕妈妈的肚子里,早就已经有了很强的学习能力,因此准爸爸和孕妈妈可以开始教给胎宝宝知识了。

情绪胎教:原声电影《音乐之声》

《音乐之声》讲述的是修女玛利亚到冯·特拉普上校家做家庭教师,并与上校相爱的故事。这部影片既幽默又有情趣,很适合孕妈妈观看。

冯·特拉普上校有7个孩子,因为上校在妻子去世后,对待孩子就像士兵一样严格,孩子们总是用捉弄教师来吸引父亲的注意。玛利亚来了,并没有听上校的吩咐严格地对待孩子们,而是用她的温柔和善良赢得了孩子们的友好。她带领着孩子们去美丽的阿尔卑斯山上野餐,还教会了孩子们唱歌,孩子们都非常喜欢玛利亚。

在一场舞会上,上校和玛利亚共舞,两人之间的爱意一目了然,但上校已有一位女友。玛利亚担心自己陷入对上校的感情,于是悄悄地离开了。玛利亚走后,孩子们很难过。玛利亚向修道院院长坦白了对上校的爱,院长告诉她要鼓起勇气。于是玛利亚又回到了上校家,最终和上校结成连理。

知识胎教:剩下的1元去了哪里

有3个人去投宿,一晚30元,3个人每人掏了10元凑够30元交给了老板。后来老板说今天优惠只要25元就够了,拿出5元命令服务生退还给他们,服务生偷偷藏起了2元,然后把剩下的3元分给了那3个人,每人分到1元。这样,一开始每人掏了10元,现在又退回1元,也就是10-1=9,每人只花了9元,3个人正好是27元,再加上服务生藏起的2元是29元,请问剩下的1元去了哪里?

(解题技巧:这是一道算法思维定势题,只要孕妈妈不听信题目中的算法,想想在现实生活的算法,就会发现那1元钱去了哪里。)

英语胎教：The Family

再过几个月，胎宝宝就要真正降临到这个世界了，到时候会认识很多很多家庭成员了。孕妈妈先来读一下这首英语儿歌，教教宝宝"爸爸""妈妈""哥哥""妹妹"用英语怎么念吧！

The Family

This is mama, kind and dear.

This is papa, standing near.

This is brother, see how tall!

This is sister, not so tall.

This is baby, sweet and small, these, the family, one and all.

This is mama, kind and dear.

This is papa, standing near.

This is brother, see how tall!

This is sister, not so tall.

This is baby, sweet and small, these, the family, one and all.

这是妈妈，善良的、亲切的。

旁边站着的是爸爸。

这是哥哥，看看他多高！

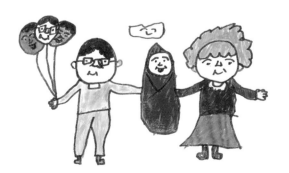

这是妹妹，没有这么高。

这是宝宝，甜蜜的，小小的，这是一个家庭的所有。

这是妈妈，善良的、亲切的。

旁边站着的是爸爸。

这是哥哥，看看他多高！

这是妹妹，没有这么高。

这是宝宝，甜蜜的，小小的，这是一个家庭的所有。

语言胎教：诗歌《面朝大海，春暖花开》

从明天起，做一个幸福的人

喂马、劈柴，周游世界

从明天起，关心粮食和蔬菜

我有一所房子，面朝大海，春暖花开

从明天起，和每一个亲人通信

告诉他们我的幸福

那幸福的闪电告诉我的

我将告诉每一个人

给每一条河每一座山取一个温暖的名字

陌生人，我也为你祝福

愿你有一个灿烂的前程

愿你有情人终成眷属

愿你在尘世获得幸福

我只愿面朝大海，春暖花开

——海子（中国）

孕 10 月

　　孕 10 月终于来了，孕妈妈准备好与宝宝见面了吗？本月胎宝宝可是随时都有可能来到这个世界哦。从进入本月开始，孕妈妈到了怀孕的最后阶段，每过 1 小时，胎宝宝就为出生做了更充足的准备，孕妈妈不要心急，静静等待与宝宝见面的时刻吧。

胎宝宝的模样

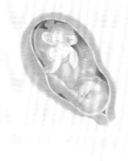
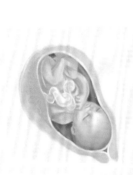
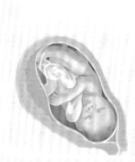
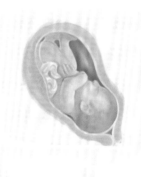

孕 37 周

本周胎宝宝的肺和其他呼吸器官都已经发育成熟，头发也变得更加浓密。胎宝宝的免疫系统继续发育，出生之后的初乳和母乳喂养可以继续给他提供免疫力，直至出生后 6 个月。

孕 38 周

胎宝宝已经足月，各个器官进一步发育成熟，胎盘已经老化。一种黑色物质聚集在胎宝宝的肠道内，出生后将在宝宝第 1 次大便中排出，这就是胎便。如果这个时候胎位不正，就要考虑采用剖宫产了。

孕 39 周

胎宝宝身上大部分的胎毛逐渐褪去，只有两肩及上下肢部位，仍覆盖着少量胎毛。皮肤表面的大部分胎脂已经褪去，可能只在皮肤褶皱处存有少量胎脂。他还在继续储存脂肪，以便出生后用以调节体温。

孕 40 周

胎宝宝已经具备了很多种的反射能力，可以完全适应子宫外的生活了。当胎盘从子宫脱离，宝宝呼吸到第一口空气，脐带也要功成身退了。另外，此时呼吸开始使血液向肺里运转。

孕妈妈的变化

孕 37 周

现在孕妈妈会感觉下腹部的压力越来越大，突出的肚子逐渐下坠，这就是通常所说的胎宝宝入盆，即胎头降入骨盆，这是在为分娩做准备。

孕 38 周

此时大多数孕妈妈会经历几次假阵痛，假阵痛持续时间短（不超过 30 秒）且不恒定，间歇时间长且不规律，稍微活动，疼痛的感觉就会消失，宫缩强度不增加。

孕 39 周

孕妈妈的身体已经做好了分娩的准备，子宫颈缩短、变软，所以透明或发白色、有黏性的阴道分泌物增多。一旦出现茶色或红色分泌物就意味着进入临产阶段。

孕 40 周

有些孕妈妈可能提前生产。临近生产时，子宫颈部变得更加柔软，如果腹部一天有好几次发紧的感觉，就应该去医院待产。

准爸爸备忘录

多一些时间陪伴孕妈妈，并经常和她一起散步，这样既有助于孕妈妈保持稳定的情绪，又能减轻便秘和下肢水肿。

照顾好孕妈妈的饮食起居。

帮助孕妈妈保持好心情，和孕妈妈畅想宝宝的未来，鼓励孕妈妈增强分娩的信心。

和孕妈妈及医生商量，决定分娩方式。

准爸爸尽量不要出差了，以确保在孕妈妈需要的时候陪伴在她身边。

学习产后护理母婴的方法。

孕 10 月产检

应每周去医院进行产检，确定分娩方式，仔细感受身体发出的信号，及时去医院待产。

孕妈妈在怀孕的最后这个月应每周去医院检查，以便第一时间了解胎宝宝的变化，据此推测分娩日期，这时孕妈妈产检时最好有家人陪伴。这时候的产检除了常规检查外，最重要的就是胎心监护，及有关分娩的检查。

本月产检项目

☐ 检查血压与体重

☐ 测量宫高、腹围

☐ B 超检查胎位

☐ 胎心监护

☐ 尿常规检查及血常规检查

☐ 检查血凝、心电图，为分娩做准备

☐ 阴道检查

(注：以上产检项目和标准可作为孕妈妈产检参考，具体产检项目以各地医院及医生提供的建议为准。)

产检温馨提示

每周进行产检

从孕 37 周开始，每周都必须进行产检。孕晚期产检，除了胎心监护外，医生还会对孕妈妈进行胎位检查，确认胎位以确定孕妈妈可以自然分娩或是手术助产。

确定分娩方式

孕 38 周的产检，孕妈妈除了进行常规的产检项目和胎心监护外，医生会帮孕妈妈检查骨盆等综合情况，以决定分娩方式。

别忘了胎心监护

孕 40 周，也就是最后一次产检，除了常规检查，胎心监护依旧是最重要的。

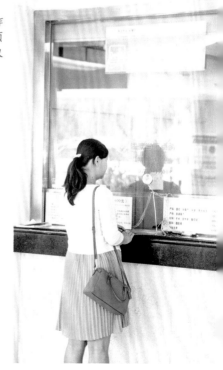

胎心监护

专家解读产检报告

胎心监护

胎心监护仪上主要有 2 条线，上面一条是胎心率，正常情况下为 120~160 次/分钟，一般表现为一条波形曲线，出现胎动时心率会上升，出现 1 个向上突起的曲线。胎动计数＞30 次/12 小时为正常，胎动计数＜10 次/12 小时提示胎儿缺氧。下面一条表示宫内压力，在宫缩时会增高，随后会保持 20 毫米汞柱左右。在一次测量中胎心过快或过慢并不代表有问题，医生会根据一段胎心监护的图纸进行评分，8~10 分为正常，7 分以下为异常。

B 超检查胎位

临近分娩时，医生会给孕妈妈再做一次 B 超检查，这次的 B 超检查主要用于估计胎宝宝的大小、身长，观察羊水多少和胎盘的功能，以及胎宝宝有没有脐带绕颈的情况。胎位也是这次 B 超检查的重点。临近分娩，胎宝宝应是头部朝下、脸部朝向妈妈脊柱、背部朝外的方向。如果胎位不正，医生会建议孕妈妈采取剖宫产的分娩方式。

常见的胎位类型

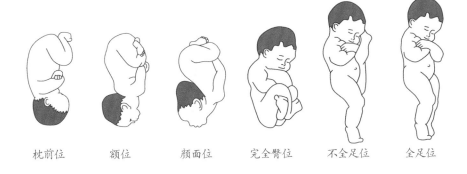

枕前位　　　额位　　　颜面位　　　完全臀位　　　不全足位　　　全足位

让你一次就通过的小秘密

很多孕妈妈做胎心监护时都不是一次通过的，但大多数的时候胎宝宝并没有异常，只是睡着了而已。孕妈妈可以轻轻摇晃腹部或者抚摸腹部，把胎宝宝唤醒；也可以在检查前的 30 分钟内吃些巧克力、小蛋糕等甜食，这样宝宝会容易动一动。在检查时，孕妈妈应选择舒服的姿势进行监护，最好不要平躺。

孕10月
膳食结构

五谷类

300~450克

粗粮占主食30%，一天中，1碗红豆粥、1碗黑米饭、1个馒头的搭配是个不错的选择。

蔬菜类

300~500克

蔬菜要吃够量，可适当多吃些芹菜、冬瓜、番茄等。

水果类

200~400克

每天吃2种水果足矣。

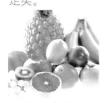

蛋类和肉类

50~100克

可选择脂肪少的肉类，鸭肉、牛肉都不错。另外，每天保证一两个鸡蛋即可。

鱼类和海鲜

100~150克

一周吃3小块带鱼或几条小黄鱼即可。

产前吃点木瓜粥，可为孕妈妈分娩助力。

孕10月饮食指导

饮食要多样化、少吃多餐。避免吃寒凉和大补食物。适当吃些易消化的食物和巧克力，以利于分娩。

最后1个月，就要和宝宝见面了，此时对于孕妈妈来说，最重要的就是饮食要有规律。由于胎宝宝生长更快，胎宝宝体内需要贮存的营养素也会增多，孕妈妈需要的营养也达到最高峰。为此，孕妈妈的膳食应多样化，尽力扩大营养素的来源，保证营养素和热量的供给。

产前可以吃些巧克力和木瓜。孕妈妈在产前吃些巧克力，可以缓解紧张，保持积极情绪。木瓜中含有的酵素，能消化蛋白质，有利于人体对食物的消化和吸收。如果有计划实施剖宫产，手术前一天，晚餐要清淡，凌晨12点以后不要吃东西，以保证肠道清洁，减少术中感染。另外，手术前6~8小时不要喝水，以免麻醉后呕吐，引起误吸。

孕妈妈营养自测

遇到1种症状得1分。出现加粗标明的症状，得2分。最高为10分，分值越高，说明孕妈妈对这种营养素的需求越大。

维生素 B$_1$

☆ **产程延长**

☆ **分娩困难**

☆ 呕吐

☆ 倦怠

☆ 体乏

☆ **子宫收缩不规律**

得分（　）

碳水化合物

☆ 体力不济

☆ 记忆力下降

☆ 口臭

☆ 代谢不规律

☆ 容易胡思乱想

☆ 头疼

☆ 脾气暴躁

得分（　）

孕期何时增加铁的摄入量

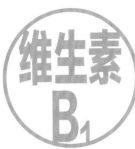

本月主打营养素

维生素 B₁——避免产程延长

维生素 B_1 的作用主要是避免产程延长和分娩困难。最后 1 个月里，孕妈妈必须补充各类维生素和足够的铁、钙。充足的水溶性维生素，尤其以维生素 B_1 最为重要。如果维生素 B_1 摄入不足，易引起孕妈妈呕吐、倦怠、体乏，还可影响分娩时子宫收缩，使产程延长，分娩困难。

食物来源：维生素 B_1 在豆类、糙米、牛奶、动物肝脏中的含量比较高。

碳水化合物——为分娩储备能量

分娩是体力活，补充碳水化合物少不了。虽然蛋白质也能提供人体热量，但是肉类中蛋白质所提供的热量远远不能达到分娩时的需求。只有碳水化合物才能提供最直接的热量。

食物来源：孕妈妈可以吃些粥、面汤等易消化的食物，还要注意粗细粮搭配，缓解便秘。另外，孕妈妈摄取的谷类食物中所含的维生素可以促进孕妈妈产后的乳汁分泌，有助于提高新生宝宝对外界的适应能力。

铁——仍要继续补充

本月除胎宝宝自身需要储存一定量的铁之外，还要考虑到孕妈妈在生产过程中会失血，易造成产后贫血，所以，孕妈妈仍要关注铁的补充。

食物来源：这个时候补铁可以先从食补入手，增加动物性食物的摄入，如动物血、动物肝脏，其次要适当摄入藕粉、紫菜、黑芝麻等；同时，为促进铁的吸收，需要增加维生素 C 的摄入，多吃水果，如苹果、橙子、猕猴桃、樱桃等。如果仍缺乏，可在医生的指导下服用补血铁剂。

维生素 B₂——促进铁吸收

维生素 B_2 在蛋白质、脂肪和糖类的代谢中起着重要作用。怀孕期间孕妈妈缺乏维生素 B_2 会导致孕中晚期口角炎、舌炎、眼部炎症。同时，充足的维生素 B_2 有利于铁的吸收。

食物来源：动物性食物中维生素 B_2 含量较高，尤以动物肝脏、心、肾脏较为丰富，牛奶、奶酪、鸡蛋、鱼类等食物中含量也不少。植物性食物除绿色蔬菜和豆类外，一般含量都不高。

☆每天摄入 1.7 毫克
☆30~50 克动物肝脏即可满足需求

养胎不养肉的美食推荐

彩椒三文鱼粒——增强胎宝宝智力

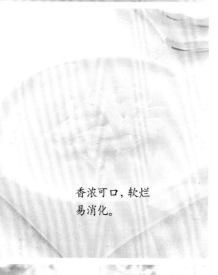

原料：三文鱼 1 块，洋葱 100 克，红椒、黄椒、青椒各 30 克，酱油、料酒、盐、香油各适量。

做法： ❶ 三文鱼洗净，切成 1 厘米的方丁，调入酱油和料酒拌匀，腌制 10 分钟；洋葱、红椒、黄椒和青椒分别洗净，切成丁。❷ 锅中倒油，七成热时，放入腌制好的三文鱼丁煸炒均匀，之后加入洋葱丁、红椒丁、黄椒丁、青椒丁和盐、香油，炒熟即可。

营养百分百：三文鱼中含有丰富的不饱和脂肪酸，能进一步增强即将出生的胎宝宝的智力和视力水平。

奶油白菜——清淡易吸收

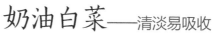

原料：白菜 300 克，牛奶 120 毫升，盐、高汤、水淀粉各适量。

做法： ❶ 白菜切小段，将牛奶倒入淀粉中搅匀。❷ 油锅烧热，倒入白菜，再加些高汤，烧至七八成熟。❸ 放入盐，倒入调好的牛奶汁，再烧开即可。

营养百分百：此菜口味清淡，营养丰富，适合孕妈妈食用。

香浓可口，软烂
易消化。

猪骨萝卜汤——促进食欲

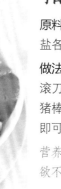

原料：猪棒骨 300 克，白萝卜 50 克，胡萝卜 100 克，桔子皮、蜜枣、盐各适量。

做法： ❶ 猪棒骨洗净，用热水汆烫；白萝卜、胡萝卜去皮洗净，切滚刀块；桔子皮洗干净。❷ 煲内放适量清水，待水煮开时，放入猪棒骨、白萝卜、胡萝卜、桔子皮、蜜枣煲 3 小时，然后用盐调味即可。

营养百分百：萝卜具有温胃消食、滋阴润燥的功效，适合分娩前食欲不佳的孕妈妈。

小米面茶——营养丰富易消化

原料: 小米面50克,芝麻、麻酱、香油、盐、姜粉各适量。

做法: ① 将芝麻去杂,用水冲洗干净,沥干水分,入锅炒至焦黄色,擀碎,加入盐拌在一起。 ② 将锅内加适量清水、姜粉,烧开后将小米面用凉水和成稀糊倒入锅内,略加搅拌,开锅后盛入碗内。 ③ 将麻酱和香油调匀,用小勺淋入碗内,再撒入芝麻盐即可。

营养百分百:小米面茶能补中益气、增加营养,有助顺产。尤其适于临产前食欲不佳的孕妈妈食用。

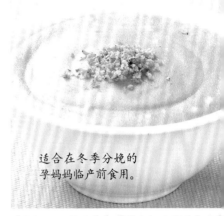

适合在冬季分娩的
孕妈妈临产前食用。

紫苋菜粥——有助顺产

原料: 紫苋菜30克,大米50克,香油、盐各适量。

做法: ① 紫苋菜洗净后切末,大米淘洗干净。 ② 锅内加适量清水,放入大米,煮至粥将成时,加入香油、紫苋菜末、盐、煮熟即成。

营养百分百:此粥具有清热止痢、顺产的作用。特别是孕妈妈临产时进食,有易产的功效,可作为孕妈妈临产前的保健食品。

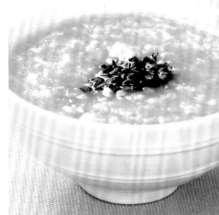

黄芪羊肉汤——补充体力助顺产

原料: 羊肉200克,黄芪15克,红枣、姜片、盐各适量。

做法: ① 羊肉洗净,切成小块,放在沸水中略煮一下去掉血沫,捞出;红枣洗净。 ② 将羊肉块、黄芪、红枣、姜片一同放入锅内,加清水,大火煮沸。 ③ 转小火慢炖至羊肉软烂,出锅前加盐调味。

营养百分百:在临产前孕妈妈可以适量食用些黄芪羊肉汤,能够补充体力,有利于顺产,同时还有安神、快速消除疲劳的作用。

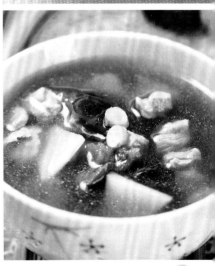

再次检查、确认待产包

再次确认待产包中的物品是否齐全，尤其是各种证件，如孕妈妈的产检保健卡。如果证件忘带，可能会令孕妈准爸有些慌乱，再返回家去取，也比较耽误事，所以，提前确认好可减少不必要的麻烦。

准爸爸是否进产房陪产

在分娩时，准爸爸在身边能给孕妈妈传递力量，准爸爸鼓励的话比医生说的都管用。但是如果准爸爸没有做好心理准备，或者医院条件不允许，孕妈妈也要做好准备，可以请导乐陪产。

10

生活关键词

注意休息

做好心理准备

查好医院路线

关注每一个生活细节

提前了解分娩常识、调整好心态、查好去医院的路线。注意休息，出现产前征兆要入院待产。

经过漫长又短暂的 10 个月，很快就要母子相见了，为了这个令人激动和紧张的时刻，孕妈妈应做好充分的准备。这个月，在平时要多花点时间和心思关注自己的身体和胎宝宝的状况，越是临近分娩，孕妈妈越要在生活上细心，为最后到来的时刻做好准备。

做好心理准备，战胜产前恐惧

孕妈妈在产前过于恐惧，会使身体产生过多应激激素，这样一来，疼痛就会增加，产程也会拖更久，对分娩会有不利影响，甚至造成难产。焦虑、恐惧等不良情绪均可造成孕妈妈大脑皮质功能紊乱，使得子宫收缩不协调、宫口不开、产程延长等。因此，孕妈妈必须保持良好的情绪，为分娩做好充分的心理准备。

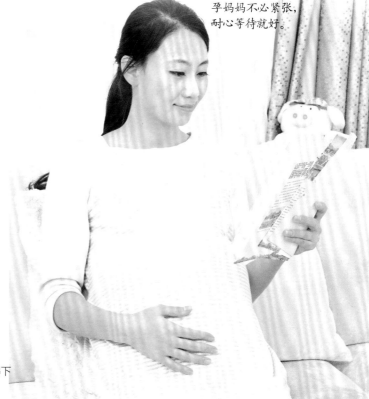

就要见到宝宝了，孕妈妈不必紧张，耐心等待就好。

何时会出现临产征兆

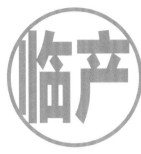

临产征兆有哪些

这个月，应注意 4 个重要现象：宫缩、破水、见红和阵痛。

宫缩：临近预产期，腹部一天有好几次发紧的感觉，当这种感觉转为很有规律的下坠痛、腰部酸痛（通常每 5 分钟 1 次）时，意味着两三个小时后就要临产了。

破水：宫缩频次加强，羊膜囊破了，有清亮的淡黄色液体流出。如果在临产前，胎膜先破，羊水外流，则应立即平卧并送医院待产。羊水正常的颜色是淡黄色。血样、绿色混浊的羊水都要引起注意。

见红：临产前阴道流出少量暗红色或咖啡色夹着黏稠分泌物的液体，是正常的，如血多或鲜红，就应去医院。

阵痛：预产期前，若腹部宫缩并开始出现一阵阵的腹痛时，孕妈妈最好记录阵痛间隔与持续时间，发现阵痛规律，应立即通知家人，寻求必要援助，并尽快将工作、家事等重要事情做个安排与交代，及时到医院，准备分娩。

这些孕妈妈需提前入院

孕妈妈不宜过早入院，但如果发现有以下情况，孕妈妈应听从医生的建议，提前入院，以待分娩。

1. 孕妈妈有妊娠高血压、重度贫血，以及其他疾病，应提前住院，由医生周密监护，及时掌握病情，进行处理。

2. 不适合自然分娩的孕妈妈，和医生协商，以确定剖宫产的日期。

3. 有胎位不正，如臀位、横位，以及多胎妊娠的情况，需提前入院，做好剖宫产的准备。

4. 经产妇，并有急产史者，应提前入院，以防再次出现急产。

5. 有前置胎盘、过期妊娠者等，应提前入院待产，加强监护。

总之，在本月的产检中，孕妈妈要及时与医生沟通，医生会根据孕妈妈情况决定其入院时间，孕妈妈积极配合医生即可。

远离夸张的分娩信息

孕期在学习孕产知识时，尽量避免看那些过于夸张的分娩画面和节目，尽量避免点击具有明显"噱头"形式的分娩视频；也请告诉周围的亲朋，不要讲那些负面的消息和故事。其实，分娩是每个女性天生就具有的能力，是女性成长过程中一件很自然的事，孕妈妈抱着"船到桥头自然直"的想法就可以，身体的本能会带领孕妈妈度过这段时期。

孕期不适，对话产科专家

到了这个月，孕妈妈可能出现上火症状，这是自然的生理反应，孕妈妈不必担心。但是，如果出现见红、破水、阴道流血等症状就要引起高度的重视，根据情况决定是否马上送医院。如果在最后关头，孕妈妈要更关注自己的身体，为胎宝宝的健康站好最后一班岗。

上火巧应对

孕晚期孕妈妈因孕激素累积，会出现心烦气躁、口舌生疮的上火症状，此时宜吃一些苦味食物。苦味食物中含有生物碱等苦味物质，具有消除疲劳、解热祛暑的功效。常见苦味食物有苦菜、芥蓝、苦瓜等，苦瓜中含有奎宁，孕妈妈要少吃。此外，像苹果、西蓝花、紫甘蓝等蔬果含有丰富的矿物质，也有降火的功效，孕妈妈可常吃。

前置胎盘不要慌

前置胎盘，指胎盘在子宫内的位置过低，附着在子宫内口，而将子宫颈口遮住。正常妊娠时的胎盘，一般附着在子宫的前壁、后壁或侧壁。

有些发生前置胎盘的孕妈妈并没有症状发生，有可能是怀孕后期医生在例行的B超产检时，发现前置胎盘；而更多的是在孕32周后出现出血的症状，此种出血症状是属于无痛阴道出血。

如果前置胎盘不能改变，主要的治疗就是尽量预防并发症的发生，并等待胎宝宝发育至最成熟的阶段时，采取必要的剖宫产或是自然分娩的方式。

孕妈妈日常生活中可以这样做：要适当限制运动；选用高蛋白、高热量、高维生素、含铁丰富的食物；尿频时要注意宫缩及阴道出血情况，阴道似破水流液时要注意鉴别是否有出血；因前置胎盘而出血者应卧床，采取左侧卧位，自数胎动，定时听胎心，间断吸氧。

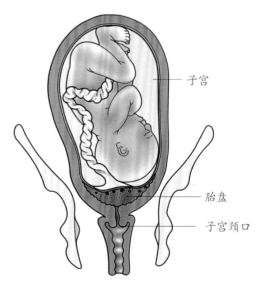

子宫

胎盘

子宫颈口

前置胎盘示意图

分娩疼痛，别大喊大叫

孕妈妈在分娩时最好不要大声喊叫，因为大声喊叫对分娩毫无益处，孕妈妈还会因为喊叫而消耗体力，不利于子宫口扩张和胎宝宝下降。孕妈妈要对分娩有正确的认识，消除精神紧张的情绪，抓紧宫缩间隙休息，使身体有足够的能量和体力。如果阵痛确实难以忍受，可以通过告诉自己疼痛是为了让宝宝更加健康，来提高对疼痛的耐受力。

出现胎儿窘迫了

胎宝宝出现窘迫情况，可能是由于胎宝宝脐带受压迫、胎盘功能不良、胎头下降受到骨盆压迫等原因造成的。一般出现胎儿窘迫，胎宝宝的心跳频率会明显下降，听胎心时很容易发现异常。此时，医生会先给孕妈妈吸氧气、打点滴，以缓解胎儿宫内缺氧状况。如果采取这些措施后，胎心仍未恢复正常，医生会建议孕妈妈立即采取剖宫产。

不要忽视过期妊娠

孕期达到或超过42周称为"过期妊娠"。过期妊娠对胎宝宝的影响主要为逐渐加重的慢性缺氧及营养障碍，千万不可忽视，更不能抱侥幸心理。

及时住院：明确有无胎儿宫内缺氧、巨大儿及羊水过少情况，并进行胎心监护。

做好胎动检测：如胎动过频或过少就表明胎宝宝有可能缺氧，应及时就医。

留意临产征兆：时刻观察有无腹痛、阴道见红及流液等临产征兆。

适时终止妊娠：对于宫颈成熟度好，无产科合并症和并发症的孕妈妈，可以用人工破膜、催产素引产；对于有胎宝宝缺氧、胎宝宝生长受限、羊水过少、巨大儿或其他产科合并症和并发症的孕妈妈，可以进行剖宫产。

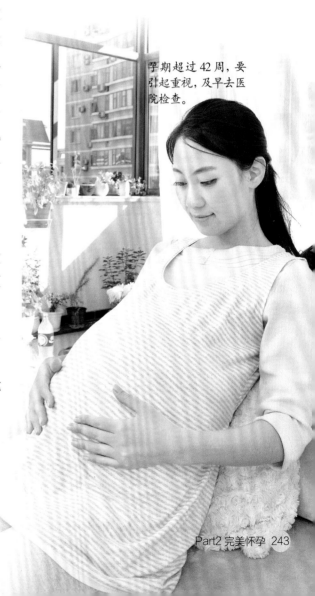

孕期超过42周，要引起重视，及早去医院检查。

二胎妈看过来

❀ 二胎妈特别关注
🌱 二胎爸积极行动

1 身体 ❀

二胎妈可能会感觉下腹部的压力越来越大，突出的肚子逐渐下坠，这就是"胎儿入盆"。

3 生活 ❀

二胎妈要准备好去医院的东西，保持充分的休息并适当运动，密切注意自己身体的变化和临产信号。

头胎
二胎

大不同

无论是面对生产还是面对生产后的生活，二胎妈都要对自己有信心。

临近分娩要多吃些含铁质的食物，增加蛋白质的摄入以及维生素 B_1 的摄入，以便保证生产时的体力，预防产程延长。

2 饮食 ❀

产前吃这些，为分娩加油

眼看到预产期，二宝就要出生了，这时二胎妈可以吃些鸡蛋，以补充蛋白质，还可以喝些鸡汤、鱼汤等汤类，不仅可以提高食欲，还能补充水分。此外还可吃些黄豆芽，其中的蛋白质、膳食纤维能够修复分娩时损伤的组织，预防产后出血和便秘。在去医院待产时，家人可以携带些巧克力，方便为二胎妈提供能量。

二胎爸别闲着

此时，二胎爸要为二胎妈多做些易消化、营养丰富、有利于分娩的食物。

此外，还要督促二胎妈适当做些有利于分娩的运动和呼吸，以便二胎妈顺利生产。

1. 给妻子积极的心理暗示。

2. 检查待产包。

3. 提前选好去医院的路线。

感觉到宫缩、胎膜早破要镇静

生头胎时有些孕妈妈是过了预产期后才生的，但在生二胎时大多数却会提前。此时虽然距离预产期还有一段时间，但是二胎妈要做好随时都会生产的准备，要尽早在各方面做好准备。另外，有些二胎妈会因照顾大宝产生疲劳，从而发生宫缩。此时就不要再做琐碎的家务了，要尽量安静休养。

5 胎教

本月二胎妈可以冥想二宝的样子，以及产后一家人幸福的场景，以提高自信心，缓解紧张。

7 产检

本月产检以常规检查和胎心监护为主，二胎妈要坚持每天自测胎动。

当二胎妈一旦出现规律性宫缩、见红、破水等临产征兆时，家人要迅速将二胎妈送往医院，准备分娩。

此时关于大宝，就需要二胎爸或者家人来帮忙照顾了。提前将大宝交给家人照顾，做好大宝的思想工作是很有必要的。

4 不适

6 大宝

若二胎妈察觉到羊水可能破了，要保持镇定，立即平躺，把枕头或衣服垫在臀下，保持头低臀高，这样可以防止脐带脱垂。用干净的卫生巾垫在外阴口，及时送往医院。

孕 10 月怎样照顾大宝

二胎妈已经做好随时去医院分娩的准备，这时要准备好住院事宜，同时也要交代好将大宝交予谁来照顾。最重要的是保持好心情，给自己足够的信心完成接下来的"挑战"。

告诉大宝"你是最重要的"：无论怎么劝说大宝，对于出现二宝这样的"竞争对手"，大宝心理多少会感受到打击。因此，先不要告诉大宝"我们

要去照顾二宝"，首先要对大宝说"你是最重要的"。这样大宝会变得安心，然后再让他慢慢接受二宝的存在。

即使是在二宝出生后的一段时间里，也不要忽略大宝，告诉他"你很重要"，让大宝有存在感和被重视感。

大宝的年龄	这样陪大宝
1~2 岁	让家人帮忙照顾
2~3 岁	让家人帮忙照顾
3~6 岁	让家人帮忙照顾
6 岁以上	让家人指导学习

协和产科门诊孕 10 月常见问题

怀胎十月，终于等到分娩。关于分娩前需要准备、注意什么，是这个月孕妈妈们询问的重点。因此我整理了一些关于分娩的问题，希望能给孕妈妈们以帮助。最后我想对孕妈妈们说，面对分娩，不要担心，也不要恐慌，一定要保持好心态，这是顺产的前提。

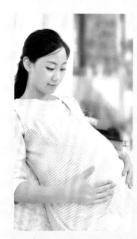

孕妈妈个子矮就会难产吗

分娩与骨盆大小有很大的关系，而顺产的主要因素包括产力、产道和胎宝宝状况。有的孕妈妈虽然骨盆小，但胎宝宝大小适合，且子宫收缩力强，也能顺利分娩。而有的产妇虽然骨盆大小正常，胎宝宝大小中等，但却因产力不足，产程时间长而发生难产。因此，孕妈妈个子小，不一定就会难产。

耻骨痛是怎么回事

孕晚期，尤其临近分娩，孕妈妈常会感到耻骨痛，有的孕妈妈甚至走路都费力，这是因为孕激素分泌，骨盆关节的韧带松弛，使耻骨联合之间的缝隙变宽，以便胎头通过造成的，属于正常现象。遇到这种情况，孕妈妈要少活动，做一些下肢放松的运动是可以的，站立时要双脚一起着地，不要单足直立。这种疼痛多数会在分娩后，随着妈妈身体的恢复而消失。

如果孕妈妈孕晚期耻骨疼痛难忍，坐、立或卧床都感到困难，走路都迈不开腿，则属于异常情况，应及早到医院进行检查，以查明原因。

见红、破水怎么办

见红是分娩的先兆，一般在见红后 12~48 小时就应该临产。如果流出来的血是鲜红的，无宫缩、无破水即为正常。若见红，血流量超过了月经量则属异常，应及时到医院。

破水是指羊膜破裂羊水流出的现象。正常情况下，破水的出现意味着子宫口已开，胎宝宝已进入产道。不过，孕晚期孕妈妈阴道常会流出少量的水，这种情况往往不是破水。真正的分娩破水像流水一样，活动以后流量更多，孕妈妈感觉明显。第 1 次生产的初产妇，无腹痛、无流血可以打车到医院，而经产妇要尽量平躺着，抬高臀部，有必要可叫救护车。

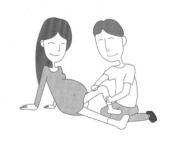

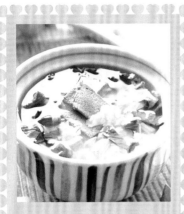

检查微量元素铜超标是怎么回事

孕期出现铜超标不用太过紧张，有少部分孕妈妈在孕晚期会出现铜超标的情况，目前没有发现铜超标致畸的案例。建议孕妈妈要放松心情，按时产检，避免食用富含铜元素的食物，如动物肝脏。

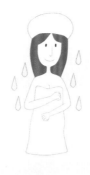

肚子痛是要临产了吗

孕晚期，有的孕妈妈会感到子宫收缩，并伴随腹痛，但在床上休息一会儿后发现疼痛缓解了，肚子也变软了，这种情况是假性临产。如果孕妈妈感觉到子宫有规律地收缩，5 分钟左右 1 次，并伴随着肚子发硬的情况，一般是临产征兆。此时孕妈妈应洗个澡，通知家人，拿好待产包去医院。

临近预产期，吃什么有助于顺产

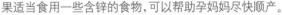

据研究表明，锌对分娩的影响主要是增强子宫有关酶的活性，促进子宫肌收缩，把胎宝宝驱出子宫腔。孕妈妈缺锌，会增加分娩的痛苦，所以产前如果适当食用一些含锌的食物，可以帮助孕妈妈尽快顺产。

含锌丰富的食物主要有肉类中的猪肝、猪肾、猪瘦肉等；海产品中的鱼、紫菜、牡蛎、蛤蜊等；豆类食品中的黄豆、绿豆、蚕豆等；坚果类的花生、核桃、栗子等，均可选择进食。特别是牡蛎，每 100 克含锌为 100 毫克。

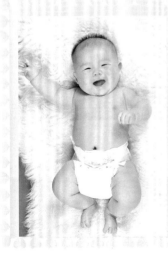

为什么不是在预产期那天出生呢

怀孕以后，在医生的指导下，孕妈妈大多早已推算出了自己的预产期。然而，很多情况是到了预产期那一天，母子却相安无事，胎宝宝丝毫没有要出来的迹象，这到底是为什么？推算预产期还有用吗？

其实，这并不奇怪，医生根据末次月经用公式计算的预产期只是一个大概日期，而末次月经与真正怀孕时间上最多可有 2 周的误差，况且孕妈妈的月经周期不一定是非常准确的 28 天，排卵日可能提前或推后；另外，每个孕妈妈的体质不同，胎宝宝的发育成熟度也不同，所以大多数情况下，宝宝会在预产期前后 2 周内出生，这都是正常的。

孕10月舒适胎教

本月胎教重点

随着预产期的临近，孕妈妈可能会有焦虑、担忧等情绪，孕妈妈要学会平静对待。对胎宝宝来说，孕妈妈心情愉悦，情绪稳定，就是最好的胎教。

情绪胎教

面对分娩，孕妈妈难免有些恐慌。分娩是每一位母亲都必然要接受的历练，要相信自己，宝宝一定会顺利出生。

语言胎教

临近分娩，胎宝宝各个系统都已发育完全，非常接近新生儿，此时给胎宝宝讲讲故事，让他听听古典乐曲，对培养他的想象力和创造力非常有益。

意念胎教

孕妈妈可以通过意念来让自己放松心情，可以时不时地告诉自己，面对分娩不要慌张，自己一定可以的。

意念胎教：冥想

冥想是通过保持静态、静想，调整呼吸来达到放松自己、缓解压力的一种方式。人在冥想时，注意力集中在呼吸上，而呼吸的速度可以调节心脏跳动，进而影响情绪。

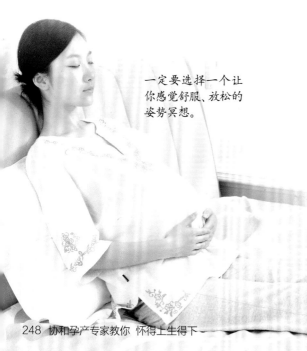

一定要选择一个让你感觉舒服、放松的姿势冥想。

孕妈妈感觉焦虑或烦躁时，不妨选择一个安静舒适的环境，采用适合自己的舒适坐姿，把注意力集中到呼吸上。在身体高度放松，呼吸细长、缓慢、平稳、有节奏的状态下，想象自己正坐在或躺在美丽湖边的柔软的草地上，微风轻拂，空气湿润清新。吸气时想象在吸收着阳光和大自然的能量，呼气时想象身体内污浊之气排出。

运动胎教：小幅度舒缓助产运动

孕妈妈自然站立，两手扶在椅背上。缓慢吸气，同时手臂用力，慢慢抬起双脚脚跟，使重心落于脚尖上，腰部挺直，下腹部紧靠椅背；慢慢呼气，手臂放松，脚还原。做5~10次后，调整呼吸，然后缓慢将重心放于左腿上，轻轻抬起右腿，以左腿为圆心画一圈。还原，换左腿。左右两腿各做5~10次。可以锻炼腰部和大腿的力量，有助于分娩。

情绪胎教：原声电影《功夫熊猫》系列

　　山清水秀的和平谷有点类似武当山，因为那儿同样住着一群武林高手。然而不同的是，和平谷中的武林高手，全都是动物。熊猫阿宝大概是谷中少有的不会武功的居民。又胖又迟钝的阿宝在鸭父亲经营的面馆里工作，鸭父亲希望阿宝能继承面馆，然而阿宝却一心想学武功，成为谷中第一的功夫大师。

　　熊猫阿宝最终成了拯救山谷的英雄，是什么给了它力量，它在追求梦想的过程中又闹出了怎样的笑话？孕妈妈有时间的话，不妨看一看这部搞笑又有意义的电影。

语言胎教：故事《妈妈，你在哪儿》

　　熊妈妈很爱自己的宝宝，熊宝宝也一刻离不开妈妈。

　　一天夜里，外面下起了大雪。熊宝宝已经睡熟了，熊妈妈决定去外面装一大口袋雪回来。因为熊宝宝喜欢在屋里堆很大很大的雪人，所以，熊妈妈要装很多很多雪花。

　　可是，熊妈妈刚出去一会儿，小熊就醒了。小熊喊道："妈妈，你在哪儿？"

　　听不到妈妈的回答，小熊着急得哭着从床上爬起来，不小心摔到了床下。

　　就在这时，熊妈妈背着大口袋气喘吁吁地跑回来了。熊妈妈呼唤道："宝贝，宝贝。""妈妈。"小熊的声音从床下传来。

　　妈妈拉亮灯，一把把小熊抱在了怀里，搂得紧紧的。

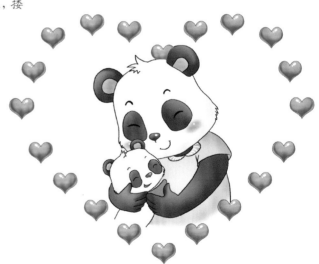

　　小熊含着眼泪问："妈妈，你去哪儿了？"

　　熊妈妈说："我到一百里远的地方给你找最大最大的雪花去了。"

　　小熊不哭了，因为他有很多疑问要问妈妈。小熊说："妈妈，你是飞回来的吗？我喊你你听见了吗？那么远你怎么能听得见呢？"

　　熊妈妈说："宝贝，我听见了。我听见后，马上就回来了！孩子，别怕，妈妈走得再远，也能听见你的喊声。"

　　哦，小熊明白了，并在心中记着："不怕，妈妈在很远很远的地方也不要怕。我就是一个灯绳儿，一拉，妈妈就亮了！"

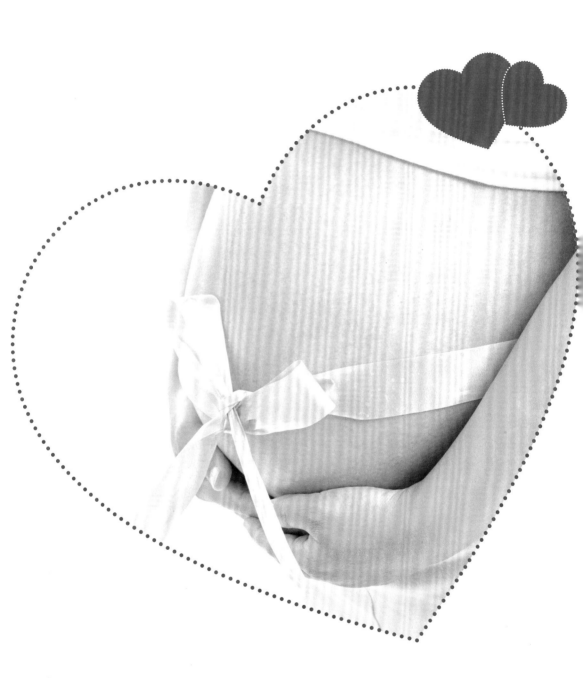

Part3
分娩、坐月子、新生儿

    经过了 10 个月的紧张、欣喜、期待，宝宝即将降临人世。在这之前孕妈妈要详细地了解孕产知识，积极配合医生和助产士的指导，才能顺利地度过这"辛苦而短暂"的一关。

    而经历了人生中最难忘的分娩，家中终于迎来了新的成员——宝宝。不仅要对宝宝进行日常的照顾和护理，新妈妈也要注重坐月子。只有做好产后护理，吃好养好，才能恢复好、恢复快，更有精力照顾好新生宝宝。

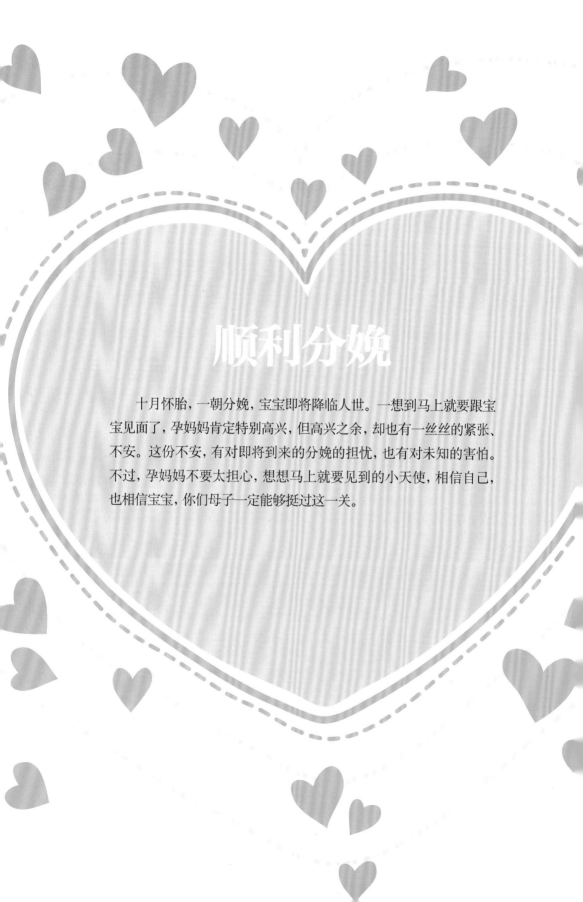

顺利分娩

　　十月怀胎，一朝分娩，宝宝即将降临人世。一想到马上就要跟宝宝见面了，孕妈妈肯定特别高兴，但高兴之余，却也有一丝丝的紧张、不安。这份不安，有对即将到来的分娩的担忧，也有对未知的害怕。不过，孕妈妈不要太担心，想想马上就要见到的小天使，相信自己，也相信宝宝，你们母子一定能够挺过这一关。

你必须要知道的分娩常识

大部分的孕妈妈在分娩前都会担心忍受不了疼痛，其实不同的人，因体质和个人心理承受能力的不同，所感受到的疼痛程度也是不同的。因此，孕妈妈大可不必害怕分娩。如果把分娩当成是一次考试的话，那么准备得越充分就越能做到胸有成竹。只要孕妈妈在分娩前做足了功课，孕妈妈就能轻松应对分娩。

临产前保持平和情绪

分娩前要平静心情，避免过度紧张。分娩会消耗身体巨大的能量，如果孕妈妈心情紧张，可能会使身体能量消耗更快。

孕妈妈可引导自己转移注意力，多想一些高兴的事情，多了解与分娩相关的知识。如果有担心的事情，可以向身边的护士或助产士咨询。亲人也应给予孕妈妈足够的关心和爱，不要给孕妈妈压力，以免影响顺利分娩。

产房里的"尴尬"事儿

"一丝不挂"：在产房，为了方便医生接生，可能会要求孕妈妈下半身不穿衣服，令从来都没有在陌生人面前裸体的孕妈妈感到十分难为情。

剔除阴毛，也称"备皮"：在分娩过程中，会被剔除阴毛。这是因为阴毛中容易藏污纳垢，便于细菌滋生。剔除阴毛便于手术的顺利进行和伤口的后期清理。如果不剔除阴毛，胎宝宝在分娩过程中可能会被细菌感染而患上疾病。除此之外，大多数自然分娩的孕妈妈可能需要做会阴侧切。

肛检或内检：在分娩第一产程中，为了判断宫口打开的情况，医生可能会进行肛检或内检。肛检需要孕妈妈脱下所有裤子，让医生用手或专用仪器伸进阴道，以判断宫口打开情况或胎头的旋转情况。

男医生接生：在产房，最令人尴尬的可能就是男医生接生了。但是千万不要忘记，在很多突发状况时，男人会更冷静、更果断。

分娩前要排净大小便

分娩时子宫会进行强有力的收缩，如果此时直肠中有粪便或膀胱中充满尿液，会影响子宫收缩程度，延长分娩时间，而且胎头长时间压迫膀胱、肛门括约肌，可能会导致孕妈妈分娩时将大便、尿液和宝宝一起娩出，增加产道、胎宝宝感染的概率。所以，临产妇应定时大小便，使直肠、膀胱处于排空状态。

不过，若在分娩过程中出现了排便、排尿现象，孕妈妈也不必太在意。助产的医生、护士几乎见过分娩时发生的各种状况，而且具有专业知识，不会在意这种事情。

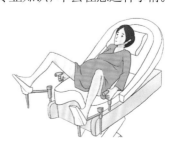

分娩前的助产运动

如果孕妈妈觉得瑜伽运动太专业，可以选择下面介绍的不累又有效的助产运动。为了安全、顺利地迎接宝宝，孕妈妈最好在预产期前2周开始练习分娩促进运动，这对顺产大有裨益。运动时孕妈妈应注意幅度不要太大，也不要过于劳累。

分娩促进运动

此运动可增强背部肌肉，使大腿及骨盆更灵活，还可改善下半身的血液循环，促使双腿在分娩时能很好地分开。

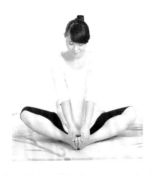

❶ 盘腿坐在地上，背部挺直，双手握住脚掌，使双脚脚底靠在一起。大腿外侧下压，数5下放松，重复10次。

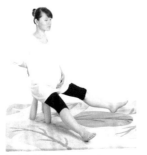

❷ 靠墙坐在矮椅子上，双脚尽量分开，持续约15分钟。每天可进行两三次。

不要一开始就过分关注阵痛

孕妈妈不要过分关注阵痛，因为从阵痛开始直到正式分娩，需要好几个小时，所以孕妈妈的注意力不要过于集中，更不要详细地记录什么，以免引起紧张、疲劳，也不要让身体向后仰，这样只会加剧宫缩痛。将身体蜷起来，会感觉更放松。趴在地板或是床上，胸部和膝盖着地，臀部翘起，也可减轻疼痛。

产程间隙巧补能量

自然分娩需要耗费孕妈妈大量的体力，因此不仅临产前要保证充足的睡眠，补充充分的能量，在产程间隙也要补充能量，以保证孕妈妈有足够的力量分娩。

初产妇在第一产程一般需要12~14小时，此时孕妈妈应尽量吃点东西，食物最好选择能够短时间内就被人体吸收、能产生大量热量供人体消耗的，如面包、蛋糕、稀饭、面条等，当然最方便的还是巧克力或者糖水。

进入第二产程后，医生或助产士会指导孕妈妈用力，一般不提倡此时进食，但如果孕妈妈真的没力气了，可在阵痛的间隙少量进食，但在医生或助产士操作时不宜进食。

要陪产，测测准爸爸是否晕血

自然分娩的孕妈妈要经历长时间的阵痛才能迎来真正的分娩，且分娩的过程十分艰辛，孕妈妈要有足够的体力和足够坚强的心才能渡过难关，因此，在分娩过程中一定要有亲人陪护。而准爸爸是和孕妈妈接触最多的人，比较了解孕妈妈的心理状况和身体状况，可以有针对性地缓解孕妈妈的不良情绪，在她需要的时候及时提供各种帮助和支持。

但是因为自然分娩过程中阴道会不断有红色分泌物流出，这是宫颈在不断软化、开大的表现，但一般出血量会少于经期，属于正常现象。所以准爸爸在陪产前，一定要检测一下自己是否晕血。如果存在晕血的状况，最好由孕妈妈指定其他亲友陪产。

准爸爸陪产必做的 4 件事

引导孕妈妈正确呼吸

如果准爸爸准备一直陪伴在产床旁边，面对分娩只需要掌握一种技能——引导孕妈妈控制呼吸。因为这个时候孕妈妈因为阵痛早已把之前学过的呼吸法之类的全忘记了，准爸爸要提醒她，在第一产程用运动呼吸法镇痛，可以陪孕妈妈一起做。在第二产程指导孕妈妈大口吸气后憋气，往下用力，吐气后再憋气，用力，直到宫缩结束；而当胎头娩出 2/3 或孕妈妈有强烈的便意感时，要哈气，即张开嘴巴，全身放松，像喘息般急促呼吸，准爸爸可以数着哈气"1、2、3、4、5"，切记不要用力过猛，避免会阴裂伤。

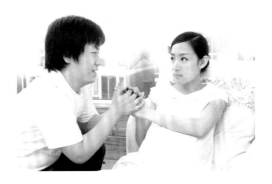

随时鼓励孕妈妈

准爸爸的站位应以不妨碍医护人员行动为条件，一般站在孕妈妈头部的左侧方比较好。整个分娩期间，准爸爸要随时鼓励孕妈妈，比如说"我看到宝宝的头了，还差一点点""你做得很棒！咱们马上就要成功了""握着我的手，再用力一次"。

辅导孕妈妈用力

准爸爸要适时提醒孕妈妈收缩下巴，将嘴巴紧闭，依靠腰背部下坠和脚跟踩踏的力量将胎宝宝娩出。准爸爸可轻拍孕妈妈的手臂和肩膀，让她尽量在阵痛间隙放松，然后伴随下次宫缩，手握产床旁边的把杆，将力量使到下半身。

补充水分和能量

在分娩过程中，孕妈妈大汗淋漓，消耗了很大体力，准爸爸可让孕妈妈吃点巧克力以补充能量，也可用棉花棒蘸上开水，擦拭孕妈妈双唇，以补充水分。

自然分娩（顺产）

自然分娩指胎宝宝经阴道自然娩出，也叫顺产，自然分娩被认为是最理想、最安全的分娩方式。现在，大多数孕妈妈都会选择自然分娩，这也是医生最为推崇的方式。如果孕妈妈的骨盆正常，无内外科合并症，胎宝宝胎位正常，大小合适，就可以选择自然分娩。

自然分娩的优缺点

优点	缺点
1 产后恢复快，可立即进食、哺喂母乳	1 产前阵痛
2 仅有会阴部位伤口，并发症少	2 阴道松弛，但可通过产后运动恢复
3 经过产道的挤压，可以使宝宝的肺功能、皮肤神经末梢得到锻炼	3 骨盆腔、子宫、膀胱脱垂的后遗症
4 腹部很快恢复原来的平坦	4 如需以产钳或真空吸引帮助生产，可能引起胎宝宝头部肿大

了解会阴侧切

会阴侧切是在会阴部做一斜形切口，可防止在分娩过程中会阴撕裂，保护盆底肌肉。侧切是一种手术，仅针对自然分娩的孕妈妈。会阴侧切术大概需要20分钟，根据伤口的深浅及医生的不同，时间上会有一些差别。会阴侧切术前要进行局部麻醉和会阴部神经阻滞麻醉，切开时要在宫缩时进行，不会感觉很痛。当宝宝娩出后，强烈的宫缩得以缓解，会阴切口缝合时，会感觉疼痛。

需要做会阴侧切术的情况

1. 会阴弹性差、阴道口狭小或会阴部有炎症、水肿等情况。

2. 胎宝宝较大，胎头位置不正。

3. 子宫口已开全，胎头较低，但是胎宝宝有明显的缺氧现象。

4. 胎宝宝心律有异常变化，或心跳节律不匀，并且羊水浑浊或混有胎便。

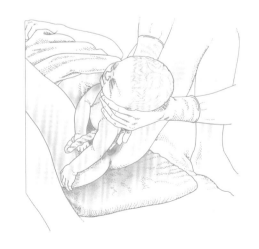

自然分娩有多痛，听听过来人的描述

很多孕妈妈对于分娩的恐惧，大多来自于一个声音——生孩子太疼了！尤其是自然分娩。在还没有怀孕时，孕妈妈们互相分享到的经验就是，疼痛基本没法用语言来形容，但事实上新手妈妈对于分娩时刻的记忆是"痛并快乐着"。

Candy妈妈：宫口开全以前是越来越疼，比痛经还要疼，尤其是两三分钟一次的时候，坠疼明显，为了生产时能有力气，我没有喊叫，只能轻轻地哼，所以浑身发抖，好在我宫口开得比较快。到生的时候就是一种排便的感觉，因为胎头压迫，反而感觉不到疼。总体来说，这种疼还是能够承受的。

豆豆妈妈：分娩痛总是来时缓慢，逐渐增强，直至痛到极点，最后又缓慢地退去。有人曾诗意地形容它就像是海浪向岸边涌来，最开始平缓不疾不徐，浪头逐渐增强，越来越大，直至成为冲击海岸的冲天浪涛，随后潮水慢慢退去……

缓解阵痛的小运动

从阵痛开始到正式分娩，还需经历好几个小时，孕妈妈不要一味地坐等一波又一波阵痛的来临，而是要让身体动起来，以分散注意力，缓解阵痛。

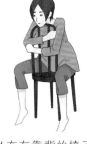

抱住椅背坐

像骑马一样坐在有靠背的椅子上，双腿分开，双手抱住椅背。

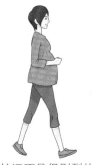

来回走动

在阵痛刚开始还不是很剧烈的时候，孕妈妈可以下床走动，一边走一边匀速呼吸。

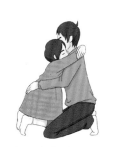

和准爸爸拥抱

双膝跪地，坐在自己脚上，双手抱住准爸爸，有助于放松心情。

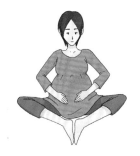

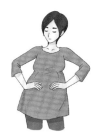

扭腰

两脚分开，与肩同宽，深呼吸，闭上眼睛，同时前后左右大幅度地慢慢扭腰。

盘腿坐

盘腿坐，两脚相对，双手放在肚子或膝盖上，这不仅可以缓解阵痛，还有助于孕妈妈打开骨关节，顺利分娩。

第一产程这样配合医生

思想放松，精神愉快

做深、慢、均匀的腹式呼吸，即每次宫缩时深吸气，同时逐渐鼓高腹部，呼气时缓缓呼出，可以减少痛苦。

注意休息，适当活动

利用宫缩间隙休息、节省体力，切忌烦躁不安而消耗精力。如果胎膜未破，可以下床活动，有利于胎头下降。

采取最佳体位

除非是医生认为有必要，不要采取特定的体位。只要感觉阵痛减轻，就是最佳体位。

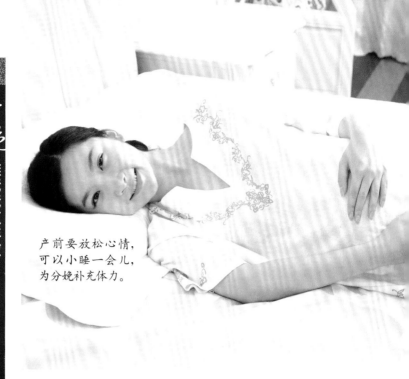

产前要放松心情，可以小睡一会儿，为分娩补充体力。

分娩 准爸爸这样做 了解产房 学习分娩常识 准备助产食物

自然分娩的三个产程

产前提前了解分娩的全过程，有助于孕妈妈消除紧张不安的情绪，还可以将学到的分娩知识运用到实际中去，指导顺利分娩。

第一产程——开口期

第一产程是从临产到子宫颈口开全（10厘米）的这段时间。初产妇可能会经历12~14小时的阵痛；经产妇因子宫颈较松，容易扩张，则需要6~8小时。此时宫缩间隔从五六分钟开始，持续30秒左右，起初较弱，后面逐渐增强，间隔时间缩短到两三分钟，持续时间在40秒左右。临近分娩时，产道变软，子宫颈由紧闭变柔软以使胎宝宝通过。子宫口开始缓缓张开，羊水和黏液会起到润滑作用，帮助胎头入盆。

阵痛开始标志正式临产，宫口开3厘米之前称潜伏期，宫口扩张速度缓慢，一般要8小时，最长不超过16小时，非常考验孕妈妈的忍耐力。开3厘米之后进入活跃期，宫口以每次两三厘米的速度缓缓张开，最后开到10厘米，能使胎宝宝头部通过为止。

分娩产程

第二产程——分娩期

第二产程是从宫颈口开全至胎宝宝娩出为止。初产妇这个过程要持续一两个小时，经产妇可在 1 小时内完成。此时，阵痛强度增加，子宫口张开过程中，尤其近开全时会发生羊水破裂，此时会感觉有股温暖的液体流出。阵痛时会有排便的感觉。宫口开全后，宫缩间隔时间缩短到一两分钟，持续时间超过 40 秒。

宝宝头部娩出后，会本能地将头转向一侧。再经过两三次宫缩，娩出肩部，继续用力，腿和臀部也将被娩出。宝宝出生后，医生会剪断脐带，不过不用紧张，剪脐带并不疼。

第二产程这样配合医生
☆ 阵痛间隙歇口气
☆ 随宫缩用力
☆ 宫缩间隙休息
☆ 胎头娩出停止用力

第三产程——胎盘娩出期

第三产程是从宝宝生出到胎盘娩出的一段时间。宝宝娩出后，宫缩会有短暂停歇，大约相隔 10 分钟，又会出现宫缩以排出胎盘，这个过程通常需要 5~15 分钟，一般不会超过 30 分钟。宝宝娩出后，应保持短促呼吸，在医生的帮助下自然娩出胎盘。如果胎宝宝生出后 30 分钟胎盘仍不排出，则需在严密消毒后由医生用手取出胎盘。此阶段不会感觉特别疼痛，往往一阵宫缩胎盘就娩出了。

第三产程这样配合医生
☆ 宝宝娩出后短促呼吸
☆ 自然娩出胎盘
☆ 超过半小时需手取胎盘

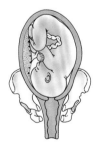
第一产程开始，子宫口始开。

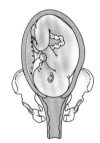
第一产程中，子宫口以每次两三厘米的速度缓缓张开。

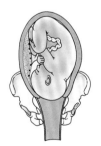
子宫口已开至 10 厘米。

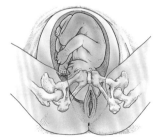
第二产程开始，宝宝开始娩出。

无痛分娩

无痛分娩确切地说是分娩镇痛，是指采用各种方法，使分娩时疼痛减轻，甚至使之消失的一种分娩方式。无痛分娩分为非药物性镇痛和药物性镇痛。硬膜外阻滞感觉神经这种镇痛方法是目前采用得最广泛的一种无痛分娩方式。

无痛分娩的方法

方法	操作	优点	缺点	备注
椎管内阻滞镇痛	从腰部将低浓度的局麻药注入到蛛网膜下腔或硬膜外腔，采用间断注药或用输注泵自动持续给药的方式	使用麻醉药量低，镇痛起效快，可控性强，安全性高；产妇头脑清醒，能主动配合，积极分娩	有极少数产妇会感觉腰疼、头疼或下肢感觉异常等，但不严重，短时间会消失	目前这种方法是各大医院运用最广泛、效果比较理想的一种方式
笑气镇痛	让产妇吸入笑气和氧气的混合气体	易于掌握，可使产妇保持清醒状态，很好地配合医生；能缩短产程	可能会出现镇痛不全	对呼吸、循环无明显抑制作用，对子宫、胎宝宝也无明显影响

无痛分娩的优缺点

优点	缺点
1 可使孕妈妈减轻疼痛感，从而减少对分娩的恐惧	1 大剂量使用，可能造成麻醉药在胎宝宝体内聚积，导致新生儿出生后暂时性活动迟缓
2 可减轻疲倦，让孕妈妈在时间最长的第一产程得到休息，当宫口开全想用力时，因积攒了体力而更有力量	2 如果脊椎管内镇痛平面过高，会使孕妈妈血压降低，影响胎盘血流，有可能导致胎宝宝在子宫里缺血、缺氧
3 一般剂量的药物，对胎宝宝呼吸和长期的神经行为无大影响，还能减少胎宝宝缺氧的危险	3 会降低腹壁肌肉的收缩功能，可能会出现第二产程延长现象，有极少产妇会出现局部麻醉或脊髓麻醉的并发症

不是所有的产妇都适用无痛分娩

无痛分娩让孕妈妈不再经历分娩疼痛的折磨，也能减少分娩时的恐惧和产后的疲倦，但并不是所有的孕妈妈都适合采取无痛分娩方式。

如果孕妈妈有阴道分娩禁忌证，如前置胎盘、胎盘早剥、胎儿宫内窘迫者，或者孕妈妈有麻醉禁忌证，如对麻醉药或镇痛药过敏，或者耐受力极强。有这些情况的孕妈妈不适合无痛分娩。若孕妈妈有药物过敏、妊娠并发心脏病、腰部有外伤史等情况，宜向医生咨询后，由医生来决定是否可以进行无痛分娩。此外，若孕妈妈有凝血功能异常的状况，绝不能采用无痛分娩。

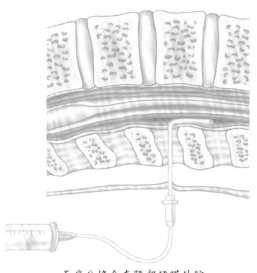

无痛分娩会在腰部硬膜外腔放置导管，由产妇根据疼痛的程度自我控制给药。

无痛分娩真的不痛吗

无痛分娩在医学上称为"分娩镇痛"，并不是完全的无痛。由于个人体质的不同，孕妈妈对麻醉药物的敏感度不同，造成无痛分娩时疼痛感受存在差异。无痛分娩的最佳状态应该是在孕妈妈无痛的情况下，保留轻微的子宫收缩感。目前大多数孕妈妈都能达到最佳状态，但也有极少部分的孕妈妈对无痛分娩不太"敏感"，会出现无痛分娩失败的情况。

无痛分娩也要用力

无痛分娩时麻醉药物麻痹了孕妈妈的疼痛感觉神经，但运动神经和其他神经并没有被麻痹，而且仅凭胎宝宝一个人的力量很难完成分娩。所以孕妈妈在感觉到轻微宫缩基础上，根据医生的指令和宫缩情况用力。如果没有用力的感觉，可以听从医生的指导向下使劲。

无痛分娩对母婴的影响

规范的无痛分娩操作和准确的麻醉药物剂量，是不会对孕妈妈和胎宝宝的身体健康产生任何不良影响。不过，采用硬膜外分娩镇痛时，极少数的孕妈妈可能会出现低血压、头痛、恶心、呕吐等并发症，但并不会威胁生命。由于无痛分娩的麻醉药物使用浓度要远远低于一般手术的剂量，母体吸收后，进入胎盘的药物量更是微乎其微，对出生后的宝宝不会产生不良影响。

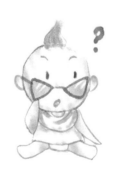

剖宫产

剖宫产也称为剖腹产，是指宝宝经腹壁和子宫的切口分娩出来。但若不是必须进行剖宫产，还是应该选择自然分娩。一般如果计划剖宫产，需要提前预约日期，并且提前一天入院。在手术前会有一些规定或程序需要执行。

剖宫产的优缺点

优点	缺点
当自然分娩有困难或可能对母婴有危险时，剖宫产可挽救母婴的生命	手术时可能发生大出血及副损伤，术后可能发生合并症
减少妊娠并发症和合并症对母婴的影响	可能发生子宫切口愈合不良、肠粘连等症
免去遭受产前阵痛以及顺产可能引起的盆底松弛	术后子宫及全身的恢复都比自然分娩慢
腹腔内有其他疾病，可能在手术中同时处理	再次分娩时为了防止原切口创伤，多数需要再次剖腹
	剖宫产的宝宝，可能会发生湿肺症和多动症
	下奶晚，母乳喂养会有困难

哪些孕妈妈必须剖宫产

相对于自然分娩，剖宫产可以让孕妈妈不必经历分娩阵痛，也不会出现产道裂伤，没有难产的忧虑，但可能会增加大出血或麻醉的危险，而且经历剖宫产分娩的妈妈，产后恢复也比自然分娩的妈妈慢。

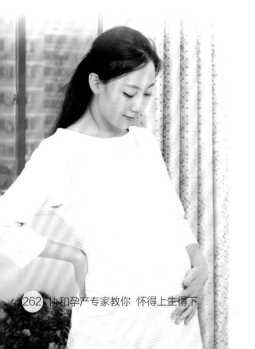

剖宫产常常是不能自然分娩时孕妈妈的好选择，并不适合所有的孕妈妈。但如果孕妈妈有下列情况，则必须选择剖宫产。

1. 35岁以上的高龄初产妇，同时诊断出妊娠合并症者。

2. 孕妈妈的骨盆狭小或畸形，不利于自然分娩。

3. 孕妈妈产道不利于分娩，有炎症或病变、畸形等情况。

4. 胎宝宝胎位异常，有前置胎盘或者体重过重情况。

5. 有妊娠合并症的孕妈妈。

6. 子宫有瘢痕，或有产前出血症状。

剖宫产前的准备工作

1. 在手术前一晚只能吃清淡的食物。

2. 剖宫产手术前最好洗个澡。

3. 剖宫产手术是一种创伤性手术，产后需要大量体力来恢复，所以产前应注意休息。

4. 需要抽血化验和尿液检查。

5. 护士"备皮"以方便手术进行，备皮指的是剃除体毛，范围是乳房下沿着腋中线至大腿上段及会阴部，目的是避免毛发上的细菌掉落到已切开的伤口里。

6. 让家属签署手术和麻醉的同意书。

7. 由护士插入导尿管，放置导尿管的目的是为实施手术时不受膀胱涨满的影响，导尿管要放置大约 24 小时。

剖宫产过程

剖宫产示意图

腹部消毒

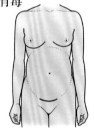

① 全身麻醉或硬膜外麻醉。用消毒剂消毒腹部，将一个细导尿管插入膀胱。医生在耻骨线下方做一水平切口。

切开皮肤和脂肪组织

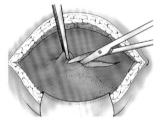

② 医生仔细切开腹壁脂肪组织和肌肉。用牵拉器拉开组织，切开衬贴在腹膜腔内的腹膜。

切开子宫下部

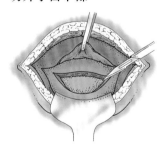

③ 医生用牵拉器牵开膀胱，切开子宫下部，显露包在胎儿表面的保护性羊膜囊。

取出宝宝

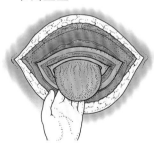

④ 医生破开羊膜囊，伸入一只手托住胎儿头或臀的下方，轻柔地将胎儿从子宫内取出，钳住脐带并切断。

缝合

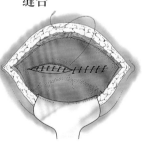

⑤ 缝合子宫和腹壁各层。用金属夹或长缝线缝合皮肤。5 天后拆除金属夹或缝线，即可回家。

二胎妈分娩

二胎妈在分娩时，虽说有头胎的经验，但是也不能掉以轻心。一般情况下，第二胎的产程进展会比第一胎快。从临产到宫口开全，只需要 5~8 个小时，甚至更短。宫口开全后，再过 20 分钟左右宝宝就能娩出。因此，二胎临产时不论出现任何一种产前征兆，都要及时入院待产。

二胎临产表现早知道

二胎的临产征兆与头胎几乎一样，也会出现子宫底下降、见红、破水、腰痛腹痛等现象。

临产征兆	临产后的身体反应
呼吸变轻松	二胎妈会感到呼吸困难得到缓解，胃的压迫感消失，食欲增加
腰腹坠胀	胎头下降使骨盆受到的压力增加，腹坠腰酸的感觉会越来越明显
大、小便次数增多	胎儿下降，压迫膀胱和直肠，使小便之后仍感有尿意，大便之后也不觉舒畅痛快
分泌物增多	可能会有宫颈黏液栓排出，分泌物增多的情况，接着会有见红、宫缩出现
胎动减少	胎动此时不那么明显，这是由于胎位已相对固定的缘故，但如持续 12 小时仍然感觉不到胎动，应马上接受医生诊断
体重增加停止	有时甚至有体重减轻现象，这标志着胎儿已发育成熟
宫缩	第二胎时，宫缩的表现不一定很明显，甚至不一定会痛，只是感到腰酸或肚子变硬。所以，只要接近预产期，腹部有异常的感觉，都要引起注意。如果出现有规律的腹痛，就更要抓紧时间入院了，哪怕只是 10 分钟痛 1 次
见红	二胎妈一般在见红几小时内应去医院检查，但有时见红后仍要等一两天
破水	二胎妈要立刻去医院

二胎急产这么做

从产兆出现到宝宝完全娩出，经产妇小于 2 个小时，就称为急产。真正的急产发生率不到 1%，但是有些孕妈妈对产兆出现不敏感或是产兆出现时没有注意，当感觉到产兆时，已经进入产程，所以会感觉生得快。当遇到急产时孕妈妈不要慌，可以按照下面的方法来做。

1.联系家人，或向他人寻求帮助。如果还来得及，就尽快赶到医院。如果来不及，就打 120 急救电话，请求急诊帮助。

2.为了自身和宝宝的安全，放下紧张和顾虑，放松身体，用呼吸配合宫缩。宫缩时腿尽量打开，以免夹到宝宝的头。

3.宝宝出生后，一定要清除口腔、鼻腔里的羊水，并做好保温工作，将脐带打结后剪断。

头胎剖二胎顺，当然有可能

一般来说，第一胎是剖宫产的孕妈妈，第二胎大多也会实施剖宫产。但是，关于剖宫产再孕的情况不能一概而论，有研究表明，剖宫产再孕是否可以顺产由以下几个因素决定。

头胎剖宫产的原因是否仍然存在：如果二胎妈头胎剖宫产的原因是因为骨盆和产道狭窄等不可更改的原因，那么第二胎也必须接受剖宫产。如果二胎妈头胎剖宫产的原因是胎位不正、羊水浓稠、患有妊娠合并症等可更改因素，而此次怀孕无以上不利因素则可以考虑顺产。但是，同时要咨询产检医院及产科医生才能决定。

子宫的恢复情况：如果剖宫产再孕，二胎妈的子宫恢复情况良好，且无其他不利因素，则可以考虑顺产。如果子宫恢复情况不好，子宫张力过小，则必须接受剖宫产。一般来说，子宫上的横切伤口比纵切伤口恢复得更好。

胎宝宝的发育状况：如果此次再孕子宫恢复良好，胎宝宝胎位正常，体重正常，且无其他不利因素，则可以考虑顺产。但如果剖宫产妈妈再孕存在胎位不正、胎宝宝体重超标等情况，必须及早实施剖宫产。

头胎顺，二胎分娩会一样痛吗

经历过头胎顺产的二胎妈，由于宫颈、产道都被拉伸过，所以二胎分娩时，会更快地进入分娩状态，宝宝会更快地生下来，所以忍受阵痛的时间肯定是大大缩短了。当然，大龄产妇，以及俩宝年龄相隔时间太长等特殊情况除外。

从分娩阵痛本身来看，很多生过二胎的妈妈都觉得，二胎顺产会很轻松，这主要是相对头胎分娩来说。由于二胎妈的心理耐受力增加了，二胎分娩时，痛感会比头胎轻很多，而且痛苦的时间也会缩短。

大龄二胎妈要特别注意

大龄二胎妈要注意孕期可能面临的风险，以及顺产时要注意的问题。女性35岁以后，卵细胞的质量下降，对孕妈妈来说，子宫、产道等肌肉收缩力也大大下降，因此一定要重视孕期产检，以及听从医生的建议。

在分娩的过程中，产力、产道、胎儿及精神、心理因素是影响分娩顺利的重要因素，大龄二胎妈在产力方面可能与头胎略有不同，但是个人差异也比较大。如此在分娩过程中，如出现产力不足的问题，应听从医生的指导，可以适当补充能量，或配合医生用力，或采取剖宫产。当然，在孕期，也可以做一些锻炼腹部肌肉的运动，以提升产力，为顺利分娩打下基础。

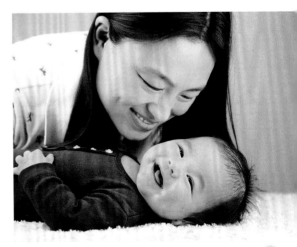

坐月子

　　十月怀胎终于修成正果，新生命呱呱落地，这正是女人一生中最幸福、最难忘的时刻。新妈妈除了对宝宝进行日常的照顾外，也要注重坐月子。月子期间是新妈妈恢复体力、改善体质的好时机，做好产后护理，吃好养好，对新妈妈来说至关重要。在这一篇中，我们将从护理和月子饮食两方面来细谈，让新妈妈安心坐好月子，养出好身体。

产后生活护理

坐月子，是女人重生的第二次机会。通过坐月子，新妈妈的体质可以得到改善。因此，新妈妈产后在生活上的护理非常重要。新妈妈应科学合理地坐月子，千万不可因年轻而忽略一些禁忌。家人也应多注意一些护理细节，无论是从新妈妈的身体，还是心理上，都要给予更多的理解、支持和照顾，从而让新妈妈尽快恢复，做回漂亮妈妈。

产后新妈妈的身体变化

顺产妈妈的身体变化

乳房	生产后，随着雌激素和孕激素骤降，泌乳素增加，新妈妈的乳房开始充盈、变硬，触之有硬结，随之有乳汁分泌
子宫	在分娩刚刚结束时，因子宫颈充血、水肿，会变得非常柔软，子宫颈壁也很薄，一两周之后才会恢复到原来的形状
皮肤和腹部	由于产后雌激素和孕激素水平下降，新妈妈的面部易出现黄褐斑；腹部皮肤由于受孕期子宫膨胀的影响，弹力纤维断裂，变得松弛起来，腹部、臀部出现的紫红色妊娠纹可能会变成永久性的银白色旧妊娠纹
外阴和阴道	外阴因分娩压迫、撕裂而产生水肿、疼痛，这些症状在产后数日即会消失。分娩造成阴道腔扩大，阴道壁松弛且肌张力低下，产后新妈妈的阴道腔逐渐缩小，阴道壁肌张力逐渐恢复
内分泌系统	分娩后，新妈妈的内分泌系统会有相应的变化。一般来说，未哺乳的新妈妈平均产后10周左右可恢复排卵，哺乳妈妈可在4~6个月恢复排卵

剖宫产妈妈的身体变化

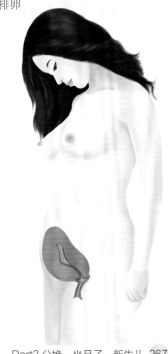

腹部	剖宫产妈妈的腹部会有手术瘢痕，若再次怀孕，还有出现瘢痕妊娠的可能，需要多加注意伤口的复原
子宫	手术后5~7天就可以拆线了，但剖宫产妈妈的伤口内部并没有完全愈合好，会出现时有时无的疼痛。只要不持续疼痛，没有分泌物从伤口处溢出，就不必太担心
胃肠功能紊乱	手术后身体需要一段时间才能"记起"如何正常发挥消化作用。所以剖宫产妈妈一定要等排气后再进食，要选择易消化的食物。定期的散步、喝足量的水可以缓解术后便秘
泌尿系统	剖宫产妈妈由于手术对膀胱产生了伤害，排尿次数增加。如果新妈妈发现自己在打喷嚏或是咳嗽时，就有尿液排出，这可能是压力性尿失禁

产后恶露变化

恶露是分娩后子宫所排出的分泌物，恶露颜色、质、量、气味反映了子宫恢复的状况。

产后1周内

此时是排恶露的关键期，恶露起初为鲜红色，几天后转为淡红色，量多，有血腥味，但无臭味。若恶露中出现大血块、有臭味或鲜血流出，要及时去往医院或通知医护人员查明原因。

产后2~3周

恶露转为白色或淡黄色，此时的恶露已不再含有血液，而含有大量的白细胞、退化蜕膜、表皮细胞和细菌，使恶露变得黏稠而色泽较白。

产后第4周

白色恶露基本上也排除干净了，变成了普通的白带，但是也要注意会阴的清洗，并勤换内衣裤。

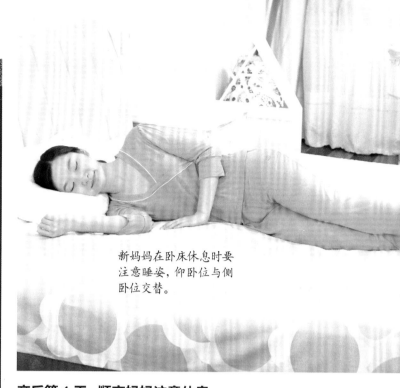

新妈妈在卧床休息时要注意睡姿，仰卧位与侧卧位交替。

产后第1天，顺产妈妈注意休息

顺产后新妈妈身体非常虚弱，头晕乏力，说话无力，此时新妈妈需要多休息，即便睡不着也要闭目养神。

当宝宝平安降生后，新妈妈最想要的就是在一个安静的环境闭目养神，等宝宝洗干净收拾妥当，还要给宝宝进行第1次哺乳。如果周围人来人往，声音嘈杂，新妈妈会觉得心烦意乱，虚弱的身体得不到充分的休息，势必会影响身心的进一步调养和恢复。

多种睡姿有利于产后恢复。新妈妈在产后休息的时候一定要注意躺卧的姿势，这是因为分娩结束后子宫会迅速回缩，而此时韧带却很难较快地恢复原状，再加上盆底肌肉、筋膜在分娩时过度伸展或撕裂，使得子宫在盆腔内的活动范围增大而极易随着体位发生变动。所以，为了防止发生子宫向后或向一侧倾斜，新妈妈在卧床休养中要注意避免长期仰卧位，而应仰卧与侧卧交替。

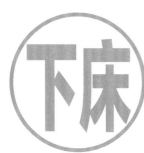

顺产妈妈这样护理

第 1 次下床有讲究

分娩时新妈妈因消耗了大量体力感到非常疲劳，需要好好休息，但长期卧床不活动也有很多坏处。一般来说，顺产妈妈，在产后 6~8 小时就可以第 1 次下床活动，持续 5~10 分钟。如果会阴撕裂、侧切，也应坚持产后 6~8 小时第 1 次下床活动或排尿，但是要注意行走速度要慢、要轻柔，避免动作太激烈将缝合的伤口拉开。

第 1 次下床活动时必须有家人陪同，以防体虚摔倒，并注意不要站立太久。恢复不好或体质较差的新妈妈，可稍稍推迟下床活动的时间，不必刻意勉强自己。

尽早排尿，及时排便

排尿是新妈妈最容易忽视的问题，顺产妈妈在分娩后 4 小时即可排尿。少数新妈妈排尿困难，发生尿潴留，其原因可能与膀胱长期受压及会阴部疼痛反射有关，应鼓励新妈妈尽量起床解小便，如果排不出，可以把水龙头打开，诱导尿感，或者用手轻按小腹下方，或使用温水袋敷小腹，一般就会有尿意。

新妈妈除应及时排小便外，还要在产后及时排大便。由于自然分娩过程中盆底肌肉的极度牵拉和扩张并充血、水肿，以及第二产程中腹肌疲劳，在短期内不能

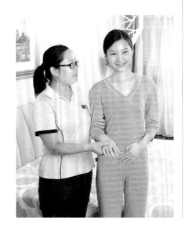

恢复其弹性，加之产程中过度屏气、过度呼喊、水电解质紊乱等，易导致肠蠕动减慢，产后排便功能减弱。新妈妈一旦有便意，可以用热毛巾敷一敷臀部，以便排便。新妈妈排便后，最好吃点东西恢复体力，如厕时间不可过长，以免出现头晕、虚脱现象。

☆产后 4 小时及时排尿
☆产后一至两天恢复排便

不要过早外出活动

一般来说，顺产妈妈恢复起来要快，有些顺产妈妈熬不住产后 42 天的"禁闭"日子，总想着外出，此时宜忍耐。产后新妈妈身体虚弱，免疫力大大降低，如果不注意自我保护，各种病菌很容易乘虚而入。所以，新妈妈月子期间最好不要外出，减少与各种灰尘、病菌接触的机会，以预防各种疾病。如果新妈妈恢复较好，可以由家人陪同，在天气晴朗的日子里到小区附近散散步，但是时间不能超过 20 分钟。

剖宫产术后伤口护理

定时查看刀口及恶露

剖宫产术后别忘了定时查看新妈妈腹部刀口的敷料有无渗血。手术后会有恶露排出，量与月经量接近或略多，流血过多或者无恶露排出均属于不正常现象，应及时告知医生。

拆线后再出院

一般来说，剖宫产术后拆线时间根据切口不同和恢复情况而定，如果新妈妈身体没有异常，横切口的新妈妈一般术后3~5天拆线，纵切口的新妈妈术后7天拆线。

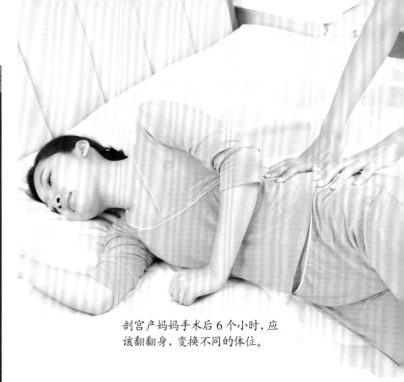

剖宫产妈妈手术后6个小时，应该翻翻身，变换不同的体位。

剖宫产术后24小时要卧床休息

剖宫产术后24小时内应卧床休息，每隔三四个小时在家人或护理人员的帮助下翻身。

剖宫产术后放置于伤口的沙袋一定要持续压迫6小时，以减少和防止刀口及深层组织渗血。另外，应保持环境安静、清洁，注意及时更换消毒软纸。

新妈妈术后回到病房，需要头偏向一侧，去枕平卧6个小时。这是因为大多数剖宫产选用硬膜外腔麻醉，头偏向一侧可以预防呕吐物的误吸，去枕平卧可以预防新妈妈头痛。剖宫产手术6个小时以后，就可以垫上枕头了，新妈妈可以适当翻翻身，以变换不同的体位。但此时，不宜采用平卧，这是因为手术后麻醉药作用消失，新妈妈伤口感到疼痛，而平卧位对子宫收缩疼痛最敏感，故应采取侧卧位或半卧位，使身体和床成20°~30°，将被子或毛毯垫在背后，以减轻身体移动时对切口的震动和牵拉痛。

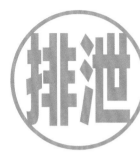

剖宫产妈妈这样护理

排尿、排便都不是问题

很多剖宫产妈妈因为害怕下床时伤口疼痛而不肯去排尿，这是错误的。新妈妈应该想到这相对于自然分娩的痛苦要小多了，要端正态度，及时排尿。

剖宫产妈妈由于手术后不敢活动，更易发生产后便秘。便秘让本来就不愿意下床的新妈妈更不愿排便了，给新妈妈的身体造成了很多健康隐患。新妈妈可以在手术两三天后每天吃 1 根香蕉，可有效缓解产后便秘，必要时也可用开塞露帮助排便。

术后 24 小时必须要下床

从术后恢复知觉起，就应该进行肢体活动。术后24小时，新妈妈可以在家人帮助下练习翻身、坐起，并下床慢慢活动，这样能增强胃肠蠕动，尽早排气，还可预防肠粘连及血栓形成而引起其他部位的栓塞。麻醉消失后，上下肢肌肉可做些收放动作，动作要循序渐进。拔出导尿管后要尽早下床。剖宫产妈妈下床活动前可用束腹带（医用）绑住腹部，避免走动时因震动而引起伤口疼痛。

剖宫产伤口巧护理

1. 手术后伤口的痂不要过早地揭掉，过早强行揭痂会把尚停留在修复阶段的表皮细胞带走，甚至撕脱真皮组织，刺激伤口出现刺痒。

2. 改善饮食习惯，多吃蔬菜、水果、鸡蛋、瘦肉等富含维生素 C、维生素 E 及含人体必需氨基酸的食物。

3. 一定要避免阳光直射，防止紫外线刺激形成色素沉淀。

4. 注意保持瘢痕处的清洁卫生，及时擦去汗液，不要用手搔抓，不要用衣服摩擦瘢痕或用水烫洗的方法止痒，以免加剧局部刺激，促使结缔组织炎性反应。

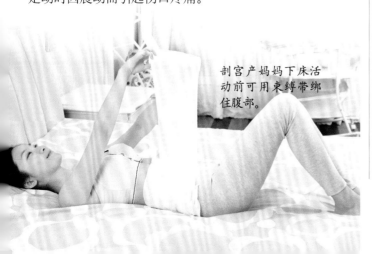

剖宫产妈妈下床活动前可用束缚带绑住腹部。

坐月子可不是卧床休息 42 天

新妈妈刚生完宝宝身体虚弱，需要充分的调养才能复原。所以，新妈妈要注意休息，但完全卧床休息 42 天不活动，对新妈妈也不利。坐月子期间既不能卧床不动，也不宜过早、过量活动，要劳逸结合、适度锻炼，觉得稍累就躺下休息即可。

月子里不可碰冷水、吹冷风

由于分娩时分泌大量松弛素，使新妈妈全身骨骼松弛，如果冷风、冷水侵袭到骨头，很可能落下"月子病"，尤其是自然分娩的新妈妈，关节处韧带松弛程度较剖宫产妈妈更甚。即使在夏天，洗手或洗东西仍要用温水，电风扇、空调也不能正对着新妈妈吹。

产后穿衣有讲究

新妈妈产后新陈代谢快，容易出汗，纯棉质地的衣物保暖、吸汗，透气性好，能让新妈妈更舒服。

产后最好穿长裤：产后新妈妈身体虚弱，容易受凉，引发疾病，所以最好穿长裤。夏季炎热可以穿短袖上衣。

新妈妈衣物宜宽松：产后新妈妈体形还没有恢复，还担负着哺乳的重任，宽松衣物方便新妈妈哺乳，也方便妈妈脱换。

宜穿着袜子：女性足部容易受凉，分娩后身体虚弱，凉易从"足部"起，新妈妈要注意足部保暖。

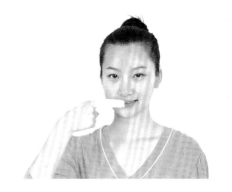

产后这样刷牙

旧习俗说"新妈妈在坐月子时，不能刷牙漱口"，从今天的医学角度来看，这种说法毫无科学根据。坐月子不刷牙、不漱口，会给新妈妈和宝宝的健康带来危害。

在妊娠期牙齿就已面临很多健康问题，变得脆弱。如果月子期间不刷牙、不漱口，那么口腔内细菌会大量繁殖，食物的残渣经过发酵、产酸，会腐蚀牙齿，导致各种牙病，如龋齿、牙周炎、齿龈脓肿等。但是，新妈妈刷牙、漱口时应注意方式方法。

1.产后前 3 天采用指漱。指漱就是把食指洗净或在食指上缠上纱布，然后把牙膏挤于手上，用手指充当刷头，像正常刷牙一样在牙齿上来回、上下擦拭，最后用手指按压齿龈数遍。

2.产后第 4 天即可使用牙刷刷牙。新妈妈最好选用软毛牙刷，使用时不会伤害牙龈。刷牙动作要轻柔，宜采用"竖刷法"。

3.刷牙最好用温开水。产后新妈妈身体较虚弱，对寒冷刺激较敏感，宜用温开水刷牙，以防对牙齿及齿龈冷刺激过大。早晚各刷 1 次，每次吃完东西要及时漱口。

哺乳期乳房护理

乳房是哺乳的重要部位,哺乳期间对乳房护理是哺乳成功的重要保证。新妈妈哺乳前和哺乳后对乳房按摩,不仅可以促进乳汁分泌,还能让乳房更加健美。

每次哺乳前,新妈妈可以用热毛巾敷乳房两三分钟,然后按顺时针方向轻轻拍打两三分钟,用手按顺时针方向按摩乳房两三分钟,可增加乳房血液循环,预防疼痛。

产后洗澡要注意

传统观点认为新妈妈月子里不能洗澡,这种观点并不科学。产后新妈妈出汗多,身体抵抗力变弱,很容易被细菌侵袭,因此宜保证身体清洁。

顺产的新妈妈在产后 24 小时就可以擦身,产后 1 周左右可以进行淋浴。剖宫产妈妈要等到伤口恢复后才能洗澡。

需要注意的是产后新妈妈洗澡不宜采用坐浴或者泡澡方式,因为此时新妈妈的子宫口还没有恢复到原状,坐浴或泡澡容易增加子宫感染的概率。洗澡后要立刻擦干头发、身体,穿好衣服,以免受凉。

产后洗头好处多

新妈妈千万不要被"月子不能洗头"的旧习俗所束缚。产后新妈妈应按时洗头,保持个人卫生。洗头还可促进头皮的血液循环,增加头发生长所需要的营养物质,避免脱发、发丝断裂或分叉,使头发更密、更亮。

产后洗头需要注意

1.洗头时应注意清洗头皮,用手指轻轻按摩头皮。

2.洗头的水温一定要适宜,冷暖适度即可,最好在 37℃ 左右。

3.产后头发较油,也容易掉发,因此不要使用太刺激的洗发用品。

4.洗完头后及时把头发擦干,并用干毛巾包一下,自然晾干,最好别使用吹风机。

5.在头发未干时不可马上睡觉,以避免湿邪侵入体内,引起头痛、脖子痛。

洗头时应轻轻按摩,不要用力抓,否则会刺激头皮,引起头痛。

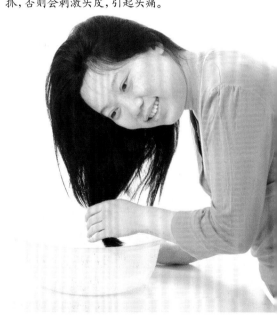

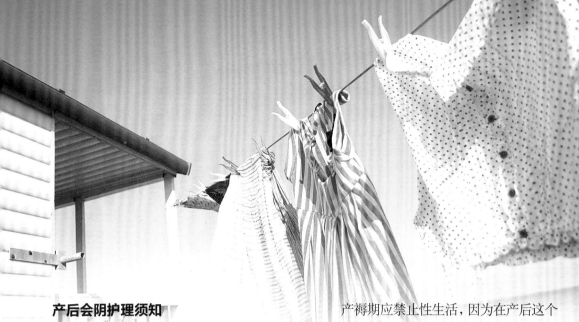

产后会阴护理须知

很多新妈妈产后会有会阴部充血、水肿情况，有的甚至可能还有程度不同的会阴部撕裂或侧切的伤口感染，此时要尤为注意会阴护理，避免引起生殖系统感染。

产后会阴的表皮伤口在7~15天内愈合，较深的伤口需要30天左右才能复原，而要恢复到产前的弹性或大小需要6周左右。

在这段时间内，新妈妈要保持外阴清洁，产妇卫生用品要勤换，内衣裤也要勤洗勤换，洗后宜放在阳光下充分暴晒后再穿着。每天要用清水清洗会阴，如有撕裂或侧切伤口感染的情况，可根据医生指导进行护理。

产褥感染是可以预防的

产褥感染轻则影响新妈妈的健康、延长产后恢复时间，重则危及生命，因此必须做好预防工作。应积极治疗急性外阴炎、阴道炎及宫颈炎，避免产道损伤及产后出血。注意产后卫生，保持外阴清洁，尽量早些下床活动，以使恶露尽早排出，还要保持心情愉快，注意适当休息。

产褥期应禁止性生活，因为在产后这个时期子宫正处于创面出血、易感染的阶段，产后恶露干净需要6~8周，所以产后2个月内应禁止性生活。

定时开窗通风

很多新妈妈怕受风，整天门窗紧闭，这对新妈妈和宝宝的健康很不利。新妈妈的居室应坚持每天开窗通风两三次，每次20~30分钟，这样才能减少空气中病原微生物的密度，防止感冒病毒感染。通风时应先将新妈妈和宝宝暂时移到其他房间，避免受对流风直吹而着凉。当然，如果遇到刮风或是雾霾天，就暂时不要开窗通风了。

温度、湿度，一个也不能忽视

不少新妈妈很关注房间的温度，却忽略了湿度。新妈妈的房间温度最好保持在20~25℃。冬季应特别注意居室内的空气不能过于干燥，可在室内使用加湿器或放盆水，以提高空气湿度。室内空气的相对湿度以保持在55%~65%为宜。

重视剖宫产妈妈的心理恢复

除了身体上的伤口之外，剖宫产还可能给部分想顺产的新妈妈带来心灵上的创伤。有些新妈妈认为没有亲身经历宝宝娩出的过程，感到很遗憾，并且很难进入母亲角色。这需要新妈妈及时调整，家人也应多抚慰、引导。

产后要学会心理调节

由于分娩时激素的大量分泌，产后激素水平回落，新妈妈可能会出现焦虑、低落等情绪。新妈妈要预防低落情绪对自己的影响。因为低落情绪持续"侵蚀"新妈妈，可能会导致新妈妈抑郁，这对宝宝的健康发展，以及新妈妈身体的恢复都是不利的。新妈妈可以尝试以下方法来转移自己的注意力。

1. 产后和别的妈妈多多交流育儿心得和产后恢复心得。

2. 请月嫂或家人一起照顾宝宝，不要一个人应对这些杂事。

3. 把宝宝的变化和坐月子的感想记录下来，当再次翻阅的时候，心情会随之平静下来。

以上这些做法可以有效缓解新妈妈产后的焦虑、低落等不良情绪，并保持乐观的心态。

新爸爸全力伺候好月子

坐月子是新妈妈的特权，所以新爸爸要积极地协助，伺候好月子。不管是否有工作在身，只要回到家里，都要承担大部分的家务活和照顾宝宝的工作。以下细则供参考，看看新爸爸是否可以胜任。

新爸爸要时时体贴新妈妈，新妈妈在哺乳期内的休息、情绪、营养等都很重要。新爸爸在月子里应避免应酬，积极主动地给宝宝洗澡、换尿布，并承担部分家务。宝宝夜里会哭闹，新爸爸应帮助照料。新爸爸要为新妈妈揉揉腰背，轻轻按摩乳房，适时鼓励和赞美，这些事都会让新妈妈从心里感到温暖。

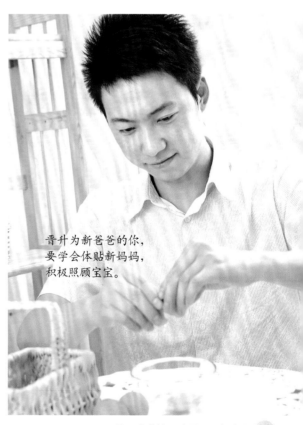

晋升为新爸爸的你，
要学会体贴新妈妈，
积极照顾宝宝。

产后半年再减肥

很多新妈妈在分娩前就开始考虑产后身材恢复问题，待分娩后恨不得立即采取措施，让身材恢复到怀孕前。其实，产后新妈妈身体虚弱，需要调养，不宜立即进行减肥计划。

产后立即减肥，即使采取最健康的节食和运动方法，也会给新妈妈的身体造成伤害。产后节食易造成胃下垂，而产后长时间运动可能会造成伤口再次开裂，延缓子宫和松弛的肌肉恢复。

其实，产后最佳的减肥时间是产后6个月后。产后6个月后，新妈妈体内的激素水平会渐渐恢复到孕前状态，新陈代谢速率也会恢复正常，身体以及因分娩而受损的器官已恢复，身体渐渐进入最佳状态。此时实施减肥计划更容易成功，也更加健康。

产后前几周运动以轻柔为主

产后的前几周，新妈妈最需要做的"运动"就是好好休息，不要急于恢复原来的体形。不过，下面的一些指导可以帮助新妈妈尽快恢复身体和身形。如果运动后出血过多或者是又开始有鲜红色的血液流出，就要停止运动，并及时就医。

1.依据实际情况进行恢复。为了促进伤口处组织的愈合，最好进行轻柔的运动。

2.运动间隙彻底放松，深呼吸，努力呼气，不要屏息。

3.躺在枕头上，放松头部和肩膀。

腹式呼吸帮助恢复腹部肌肉

深度的腹式呼吸有助于增强腹部肌肉，放松身体。

1.躺在舒适的床上或地毯上，弯曲膝盖。

2.尽量放松身体，让全身的重量都落到所躺的物体上面。

3.轻轻地把手放在肚子上，闭上双眼，屏息凝神。

4.深呼吸，手和肚子向上提，向外伸展腹部肌肉。

5.呼气，肚子和手都往下放，腹部肌肉往回收缩。

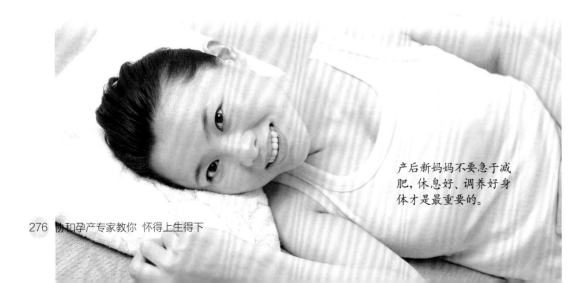

产后新妈妈不要急于减肥，休息好、调养好身体才是最重要的。

凯格尔健肌法锻炼盆底肌肉

凯格尔健肌法能够拉紧盆底肌肉。这些肌肉由于分娩而变得松弛，因此产后一两周后可开始锻炼。刚开始做时可能有些困难，但是不要灰心，多练习几次就会变容易。

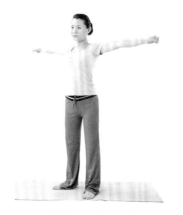
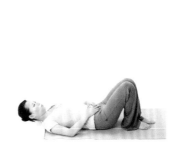
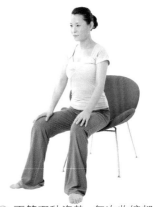

① 可以躺着、坐着或站着。

② 先收缩，然后再放松会阴部（盆底肌肉）。

③ 不管哪种姿势，每次收缩都要持续 3 秒，然后提高到 5 秒、10 秒，最后以持续 20 秒钟结束。每次运动时可先收缩 3 次，然后再增加到 5 次，这样持续做几次。

超简单的子宫恢复操

产后第 2 周是内脏收缩至孕前状态的关键时期，此时做些和缓的产后体操可以帮助新妈妈的内脏复位。下面这套子宫恢复操虽然简单，但是对子宫和骨盆腔的收缩有很大的助益，新妈妈可早晚各做 3~5 分钟，能有效防止子宫后位，促进子宫回到正常的位置上。

1. 新妈妈俯卧在床上，双腿伸直并拢，双手自然放于身体两侧。

2. 将枕头放在腹部，将脸侧向一边，保持自然呼吸。

这套子宫恢复操只有在较硬的床上进行才能起到很好的效果，太软的床不利于子宫恢复。

边散步边瘦身

边散步边收紧腹部：脂肪和肌肉细胞都有记忆功能，经常使之保持在某种状态，它们就会记住并自然表现这种状态。既然如此，新妈妈可以在走路、站立时都稍稍收紧腹部。不但腹部会趋于平坦，走姿、站姿也会优雅许多。

边散步边按揉小腹：产后 4 个月，新妈妈可以边散步边按揉小腹，这也是减腹的好办法，这可以有效激活腹部脂肪，加速其分解和消耗。具体方法是，双手伸展交叠放于腹部，顺时针按揉小腹 10 次，再逆时针按揉 10 次，力度适宜即可。这可使热量较单纯散步多消耗一两倍。如此一来，新妈妈软软鼓鼓的小肚子当然会日益"萎缩"。

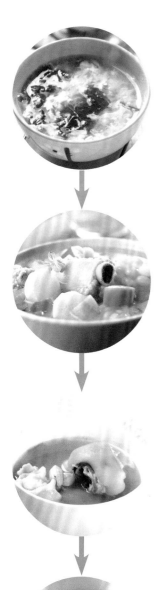

产后饮食营养

产后是新妈妈的特殊生活阶段，由于新妈妈分娩时血液流失，部分身体组织、器官受损，使身体虚弱，这种状况急需在产后进行调养、恢复。但不要一开始就大补，产后前2周，饮食宜清淡，以排恶露、消水肿为主。等新妈妈胃口大开了，再进补较为适宜。产后科学进补，对新妈妈身体恢复有益，也有利于乳汁分泌。

产后第1周，开胃、排毒是关键

产后第1周，新妈妈会感觉身体虚弱、胃口较差，此时肠胃功能还没有复原，所以进补不是本周的主要目的，而是要以易于消化、吸收为原则，以利于胃肠的恢复。可以喝些清淡的鱼汤、鸡汤、蛋花汤等，主食可以吃些馒头、龙须面、米饭等。另外，排毒也是产后第1周的必备工作，新妈妈可以适当食用薏米、红豆、新鲜蔬果等。

产后第2周，别忘了补充蛋白质

产后第2周，大部分新妈妈会回到家中，看护宝宝的工作量增加，体力消耗较第1周大，伤口开始愈合。饮食上应注意多补充优质蛋白质，需以鱼类、虾、鸡蛋、豆制品为主，可比第1周增加些排骨、瘦肉类。本周食谱应多注意口味方面的调节，防止新妈妈厌食。

产后第3周，吃些催乳食物

本周，宝宝吃奶的需求增大了，总是把妈妈的乳房吃得瘪瘪的，催乳成为新妈妈当前进补的最主要目的。当然，也要注意避免进食影响乳汁分泌的食物，如麦芽、蒲公英、花椒、大料、味精、茴香等，特别是烧焦了的食物一定不要吃。哺乳期为1年左右的时间，所以产后初期保证良好的乳汁分泌和乳腺管畅通，会给整个哺乳期提供保障。

产后第4周，适度滋补最健康

无论是需要哺乳的新妈妈，还是不需要哺乳的新妈妈，产后第4周的进补都不要掉以轻心，本周可是恢复产后健康的关键时期。身体各个器官逐渐恢复到产前的状态，都正常而良好地"工作"着，它们需要在此时有更多的营养来帮助运转，尽快提升元气。

多吃易消化的食物

产后新妈妈需要大量营养，以补充在孕期和分娩时消耗的能量，但在坐月子期间最好多吃些营养高且易消化的食物，因为此时新妈妈的肠胃功能还未完全恢复，不宜大量进补，以免造成肠胃功能紊乱。

小米粥、蔬菜汤、鸡蛋面、清淡的鱼汤等是坐月子前期的必选食物，随着新妈妈身体的恢复，可以适当增加含有丰富蛋白质、碳水化合物及适量脂肪的食物。在给新妈妈制作月子餐的时候，应多用蒸、炖、煮、滑、余、烩等方法，如蒸鱼、炖排骨、煮粥等，尽量不用煎、炸等方式烹调。

坐月子不能完全"忌盐"

过去，在月子里吃的菜和汤里不能放盐，要"忌盐"，认为放盐就会没奶，这是不科学的。盐中含有钠，如果新妈妈限制钠的摄入，影响了体内电解质的平衡，就会影响新妈妈的食欲，进而影响泌乳，甚至会影响到宝宝的身体发育。但盐吃多了，就会加重肾脏的负担，对肾不利，还会使血压升高。因此，月子里的新妈妈不能过多吃盐，也不能"忌盐"。

催乳要循序渐进

新妈妈产后催乳，应根据生理变化特点循序渐进，不宜操之过急。尤其是刚刚生产后，胃肠功能尚未恢复，乳腺才开始分泌乳汁，乳腺管还不够通畅，不宜食用大量油腻的催乳食品。在烹调方式上少用煎、炸，多取炖、煮；食物要以清淡为宜，遵循"产前宜清，产后宜温"的传统；少食寒凉食物，避免进食影响乳汁分泌的食物。

母乳喂养要谨慎食用这些食物

食物名称	原因
韭菜、麦芽、人参、大麦茶、山楂	这些食物具有抑制乳汁分泌的作用，尽量少吃或不吃
酒、烟、咖啡、辣椒 等刺激性食物和调味料	刺激性食物或调味料可能会通过乳汁进入宝宝体内，对宝宝健康产生影响
油炸食物、脂肪高的食物	这类食物不易消化，且热量偏高，新妈妈应尽量少吃
腌制类食物	腌制类食物中盐含量较高，母乳中盐分过多会影响宝宝味觉发育，加重肾脏负担
海鲜类食物	海鲜类食物易诱发湿疹。若父母一方有湿疹患病史，母亲进食海鲜后易诱发宝宝湿疹
西瓜、香瓜、甜瓜、柚子等凉性水果	凉性水果的营养成分通过乳汁进入宝宝体内，可能会造成宝宝腹泻、呕吐

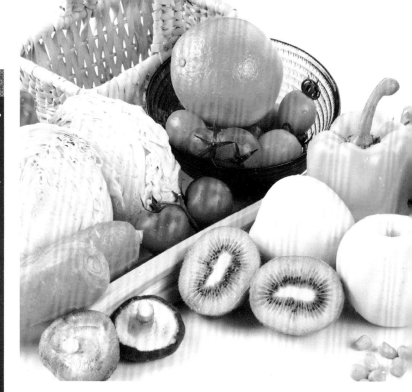

营养食谱推荐

什锦面

可作为三餐食用

什锦面绵软，可为产后新妈妈提供丰富的营养，非常适合产后食用。

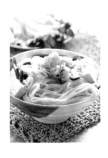

猪蹄茭白汤

适合哺乳妈妈食用

猪蹄茭白汤中含有丰富的胶原蛋白，有止渴、利尿、促进乳房发育、增加乳汁分泌的功效，非常适合哺乳妈妈食用。

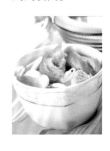

坐月子

协和营养师推荐吃

红糖　猪蹄　小米　西芹　乌鸡

月子里的饮食原则

　　进补不能盲目进行，应根据体质进补。饮食应多样化，遵循少吃多餐的饮食原则。

　　月子期间新妈妈不要盲目进补，应根据不同的体质科学进补。如体质较好、体形偏胖的新妈妈，应减少肉类，增加蔬菜的摄取；体质较差、体形偏瘦的新妈妈，可适当增加肉的摄取；患有高血压、糖尿病的新妈妈则应多食用蔬果、瘦肉等低热量的食物。新妈妈饮食应多样化，不要偏食，这样既可保证各种营养的摄取，还可与蛋白质起到互补的作用，提高食物的营养价值。此外，新妈妈除一日三餐外，还可以在两餐之间适当加餐。

不少新妈妈总觉得分娩后身上仍肿肿的，这是因为在怀孕晚期时，体内会比孕前多出 40% 的水分，要到分娩后一段时间才可将多余水分全部代谢出去。所以新妈妈月子里饮食要清淡，尽量少吃盐，避免过多的盐分使水分滞留在身体里，造成水肿。

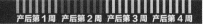
月子期间所需营养素

饮食要富含蛋白质

足量、优质的蛋白质摄入对哺乳期妈妈和宝宝都非常重要。而且补充优质适量的蛋白质还可以促进新妈妈生殖器官和身体其他器官的功能恢复。新妈妈每天应摄取优质蛋白质85克。

在动物蛋白中，牛奶、蛋类的蛋白质是动物蛋白中较好的，原因是易消化且所含氨基酸种类丰富、齐全，还不易引起新妈妈痛风。在植物蛋白中，黄豆是最好的蛋白质来源，其含有35%的蛋白质，而且非常容易被吸收，因此黄豆是素食新妈妈最主要的蛋白质来源。

注意补充维生素

有些新妈妈发现产后身体免疫力下降，皮肤也变得不好了，其实大部分这种情况都是由于体内缺乏维生素造成的。因此，产后新妈妈宜注意补充维生素，可多吃一些富含维生素的食物，如深绿色、黄绿色蔬菜和水果，也可以多晒晒太阳，以促进体内维生素D的合成。如有必要，还可以通过服食复合维生素片剂的方式补充维生素。

产后继续补钙、补铁

宝宝的营养需要从妈妈的乳汁中摄取。据测量，每100毫升乳汁中含钙30毫克，如果每天泌乳700~800毫升，新妈妈就要失去210~240毫克的钙。如果摄入的钙不足，就要动用骨骼中的钙去补足，所以新妈妈产后补钙不能懈怠。另外，新妈妈在分娩时流失了大量的铁，产后缺铁是比较常见的现象，母乳喂养的妈妈更易缺铁。

适宜产后进食食物功效一览

营养功效	最佳食物来源	可搭配中药材
补血功效	乌鸡、桂圆、芝麻、红枣、红糖、动物肝脏、鸡蛋等	当归、桃仁、党参、川芎、熟地黄、黄芪、何首乌、枸杞子、阿胶、丹参等
补气功效	大米、小米、糯米、黄米、红枣、豆腐、鱼类、萝卜等	甘草、党参、黄芪、白术等
催乳功效	花生、丝瓜、猪蹄、鲫鱼、墨鱼、黄花菜、莴苣、茭白、豌豆、豆腐、豆浆等	党参、当归、麦冬、天花粉、通草、王不留行等

推荐月子餐

牛奶红枣粥——补血补虚

原料： 大米 50 克，牛奶 250 毫升，红枣适量。

做法： ❶ 红枣洗净，取出枣核备用。❷ 大米洗净，用清水浸泡 30 分钟。❸ 锅内加入清水，放入淘洗好的大米，大火煮沸后，转小火煮 30 分钟，至大米绵软。❹ 再加入牛奶和红枣，小火慢煮至牛奶烧开，粥浓稠即可。

营养百分百：牛奶营养丰富，含有丰富的蛋白质、维生素和矿物质，特别是含有较多的钙；红枣可补血补虚，对产后初期的新妈妈来说，是一道既营养又美味的粥品。

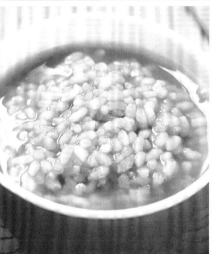

生化汤——排出恶露

原料： 大米 50 克，当归 20 克，桃仁 10 克，川芎 6 克，黑姜 5 克，甘草 3 克，红糖适量。

做法： ❶ 大米淘洗干净，用水浸泡 30 分钟。❷ 将当归、桃仁、川芎、黑姜、甘草和水以 1:10 的比例小火煎煮 30 分钟，去渣取汁。❸ 将大米放入锅内，加入煎煮好的药汁和适量水，熬煮成粥，调入红糖即可。

营养百分百：这款生化汤具有活血散寒的功效，可缓解产后血瘀腹痛、恶露不净，对脸色青白、四肢不温的虚弱新妈妈，有很好的调养和温补的功效。

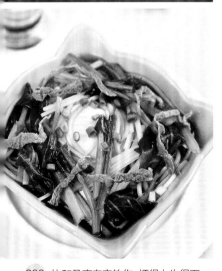

面条汤卧蛋——补充体力

原料： 面条 100 克，羊肉 50 克，鸡蛋 1 个，葱丝、姜丝、酱油、香油、盐、菠菜叶各适量。

做法： ❶ 将羊肉切丝，并用酱油、盐、葱丝、姜丝和香油拌匀腌一会儿。❷ 锅中烧开适量水，下入面条，待水将开时，将鸡蛋打破整个卧入汤中并转小火烧开。❸ 待鸡蛋熟、面条断生时，加入羊肉丝和菠菜叶略煮即可。

营养百分百：面条是北方新妈妈坐月子必备的食物，放入鸡蛋和羊肉、菠菜，其清淡鲜美的味道，会唤起新妈妈的食欲，也能快速补充体力。

双红乌鸡汤——益气补血

原料： 乌鸡 1 只，红枣 30 克，枸杞子 15 克，盐、姜片各适量。

做法： ❶ 乌鸡收拾干净，切大块，放进温水里用大火煮，待水开后捞出，洗去浮沫。❷ 将红枣、枸杞子洗净。❸ 锅中放适量水烧开，将红枣、枸杞子、姜片、乌鸡放入锅内，加水用大火煮开，改用小火炖至肉熟烂，出锅时加入盐调味即可。

营养百分百：乌鸡滋补肝肾，益气补血，提高乳汁质量，是新妈妈本周泌乳、滋补的上品。

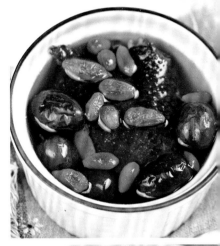

清炒黄豆芽——催乳又低脂

原料： 黄豆芽 100 克，香葱、姜丝、盐各适量。

做法： ❶ 黄豆芽掐去根须，洗净；香葱洗净，切段。❷ 油锅烧热，放入葱段、姜丝炒出香味，加入黄豆芽同炒至熟，加适量盐，翻炒均匀，即可装盘食用。

营养百分百：黄豆芽是很经济实用的下奶食品，如果用猪油炒，催乳效果更好。

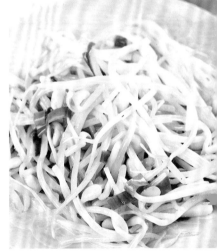

牛肉饼——提高抗病能力

原料： 面粉 500 克，牛肉 300 克，鸡蛋 1 个，葱末、姜末、盐、酱油各适量。

做法： ❶ 面粉用温水和成光滑的面团，放在温暖处饧 30 分钟。❷ 牛肉切丁，剁成肉末，加所有调料调成肉馅。❸ 将饧好的面团揉匀，分成大小合适的剂子，擀成厚薄均匀的面皮，包上肉馅，压成饼状，用适量油煎熟即可。

营养百分百：牛肉富含蛋白质和氨基酸，适宜新妈妈本周滋补之用，可提高机体的抗病能力，令新妈妈保持充足的乳汁分泌。

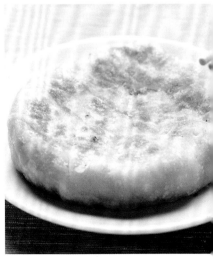

坐月子常见不适

在经历了分娩的重大战役之后，家里新添了一个粉嫩可爱的宝宝，让新妈妈感到无比幸福。但在幸福的同时，因分娩和产后恢复不顺导致的不适也常常伴随而来。因此，专家列举了坐月子中的常见不适，并给予新妈妈相应的解决方法，希望可以帮助新妈妈缓解这些不适。

重视血性恶露不尽

产后新妈妈要格外关注恶露的变化，这是产后恢复的一个重要指征。正常恶露一般持续2~4周。剖宫产比通过自然分娩排出的恶露要少些，但如果血性恶露持续2周以上、量多或恶露持续时间长且为脓性、有臭味，则可能出现了细菌感染，要及时到医院检查；如果伴有大量出血，子宫大而软，则表示子宫可能恢复不良，也需马上就诊。新妈妈也可以通过以下方法尽快排出恶露。

1. 食用猪肝、红糖均有助于排出恶露。

2. 大小便后用温水冲洗会阴，擦拭时务必记住由前往后擦拭或直接按压拭干。

3. 冲洗时水流不可太强或过于用力冲洗，否则会造成保护膜破裂。

4. 建议采用卫生护垫，不宜用棉球，刚开始时约1小时更换1次，之后两三个小时更换1次即可。更换卫生护垫时，由前向后拿掉，以防细菌污染阴道。

轻松应对产后尿潴留

一般新妈妈在产后4~6小时内就能自己排尿，如果产后6小时以上不能自动排尿，而且膀胱涨满，称为尿潴留。尿潴留可使胀大的膀胱妨碍子宫收缩，会引起产后出血，因此，必须积极采取措施。

1. 便盆内放热水，坐在上面熏或用温开水缓缓冲洗尿道口周围，以解除尿道括约肌痉挛，刺激膀胱收缩。

2. 小腹部放热水袋或用艾条薰灸，以刺激膀胱收缩。

3. 中药蝉衣9克，煎汤，顿服，有利尿作用。

如果采用上述办法，仍然排不出小便，那就只能在严密消毒准备下，插导尿管导尿，并且保留导尿管数天。

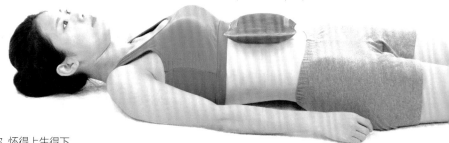

在小腹放热水袋，可帮助小便排出。

产后需警惕妇科炎症

分娩时，产道完全打开，细菌很可能会进入产道，甚至是宫颈内，而产后新妈妈身体免疫力明显下降，身体恢复期内若没有精心护理，就会诱发妇科炎症。

要想预防产后妇科炎症，新妈妈在孕期应注意私处卫生，定期产检，以确保产道无有害细菌；产后需谨慎护理，避免长期使用不合格的卫生用品。一旦出现妇科炎症，要及时到医院就诊。

缓解乳房胀痛

新妈妈在分娩后的 3~6 天，乳房会逐渐开始充血、发胀，分泌大量乳汁。如果乳汁分泌得过多，又未能及时排出，就会出现乳房胀痛。较长时间的奶胀容易引起乳腺炎，应该及时处理。

缓解乳房胀痛的最好办法就是让宝宝频繁吸吮，如果宝宝实在吃不下，也要用吸奶器将母乳吸出来存在特定容器里。也可用双手将乳汁挤出：洗净双手，握住整个乳房，轻轻从乳房四周向乳头方向进行按摩挤压，挤压时，如果发现某个部位奶胀现象更明显，可进行局部按摩。

用清凉的毛巾或者把冰块用毛巾包裹进行冷敷，可以减轻肿痛，同时可以阻止细菌侵入引发炎症。冷敷不会让乳腺组织萎缩，因此不必担心乳汁因此而减少。

不要忽视产后便秘

新妈妈产后饮食正常，但大便几日不解或排便时干燥疼痛、难以解出者，称为产后便秘，或称产后大便难，这是最常见的产后病之一，严重影响新妈妈身体健康，而且，还会影响乳汁质量，新妈妈要引起重视。

1. 为了避免排便时用力过度，应该多喝水、多吃新鲜水果，适量吃些全麦或糙米食品。

2. 常下床行走，维持轻度的运动量，帮助肠胃蠕动，促进排便。

3. 避免忍便或延迟排便的时间，以免导致便秘。

4. 避免食用咖啡、茶、辣椒、酒等食物。

5. 学会休息，渐渐将其他工作转交给家庭其他成员，将自己的生物钟调至和宝宝一致。

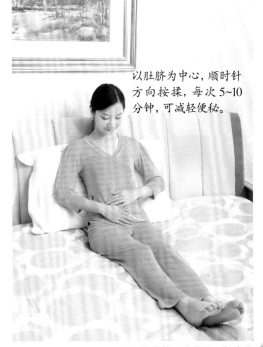

以肚脐为中心，顺时针方向按揉，每次 5~10 分钟，可减轻便秘。

低盐少脂防水肿

水肿不是怀孕期的"专利"，产后新妈妈同样也要预防水肿。产后一部分新妈妈的孕期水肿还没有完全消退，另一方面，受到黄体酮的影响，身体代谢水分的状况变差，身体也会出现水肿。那么，如何改善新妈妈产后水肿？

可以采用补肾活血的食疗方法，去除身体水分。

薏米红豆汤：可以强健肠胃、补血，也可以达到通乳的效果。

红糖姜汤：生姜连皮用水煮，有活血的效果，也可预防感冒。

同时，饮食要清淡，不可太咸，不要吃油腻的食物，以免加重肾脏负担发生水肿。

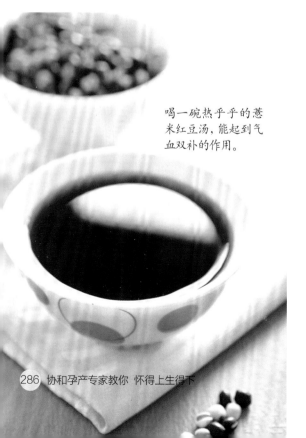

喝一碗热乎乎的薏米红豆汤，能起到气血双补的作用。

产后失眠自疗法

很多新妈妈都有这样的烦恼，那就是自从生了宝宝后就再也没睡过好觉。产后失眠，一般是因为母体在怀孕期间会分泌出许多保护胎宝宝成长的激素，但在产后72小时之内逐渐消失，改为分泌供应母乳的激素造成的。而在产后由于种种不安，如头疼、轻微忧郁、无法入睡、容易掉发、半夜给宝宝喂奶等导致的失眠，将会给新妈妈带来很大的痛苦。

1.要养成睡前不胡思乱想的习惯。睡觉之前，不要胡思乱想，听一些曲调轻柔、节奏舒缓的音乐。

2.睡前2小时内不能进食，否则会影响消化系统的正常运作。同时少喝含有咖啡因的饮料，如咖啡、汽水等，忌吃辛辣或口味过重的食物。

3.睡觉前喝杯牛奶，可帮助睡眠。

4.适当做些身体锻炼，做点简单的运动，如散步，每晚睡觉前用热水泡泡脚等，都可以促进睡眠。

5.调理好自己的心情最为重要，心情调理好了，失眠的症状就会自然消失。

6.如果白天小睡时间过长或过晚，降低了夜晚睡眠的质量，则应避免过长的午睡或傍晚的小睡。睡前可以洗个温水澡，晚上应按摩或用轻柔的体操来帮助放松。

促进子宫收缩，预防产后出血

产后少量出血比较正常，但经常大量出血就要引起重视了。产后出血的原因有子宫收缩乏力、胎盘滞留、凝血功能障碍、软产道裂伤等，其中最常见的原因是子宫收缩乏力，多见于产程过长、胎儿过大、分娩时思想紧张、过度疲劳等。对有可能出现了宫收缩乏力的孕妈妈，在胎儿娩出后宜立即注射缩宫素，促进子宫收缩。

产后细调养，谨防子宫内膜炎

分娩时宫腔的各种操作或产后护理不当，很容易引起子宫或盆腔感染，诱发子宫内膜炎。

预防产后子宫内膜炎，除了注意产前定期检查，接受孕期卫生指导外，产后细心调养也是重要举措。产后新妈妈宜进食易消化、富含优质蛋白的食物，增强体质，维持良好的身体状态。

分娩时子宫颈口扩张，分娩后不能立即完全地恢复，所以分娩后要特别注意私处卫生，尽量避免阴道、宫颈中有害细菌滋生，同时要按摩子宫，促进子宫尽快恢复。

此外，若子宫内有分娩残留物，子宫感染的概率也会变大，所以要注意产后检查，关注子宫恢复情况。

乳头皲裂怎么办

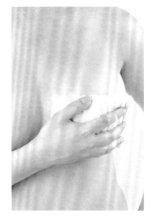

很多新妈妈刚刚开奶，奶量不多，乳头娇嫩，没能正确掌握哺乳的姿势。另外，初生的宝宝，不懂心疼妈妈，会用劲吸吮。这些都有可能导致乳头皲裂。防治乳头皲裂新妈妈可以试试下面这些方法。

1.每次喂奶最好不超过 20 分钟，还要采取正确的哺乳方式，让宝宝含住乳头和大部分乳晕。

2.对于已经裂开的乳头，可以每天使用熟的食用油涂抹伤口处，促进伤口愈合。

3.喂奶前新妈妈可以先挤一点奶出来，这样乳晕就会变软，有利于宝宝吮吸。

4.当乳头破裂时，可先用晾温的开水洗净乳头破裂部分，接着涂以 10% 鱼肝油铋剂，或复方安息香酊，或用中药黄柏、白芷各等分研末，用香油或蜂蜜调匀涂患处。

5.如果乳头破裂较为严重，应停止喂奶24~48 小时，或使用吸奶器和乳头保护罩，使宝宝不直接接触乳头，也可直接挤到消过毒的干净奶瓶里来喂宝宝。

二胎妈，彻底告别月子病

　　头胎生完大宝后由于缺少经验，产后疏于照料，使产后的一些不适日积月累，落下病根，俗称"月子病"。而生完二胎后，二胎妈又迎来了第二次改善体质的机会——坐月子。这次，二胎妈一定要格外重视，坚持健康的生活和饮食方式，彻底告别月子病，让体质变得更好。

谨慎护理，预防乳腺炎

　　产后二胎妈身体免疫力下降，病菌的侵入、繁殖会促使乳腺炎经常发生。一般产后乳腺炎常发生在产后第 10~14 天，发病时主要表现为乳腺红肿、疼痛，严重者会化脓，并形成脓肿，还常伴有发热、全身不适等症状。乳腺发炎还会影响宝宝吃奶。因此，积极预防乳腺炎也就显得相当有必要。

　　预防乳腺炎，保持乳房清洁是关键。分娩后应保证每天用清水擦洗或冲洗乳房，每次哺乳前也应洗手，用温开水擦洗乳头。注意擦洗乳房、乳头时最好不要用香皂等洗浴用品，更不要用酒精等化学物品，最好用温开水。

　　不要让剩下的乳汁淤积在乳房中，每次喂奶要将乳汁吸空，可用吸奶器吸空，以减少细菌繁殖的机会。

适当锻炼，远离腰痛

　　分娩后，二胎妈的肌肉都是疲劳的，尤其是背部、腹部和大腿等分娩中用力的部位，分娩后需要长时间的休息，才能恢复。此外，孕期、分娩过程中分泌的松弛素会让产后肌肉恢复变慢，如果此时新妈妈没有注意，使腰背部肌肉继续处于紧张、疲劳状态，就容易落下腰痛的毛病。因此，产后二胎妈

可以适当做些运动并保持正确姿势，以此来告别腰痛的毛病。

　　二胎妈要保持正确的姿势，如行走、坐卧、哺乳及抱宝宝姿势等；常做伸展腰部、下蹲等动作锻炼腰部肌肉，每天定时做提肛收腹动作锻炼盆底肌肉，还可以做背部理疗或按摩，放松肌肉；加强腹部肌肉的练习，让松弛的腹部尽早复原，缓解腰背部肌肉承担的压力，多做转腰动作进行腰椎的稳定性训练，恢复腰椎正常曲度。

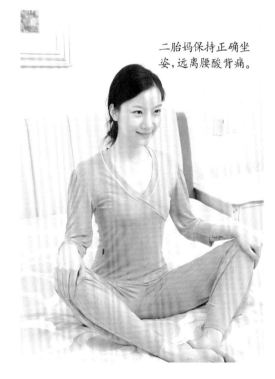

二胎妈保持正确坐姿，远离腰酸背痛。

警惕子宫恢复不良

子宫是由肌肉组成的器官，在经历了十月怀胎后，肌肉的胶原纤维需要6周才能恢复，子宫恢复需要6~8周。

子宫恢复主要通过子宫收缩来完成。子宫收缩可促进子宫内分娩残留物的排出，锻炼子宫肌肉，促进肌肉恢复弹性，进而帮助子宫恢复。催产素的分泌可促进子宫收缩，产后哺乳可刺激体内催产素分泌，所以产后二胎妈宜尽量母乳喂养。

若因某些原因无法母乳喂养，也可以通过及早按摩子宫、经常下床活动等方式促进子宫收缩，预防子宫恢复不良。

产后痛风重在预防

二胎妈想恢复得更健康，就一定不可忽视产后痛风，这会影响以后的生活。产后痛风的特点是产后肢体酸痛、麻木、局部红肿、灼热，类似于风湿、类风湿引起的关节痛。产后痛风有3种类型。

血虚型：遍身关节疼痛，肢体酸楚、麻木，头晕心悸，舌淡红、少苔，脉细无力。

风寒型：周身关节疼痛，屈伸不利，或痛无定处，或疼痛剧烈，宛如锥刺，或体肿、麻木，步履艰难，遇热则舒服，舌淡、苔薄白，脉细缓。

肾虚型：产后腰肌酸痛，腿脚乏力，或足跟痛，舌淡红、苔薄，脉沉细。

专家建议痛风重在日常预防，切不可麻痹大意。产后要注意保暖，不可经受风寒，尤其要注意头部和脚部的保暖；室内要通风透气，但不可直接吹风，即使在夏天也不要贪凉；居室环境要保持干燥洁净，避免潮湿。

别让乳房下垂

姿势很重要

乳房靠胸大肌支撑，驼背会让胸大肌放松，使胸部更易下垂，上身前倾也会使胸部的重心下移，加重下垂。因此，在坐的时候应坐正、挺胸，走路时应上身微微后挺。抱宝宝时从下往上推着抱，也不要让宝宝的身体挤压到乳房。

善用文胸

文胸对胸形的影响不可小视，尺码、款式合适的文胸可以很好地固定、改善胸形，反之也会起到反效果。不要因为哺乳不便就不穿文胸，要坚持穿，才能让乳房不下垂。

市面上有专门为产后女性设计的哺乳文胸，在挑选时可以参考以下几点。

1. 材质要健康舒适。

2. 罩杯下方的底边较宽的，有更好的支持效果。

3. 肩带较宽、方向垂直的，能减轻肩部压力。

4. 颜色最好选择本白，以免其他颜色布料中的漂白剂或染色剂引起皮肤不适。

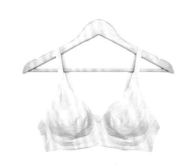

新生儿

　　随着宝宝的一声啼哭，爸爸妈妈的生命里多了个可爱的小天使，面对这个柔软的小人儿，每个爸爸妈妈的心都是柔软的，也是幸福四溢的。欣喜之余，面对嗷嗷待哺的小宝贝，新手爸妈更多的是无所适从，不知该怎么去照顾小宝贝。下面，我们就一起来认识一下新生儿，学习一下怎么护理和喂养他吧。

认识新生儿

新爸妈在看到刚出生的宝宝第一眼后，很多人会有"宝宝为啥长这样"的疑问，有时还会觉得宝宝不好看。其实皮肤皱皱的、眼睛肿肿的、肚子鼓鼓的，这都是新生儿的正常现象，很快他就会变成漂亮宝宝了，而且越看越讨人喜欢，新爸妈们赶紧来认识认识这个小家伙吧。

新生儿的体格标准

项目	出生时	满月自然增长	满月时	满月自然增长宝
体重	2.5~4 千克		男婴约 5.03 千克 女婴约 4.68 千克	
身长	47~53 厘米		男婴约 57.06 厘米 女婴约 56.17 厘米	
头围	33~34 厘米		男婴约 38.43 厘米 女婴约 37.56 厘米	
胸围	约 32 厘米		男婴约 37.88 厘米 女婴约 37.12 厘米	

皱皱的皮肤

新生儿的皮肤是最令新妈妈吃惊的，和想象中粉雕玉琢的感觉着实差距不小。刚出生的宝宝皮肤皱皱的，全身裹着一层像油脂一样滑腻的物质，这就是胎脂。在宝宝出生后的几个小时内，皮肤会逐渐干燥，呈薄片鳞屑状，这种情况会持续几个星期，爸爸妈妈不必感到焦虑。可以在宝宝细软的肌肤上涂一些婴儿润肤霜。

好奇怪的头形

"宝宝头好大啊！是不是有什么问题？"这是很多新妈妈初见宝宝的印象。其实，新生儿头比较大，这是正常现象。头部奇怪的形状，通常是由于分娩过程中的压迫造成的，2 周后头部的形状就会变得正常了。

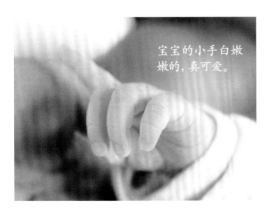

宝宝的小手白嫩嫩的，真可爱。

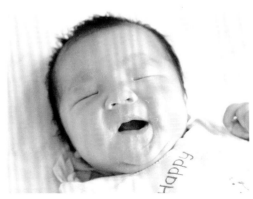

不一样的头发

许多爸爸妈妈都很关注宝宝的头发，总以为宝宝一出生头发就乌黑浓密。其实，并不完全是这样，有的宝宝刚刚出生头发就又多又黑；有的宝宝头发比较稀薄，还有点发黄；甚至有的宝宝根本就没有头发，这都是正常的。即便没有头发，也不用担心，不需要太久宝宝就会长出头发的。

好神奇的囟门

新生儿头上有 2 个软软的部位，会随着呼吸一起一伏，年轻的父母头一回见到，是否觉得很神奇？这就是囟门，有利于分娩中必要的头部变形。

"小时大，大时小，渐渐大，不见了"，很形象地道出了宝宝囟门的变化。囟门是颅骨尚未愈合的表现，但也不像看起来那么脆弱，不必担心轻轻碰一下它就会受伤，因为上面覆盖着一层紧密的保护膜，随着宝宝的成长会闭合。脑后的囟门在 6~8 周完全闭合，而前囟门也会在宝宝 1 岁左右闭合。

鼓鼓的小肚子

许多新生儿在经过一些日子之后肚子就会变得大大的、鼓鼓的。新手爸妈又开始着急了：那么小的宝宝，肚子为什么这么鼓？原来，肚皮下最常见的是丰富的皮下脂肪。新手爸妈只要用拇指与食指把腹部的皮肤一捏起就能发现，宝宝腹壁下面都是厚厚的脂肪。

新生儿的脐带

脐带曾是胎宝宝与母亲相互"沟通"的要道，通过脐静脉将营养物质传递给胎宝

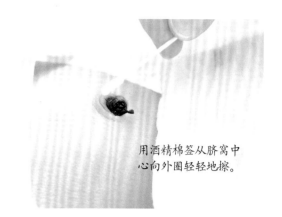

用酒精棉签从脐窝中心向外圈轻轻地擦。

宝，又通过脐动脉将废物带给母亲，通过母体排泄出去。在宝宝出生后，医生会将这条脐带结扎，新生儿将与母体脱离关系，成为一个独立的人。但是残留在新生儿身体上的脐带残端，在未愈合脱落前，对新生儿来说十分重要，一定要护理好。

新生儿的生殖器官

男宝宝、女宝宝出生时，其生殖器官都显得比较大，男宝宝的阴囊大小不等，睾丸则可能降至阴囊内，也可停留在腹股沟处，阴茎、龟头和包皮有松弛的黏膜。女宝宝的小阴唇相对较大，大阴唇发育好，能遮住小阴唇，处女膜微突出，可能有少许分泌物流出。

灵敏的视听和嗅觉

嗅觉：对母乳的香气感受灵敏，并显示出喜爱。

视觉：睡醒时会慢慢睁开双眼，漫无目的地环视周围。能看见 20~30 厘米内的鲜艳物体。有物品靠近眼睛时会眨眼。

听觉：醒着时，身旁 10~15 厘米处发出响声，宝宝的四肢躯体活动会突然停止，似在注意聆听声音。

新生儿的先天反射

在新生儿时期，宝宝会有许多特殊反射，它是大脑皮层未发育成熟的暂时性表现，随着年龄的增长会逐渐消失。

名称	表现特征	作用及发育进程
吮吸反射	把东西放到新生儿口中会吮吮	吮吸反射与寻乳反射为配套的反射反应，使宝宝能顺利摄取到营养物质。3个月后消失
觅食反射（寻乳反射）	新生儿转头至受刺激侧，并张口寻找乳头	此反射是新生儿出生后为获得食物、能量、养分而必定会出现的求生需求。3~4个月后慢慢消失
巴宾斯基反射	用钝物由脚跟向前轻划新生儿足底外侧缘时，他的拇趾会缓缓地上跷，其余各趾呈扇形张开，然后再蜷曲起来	该反射在6~18个月后逐渐消失，但在睡眠或昏迷中仍可出现
行走步反射（踏步反射）	新生儿被竖着抱起，或把他的脚放在平面上时，会做出迈步的动作	这一反射在新生儿出生后不久即出现，6~10周时消失，若新生儿在8个月以后仍有些反射，则可能有脑性疾患
抓握反射（达尔文反射）	叩击新生儿手掌心时，他会立即握住你的手指	4~6个月时会渐渐消失，新生儿开始有意识地做抓、握、捏等精细动作
摩罗反射（惊跳反射）	突然的刺激出现时，新生儿会因受到惊吓引起类似将身体向外展后又迅速向内缩回的动作，尤其新生儿的双手会明显地出现先张开、后缩回的姿态，且呈现拥抱状	3~5个月时消失，若超过4个月还有此反射则可能有神经病变；超过6个月还有此反射则肯定有神经病变

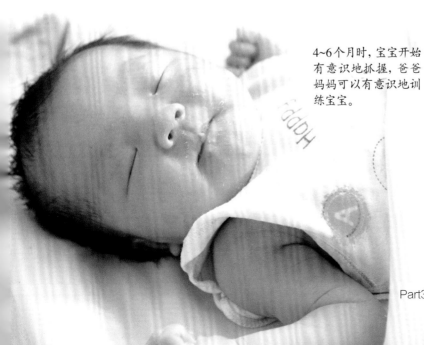

4~6个月时，宝宝开始有意识地抓握，爸爸妈妈可以有意识地训练宝宝。

特有的生理现象

宝宝总有自己的"奇特"之处，在出生前，宝宝是在妈妈的子宫内生活，那里到处都是羊水，宝宝们就像是来自"水星"的小精灵，他们会保持一些自己特有的生理现象，在慢慢适应新生活的过程中，这些生理现象也会随之消失。

出生后 2~4 天内体重会减轻

由于出生后的最初几天进食较少，同时有不显性失水和大小便排出，故在出生后的2~4 天内宝宝的体重会有所下降，较刚出生时体重减轻 6%~9%，称之为生理性体重下降。随着新妈妈奶量的增大，宝宝进食的增加，约在出生后 10 天恢复正常，进入快速生长阶段。

出生头两三天眼睛会斜视

刚出生的宝宝，由于在产道中受过挤压，所以眼睑会有些水肿，一般两三天后就会消失。因为，新生儿早期眼球尚未固定，看起来有点斗鸡眼，而且眼部的肌肉调节不良，常有短暂性斜视，属于正常生理现象。如果 3 个月后，宝宝仍旧斜视，应及时去医院就诊。

皮肤红斑会自己慢慢消失

有的新生儿出生后第 1 天会出现皮肤普遍发红，并伴有针尖大小的红点。这可能是由于冷而干燥的外界环境及毒素而引起的。持续一两天后会逐渐消退，出现脱屑，以足底、足心及皱褶处多见，脱屑完毕后，皮肤呈粉红色。

内八脚和罗圈腿会慢慢变直

新生儿生下来后，都会有内八脚和罗圈腿，有些旧习俗会用捆绑的方式纠正，其实这是不对的。内八脚和罗圈腿是由于怀孕时，子宫中空间有限，胎宝宝是以双腿交叉蜷曲，臀部和膝盖拉伸的姿势生长的，因此他的腿、脚向内弯曲。出生后，随着宝宝经常的运动，臀部和腿部的肌肉力量加强，宝宝的身体和脚就会慢慢变直。

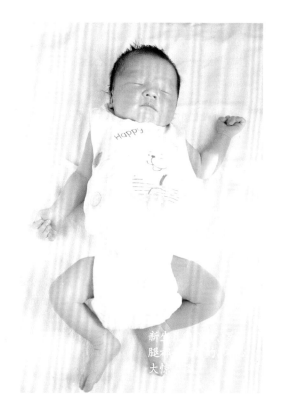

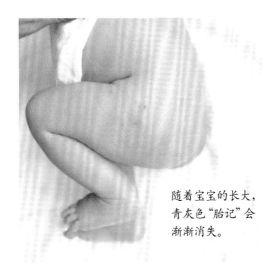

随着宝宝的长大，青灰色"胎记"会渐渐消失。

青灰色"胎记"可以消失

正常新生儿的腰骶部、臀部及背部等处可见大小不等、形态不规则且不高出表皮的大块青灰色"胎记"，这是由于特殊的色素细胞沉积形成的。大多在 4 岁时就会慢慢消失，有时会稍迟，此现象为东方人所特有。

新生儿几乎都会"脱皮"

几乎所有的新生儿都会有脱皮的现象，不论是轻微的皮屑，或是像蛇一样的脱皮，家人都不必担心。只要宝宝饮食、睡眠都没问题就是正常现象。脱皮是因为新生儿皮肤最上层的角质层发育不完全引起的脱落。此外，新生儿连接表皮和真皮的基底膜并不发达，使表皮和真皮的连接不够紧密，造成表皮的脱落。这种脱皮的现象全身部位都有可能出现，但以四肢、耳后较为明显，只要于洗澡时使其自然脱落即可，无需特别采取保护措施或强行将脱皮撕下。若脱皮合并红肿或水疱等其他症状，则可能为病症，需要就诊。

"马牙"和"螳螂嘴"不是病

新生儿的上腭中线和齿龈切缘上常有黄白色小斑点，俗称"马牙"或"板牙"，是上皮细胞堆积或黏液腺分泌物堆积所致。于出生后数周至数月会自行消失，不可胡乱用针去挑或用毛巾去擦，以防引起感染。

在新生儿口腔两边颊黏膜处较明显地鼓起如药丸大小的东西，被称为"螳螂嘴"，其实它是颊黏膜下的脂肪垫。这层脂肪垫是每个正常新生儿所具有的，它不仅不会妨碍新生儿吸奶，反而有助于新生儿吸吮，属于新生儿的正常生理现象。千万不能用针挑或用粗布擦拭。因为在新生儿时期，唾液腺的功能尚未发育成熟，且口腔黏膜极为柔嫩，比较干燥，易受破损，加之口腔黏膜血管丰富，所以细菌极易由损伤的黏膜处侵入，发生感染。轻者局部出血或发生口腔炎，重者可引起败血症，危及新生儿的生命。

发生"惊跳"只因神经不成熟

新生儿常在入睡之后有局部的肌肉抽动现象，尤其手指或脚趾会轻轻地颤动。或是受到轻微的刺激如强光、声音或震动等，会表现出双手向上张开，很快又收回，有时还会伴随啼哭。这些现象被称为"惊跳"反应，这是由于新生儿神经系统发育不成熟所致。发现宝宝有此反应时，只要新妈妈用手轻轻按住宝宝身体的任何一个部位，就可以使他安静下来。

枕秃大部分还是枕头的原因

新生儿发生枕秃，主要是因为宝宝大部分时间都是躺在床上，脑袋跟枕头接触的地方容易发热出汗使头部皮肤发痒，而新生儿还不能用手抓，也不会自己说"痒"，因此通常会通过左右摇晃头部的动作来"对付"自己后脑勺因出汗而发痒的问题。经常摩擦后，枕部头发就会被磨掉而发生枕秃。此外，如果枕头太硬，也会引起枕秃现象。但也可能是妈妈孕期营养摄入不足，甚至是缺钙或者佝偻病的前兆。

新生儿乳腺肿胀是正常生理现象

由于孕晚期孕妈妈激素对胎宝宝的影响，在新生儿出生1周内，不论男宝宝、女宝宝都可出现蚕豆样大小的乳腺肿大，还可见乳晕颜色增深及泌乳。乳腺肿大要在出生后第2~3周才会自行消退。有些老人认为女宝宝应该挤出乳汁，使肿大的乳腺恢复正常，同时可保证长大以后哺乳时有乳汁分泌。其实这样的做法是错误的，这样可能会引起感染。

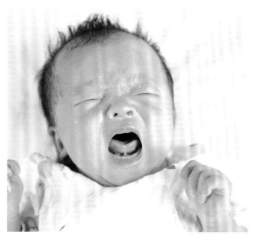

体温会出现较大波动

新生儿的体温调节中枢尚未发育完善，所以调节功能不好，体温的波动也较大。感受到凉意时，新生儿不会像大人一样颤抖，只能依赖一种称为棕色脂肪的物质来产生热量，且新生儿的体表面积比例较大，皮下脂肪又薄，所以衣物穿少了可能使体温过低，穿多了可能引起暂时性的轻微发热。因此，要保持新生儿体温正常，应让新生儿处于通风及温度适中的环境内。

面部表情会有怪相

新生儿会出现一些令父母难以理解的怪表情，如空吸吮、皱眉、咧嘴、呲嘴、偷着笑等，新妈妈没有经验，会认为这是宝宝"有问题"，其实这是新生儿的正常表情，与疾病无关。当宝宝长时间重复出现一种表情、动作时，就要及时看医生了，以排除抽搐的可能。

父母要细心观察宝宝的表情，学会区分宝宝的正常和非正常面部表情，这样才能照顾好宝宝，及时发现问题，让宝宝健康成长。

新生女宝宝也有"月经"

一些女宝宝出生后1周内，可出现大阴唇轻度肿胀，或阴道流出少量黏液及血性分泌物，称之为"假月经"，这是由于胎儿时期在母体内受到雌激素的影响，而出生后宝宝体内的雌激素大幅下降，使子宫及阴道上皮组织脱落，这是一种正常的生理现象，不必太担心，一般两三日内即消失，不必做任何处理。

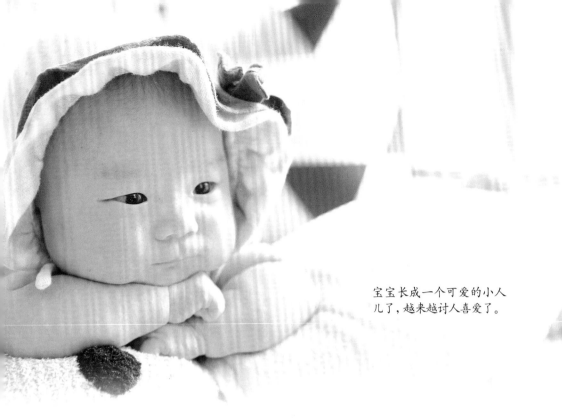

宝宝长成一个可爱的小人儿了，越来越讨人喜爱了。

偶尔打喷嚏并非感冒

新生儿偶尔打喷嚏并非是感冒，因为新生儿鼻腔血液的运行较旺盛，鼻腔小且短，若有外界的微小物质如棉絮、绒毛或尘埃等进入便会刺激鼻黏膜引起打喷嚏，这也可以说是宝宝代替用手自行清理鼻腔的一种方式。突然遇到冷空气时，宝宝也会打喷嚏，除非宝宝伴有流鼻涕、发热等症状，否则父母可以不用担心。千万不要擅自给宝宝服用感冒药。

有时会频繁打嗝

宝宝出生后的几个月内，会比较频繁地打嗝，这是由于横膈膜还未发育成熟。此外，有时打嗝是由于宝宝过于兴奋，或者是由于刚喂过奶。当宝宝3~4个月的时候，打嗝就会少很多了。若宝宝已经持续地打嗝一段时间，可以喂宝宝喝一些温开水，以止住打嗝。也可以弹脚心，让宝宝哭几声，哭声停止了，打嗝也就随之停止，父母不用太心疼。

呼吸会时快时慢

新生儿的呼吸运动很浅而且没有规律，呼吸会时快时慢。在出生后的前2周，呼吸频率一分钟一般为40~45次，有的新生儿哭闹、活动时也可能多达80次，这些都属正常现象。这是由于新生儿肋间肌较为柔软，鼻咽部及气管狭小，肺泡顺应性差，由于呼吸运动主要是靠横隔肌肉的升降，所以新生儿以腹式呼吸为主，胸式呼吸较弱。又因为新生儿每次呼气与吸气量均小，不足以供应身体的需求，所以呼吸频率较快，属于正常的生理现象。

新生儿日常护理

初为人父人母，除了喂奶、换尿布，当遇到宝宝哭闹时，也会紧张，不知道宝宝哪里不舒服了。请护理人士或有经验的长辈一看，原来是宝宝衣服穿多了热的，或者是眼睛有了眼屎等。像这些小问题，完全可以自己学会护理，不用每次都紧张分分的。

宝宝，我该怎么抱你

新生儿柔软、娇弱，新手爸妈往往不敢下手抱，其实新生儿有强大的生命力，只要爸爸妈妈抱的方法得当，对宝宝不会有任何影响。正确的抱姿会让宝宝感觉舒服，下面分步介绍一下正确的抱姿。

托住宝宝的头：一只手轻轻地放到宝宝的头下，用手掌包住整个头部，要托住宝宝的颈部，支撑起他的头。

另一只手去抱屁股：稳定住头部后，再把另一只手伸到宝宝的屁股下面，包住宝宝的整个小屁屁，力量都集中在2个手腕上。

慢慢把宝宝的头支撑起来：注意一定要托住宝宝的颈部，否则宝宝的头会往后仰，给脊椎造成伤害。爸爸妈妈要使腰部和手部力量相配合，托起宝宝即可。

脐带的护理

一般情况下，宝宝的脐带会在1周左右自己脱落，2周左右自动愈合。这期间需要小心护理。

1. 用棉球或细纱布蘸75%的医用酒精，从内向外涂擦脐带根部和周围，每天涂擦两三次，待脐带干爽后，用纱布盖好。

2. 在擦拭前一定要洗手，避免脐部接触爽身粉及其他粉剂，以免使脐部发炎不易愈合。

3. 不要把脐带露在外面的一端包在尿布或纸尿裤里，防止大小便弄湿脐带。如果脐部被尿湿，必须立即消毒。脐带1周左右脱落后就不再需要纱布覆盖，但仍要保持干燥和清洁。

4. 千万不要试图自己去除脐带。

5. 要经常观察是否有感染的迹象，如果脐带流血、有异味或分泌物、周围红肿或脐带超过1个月未脱落或伤口未愈合，则需要马上去看医生。

囟门的护理

囟门是非常娇弱的地方，父母不敢随便碰。其实新生儿的囟门是需要定期清洗的，否则容易堆积污垢，引起宝宝头皮感染。

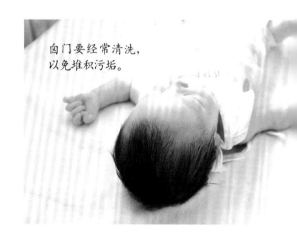

囟门要经常清洗，以免堆积污垢。

给宝宝清洗囟门时一定要注意：用宝宝专用洗发液，不能用香皂，以免刺激头皮诱发湿疹或加重湿疹；清洗时手指应平置在囟门处轻轻地揉洗，不应强力按压或搔抓。

眼睛的护理

宝宝的眼睛很脆弱也很稚嫩，在对待宝宝的眼睛问题上一定要谨慎。

1.如果宝宝刚睡醒，发现他的眼睛上有眼屎，可以用纱布蘸温水轻轻地擦拭。千万不可用手指或手指甲直接擦、抠。

2.如果眼睑上有硬皮，或者眼睛的分泌物总是屡擦不净，则要怀疑是不是结膜炎，需要带宝宝去看医生。

3.在给宝宝滴眼药水的时候，要记得滴在宝宝内侧的眼角处。

4.记得每次给宝宝清洁完眼睛后，要及时洗手，以防细菌感染其他部位。

5.要给宝宝用单独的毛巾、洗脸盆等，并且与家里其他人的要隔离开，还要定时清洗。

鼻腔的护理

如果鼻痂或鼻涕堵塞了宝宝的鼻孔，可用细棉签或小毛巾角蘸水后湿润鼻腔内干痂，再轻轻按压鼻根部。一般情况下，大部分的鼻涕会自行消失。不过，如果鼻子被过多的鼻涕堵塞，宝宝呼吸会变得很难受，这时可以用球形的吸鼻器把鼻涕清理干净。

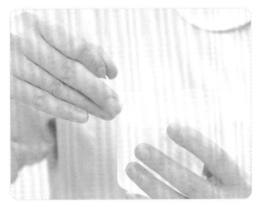

❶ 让宝宝仰卧，把棉棒浸入盐水溶液中，然后往他的鼻腔里滴 1 滴，使干痂软化。

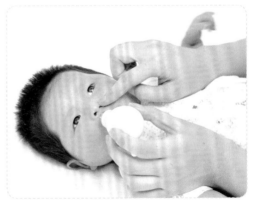

❷ 把吸鼻器插入一个鼻孔，用食指按压住另一个鼻孔。把鼻涕吸出来，然后再用同样方法吸另一个鼻孔。但动作一定要轻柔，以免伤害宝宝脆弱的鼻腔。

这样给宝宝穿衣

其实只要方法得当，给宝宝穿衣还真不是一件复杂的事。

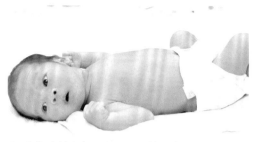

❶ 先将连体衣解开扣子，平铺在床上，让宝宝躺在上面。在裤脚口伸手，拉住宝宝小脚，轻轻将宝宝两条小腿拉入裤腿中。

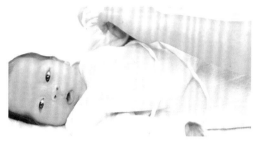

❷ 将宝宝的一只胳膊轻抬，先向上再向外侧伸入袖子中。

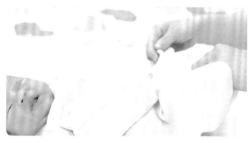

❸ 将身子下面的衣服向对侧稍稍拉平整。抬起宝宝另一只胳膊，使肘关节稍稍弯曲，将小手伸向袖子中，并将小手拉出来。

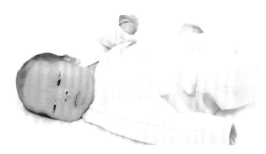

❹ 再将衣服带子（或扣子）系好就可以了。

读懂宝宝哭的各种含义

症状	原因
饿了	哭声洪亮，哭时头来回活动，嘴不停地寻找，并做着吸吮的动作。只要一喂奶，哭声马上就停止。吃饱后会安静入睡，或满足地四处张望
病了	宝宝不停地哭闹，什么办法也没用。有时哭声尖而直，伴随发热、面色发青、呕吐等症状，或者哭声微弱、精神萎靡、不吃奶，这就表明宝宝生病了，要尽快请医生诊治
冷了	哭声减弱，并且面色苍白、手脚冰凉、身体紧缩。这时把宝宝抱在怀中或加盖衣被，宝宝觉得暖和了，就不再哭了
热了	如果宝宝哭得满脸通红、满头是汗，一摸身上也是湿湿的，可能是被窝很热或宝宝的衣服太厚，那么减少铺盖或减衣服，宝宝就会慢慢停止啼哭
尿湿了	宝宝睡得好好的，突然大哭起来，好像很委屈，赶快打开抱被，噢，尿布湿了，换块干的，宝宝就安静了
不舒睡了	宝宝做梦了，或者是宝宝对一种睡姿感到厌烦了，想换换姿势可又无能为力，只好哭了。那就拍拍宝宝告诉他"妈妈在这儿，别怕"，或者给他换个体位，他又接着睡了

怎样给宝宝包襁褓

1. 把毯子铺在一个平坦的地方，将右上角折下约15厘米。

2. 把宝宝仰面放在毯子上，头部枕在折叠的位置。

3. 把毯子靠近宝宝左手的一角拉起来盖住宝宝的身体，并把边角从宝宝的右边手臂下侧掖进宝宝身体后面。

4. 将毯子的下角即宝宝脚的方向，折回盖到宝宝的下巴以下。

5. 把宝宝右臂边的一角拉向身体左侧，并从左侧掖进身体下面。有些宝宝喜欢胳膊能自由活动，可以只包宝宝胳膊以下的身体，这样宝宝就能活动自如了。

怎么给宝宝穿纸尿裤

清理完宝宝的小屁屁后，应尽量让小屁屁晾一会儿，干爽后再为宝宝穿纸尿裤。

1. 打开新的纸尿裤，提起宝宝双脚，将其臀部抬高，把纸尿裤垫在宝宝臀部下，有胶带部分朝向腰部方向。

2. 若为男宝宝，先用右手手指将宝宝的小鸡鸡按下，再将纸尿裤下端向上包起。为避免污染脐部，应将宝宝脐部露在外面。

3. 撕开两侧胶带，粘于纸尿裤不光滑面。纸尿裤的松紧度以食指能插入宝宝腹股沟处为宜，不可太松也不可太紧。

另外，纸尿裤要常换。不要以为纸尿裤能吸尿，每天只换两三次也没问题。要知道，这样的做法可能会使宝宝的臀部发炎，出现"红屁屁"。

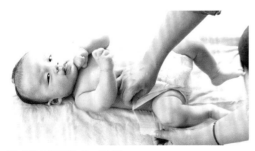
❶ 打开纸尿裤，把宝宝放在上面。

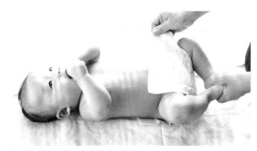
❷ 将纸尿裤下端向上包起。

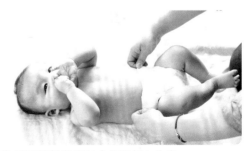
❸ 撕开两侧胶带，粘好。

❹ 纸尿裤松紧度以食指能插入为宜。

怎么给宝宝洗澡

对新手爸妈来说，给宝宝洗澡是个大问题，下面就帮新手爸妈解决此问题。

准备工作

1.确认宝宝不会饿或暂时不会大小便，且吃过奶1小时以后再开始洗澡。

2.如果是冬天，开足暖气，如果是夏天，关上空调或电扇，室温保持在26~28℃为宜。

3.准备好洗澡盆、洗脸毛巾两三条、浴巾、婴儿洗发液和要更换的衣服等。

4.用肘弯内侧试温度，感觉不冷不热最好。如果用水温计，温度在37~40℃最好。

开始洗澡

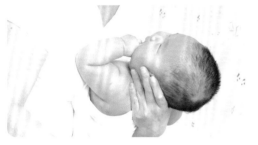

❶ 宝宝仰卧，妈妈用左肘部托住宝宝的小屁股，左手托住宝宝的头，拇指和中指分别按住宝宝的两只耳朵贴到脸上，以防进水。

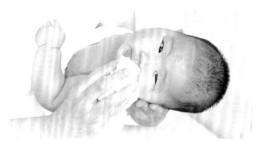

❷ 先清洗脸部，用小毛巾蘸水，轻拭宝宝的脸颊，眼部由内而外，再由眉心向两侧轻擦前额。

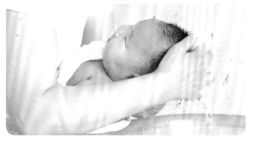

❸ 接下来清洗头，先用水将宝宝的头发弄湿，然后倒少量的婴儿洗发液在手心，搓出泡沫后，轻柔地在头上揉洗。

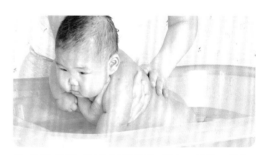

❹ 洗净头后，再分别洗颈下、腋下、前胸、后背、双臂和双手。由于这些部位十分娇嫩，清洗时注意动作要轻。

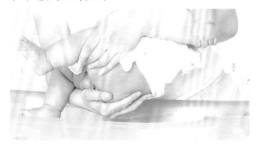

❺ 将宝宝倒过来，头顶贴在妈妈左胸前，用左手抓住宝宝的左大腿，右手用浸水的毛巾先洗会阴、腹股沟及臀部，最后洗腿和脚。

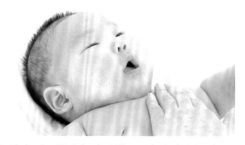

❻ 洗完后用浴巾把水分擦干，身上涂上润肤乳，然后给宝宝做按摩抚触，换上干净衣服。

抚触按摩让宝宝更健康

对于新生儿而言，父母可以选择对其进行抚触按摩，适当的按摩可刺激宝宝的淋巴系统，增强抵抗能力、改善消化系统功能、改善睡眠、平复宝宝急躁的情绪、减少哭泣、促进亲子间的交流，使宝宝感受到爱护与关怀。

胸膛和躯干

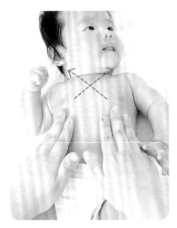

❶ 双手自上而下反复轻抚宝宝的身体。然后两手分别从胸部的外下侧，向对侧肩部按摩，可使宝宝呼吸循环更顺畅。

臀部及背部按摩

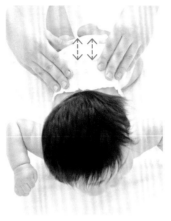

❷ 宝宝呈俯卧位，双手四指并拢，与拇指配合，先揉按宝宝的臀部。然后向上，捏按宝宝背部，由下向上，再从上往下，反复 5 次左右。

上肢按摩

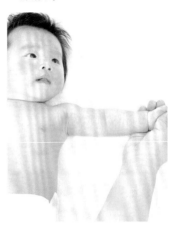

❸ 宝宝仰卧躺在松软的床上或垫子上，妈妈正对着宝宝。两手分别握住宝宝的小手，抬起宝宝的胳膊在胸前打开再合拢。这能使宝宝放松背部，锻炼肺部功能。

下肢按摩

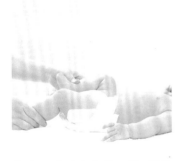

❶ 上下移动宝宝的双腿，模拟走路的样子。这个动作可使左右脑都得到刺激。宝宝如果不配合，可以用小玩具或者其他宝宝感兴趣的东西逗引。

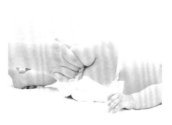

❷ 然后再同时向上推宝宝的小腿。

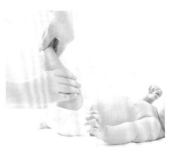

❸ 妈妈抬起宝宝的腿部，四指并拢，按摩膝盖部位。

夏季护理新生儿的注意事项

夏天气温高，湿热或者干燥，不但新妈妈坐月子难熬，新生儿的护理也格外棘手。此时护理新生儿需要注意以下几点。

保持适宜的室温：由于新生儿体温调节功能不完善，因此房间室温最好保持在22~24℃，通风要良好，只要不直接被对流风吹到，一般不会着凉。

要注意皮肤护理：每天用温水洗澡一两次，用软毛巾擦干颈、腋及皱褶等部位后，可在这些部位抹上少许熟植物油。

要消灭室内的蚊蝇：新生儿是蚊蝇最容易"欺负"的对象。

不要让宝宝过分哭闹：过分哭闹会使体温升高和出汗，还极易长痱子或皮肤脓疮。

要注意痱子粉的使用方法：在给宝宝使用痱子粉时，不要在刚洗完澡的时候就给他扑痱子粉，必须等他身上的水分全部干了以后再用。扑粉时一次不要太多太厚，以免痱子粉堆积，加重汗毛孔的堵塞。

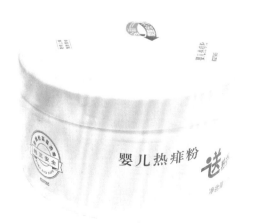

婴儿热痱粉

冬季护理新生儿的注意事项

冬季寒冷，对于新生宝宝来说，更应得到父母特殊的关爱和照顾。在日常的护理当中，新手父母应该注意以下几点。

注意保暖：由于新生儿体温调节中枢发育不完全，体温调节功能差，而新生儿的体温应保持在36.5℃左右为宜，如果温度过高，可能导致新生儿出现发热、脱水热等现象，应及时补充水分。

保持空气流通：新鲜的空气对母亲和新生儿很重要。如果房间密不透风，会使屋内的空气变得污浊，这对母婴健康都是很不利的。因此冬天也要每天定时开窗。

坚持母乳喂养：冬天是呼吸道感染等各种疾病的多发时期，而母乳中含有的抗体能帮助宝宝减少生病。因此冬季一定要坚持母乳喂养。

冬季洗澡要迅速：冬季在给新生儿洗澡时，可以适当升高室内温度。洗澡时，动作要快，时间要短，水要准备多些，水温可以比夏季略高，最好控制在37~42℃，10分钟以内洗完，迅速擦干，迅速穿衣，一般不会出问题。洗澡时所需要的婴儿洗液、大毛巾、干净的衣服等，要提前放在手边。

二胎家庭，别忽略大宝

随着二宝的出生，二孩妈妈要分出很大一部分精力来照顾二宝，对大宝的关注相应地会减少。因此，大宝在这一段时期会变得很叛逆，不愿与爸爸妈妈亲近。此时，千万不要忽略大宝的心情。那么，怎样能让大宝快乐地接受二宝的到来呢？

在准备怀孕前，爸爸妈妈应该把准备添加一个家庭成员的计划告诉大宝，问问他是否能接受有个弟弟或是妹妹。

怀孕期间，让大宝多与二宝"交流"。可以让大宝摸摸妈妈的肚子，与肚子里的二宝轻声说话，让他参与到二宝孕育的过程中，感受自己成为哥哥或姐姐的自豪感。

在这段时间内，妈妈也要注意与大宝保持亲密的沟通，即使离家去医院生产的几天也要跟大宝解释，并保持联系。

哪些情况预示大宝"吃醋"了

1. 不能容忍身边亲近的人疼爱二宝。如看见妈妈抱着二宝，会要求妈妈抱自己，或故意犯错。

2. 排斥二宝。如不愿意亲近二宝。

3. 欺负二宝。趁父母不注意时，会偷偷用脚踢二宝，或者用手掐他。

4. 开始尿床。二宝喝奶时，他也要喝，还非要妈妈抱，甚至夜里尿床的次数也增多了。

5. 变得闷闷不乐。

及时开导生气的大宝

家有二宝，对于同样还是孩子的大宝来说，他很难做到特别懂事乖巧。大宝的心理落差出自父母对自己唯一的爱被分割了，所以，大宝总会有生气的时候。这时，爸爸妈妈应该及时开导生气的大宝，而不能忽视或者一味指责大宝。

即使大宝在适应二宝的过程中哭闹，甚至做出欺负二宝的行为，爸爸妈妈也不要急于发怒，这个时候的训斥只会适得其反。应该让大宝参与到对错误行为的补救中来，如揉一下弟弟或妹妹被弄疼的地方。

另外，在照顾二宝的同时，也要抽出时间来，单独与大宝相处，聊天、玩游戏、讲故事等。也可以让大宝帮着递尿布、洗奶瓶等，并适时夸奖大宝。这样，大宝会逐渐明白，爸爸妈妈的爱不会因为二宝的到来而减少。

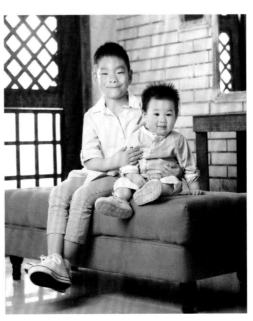

喂养，宝宝健康第一步

自从宝宝出生后，父母的任何话题都是围绕宝宝展开的，并会努力去搜集任何与宝宝喂养有关的信息。其实宝宝出生后第一口想吃的就是母乳，母乳是宝宝最健康、最理想的天然食品，母乳喂养更是母亲的神圣使命。当然，母乳不足时，就要考虑配方奶粉了。

母乳喂养

母乳是宝宝最好的食物。母乳含有宝宝所需的全部营养，母乳中的蛋白质与矿物质含量虽不如牛乳，却能调和成利于吸收的比例，使宝宝得到营养的同时，却不会增加消化及排泄的负担。母乳中也有良好的脂肪酸比例、足够的氨基酸及乳糖等物质，对宝宝脑发育有促进作用。母乳中有专门抵抗入侵病毒的免疫抗体，可以让6个月之前的宝宝有效防止麻疹、风疹等病毒的侵袭，以及预防哮喘之类的过敏性疾病。

第1次喂奶，注意放松心情

第1次给宝宝喂奶时，一定要注意清洁乳房，放松心情，对自己要有信心。再配合正确的方法，一定可以满足宝宝的需求，及早开奶。

清洁乳房：新妈妈先别急着给宝宝喂奶，请先检查一下自己的乳房是否干净、清洁。在第1次给宝宝哺乳前，应该用植物油涂抹在乳头上，使垢痂变软，然后用温开水洗净乳头。

放松喂奶：第1次喂奶，要记得放松，妈妈放松了，宝宝自然也会放松。有的宝宝吸力弱，乳房内部还没形成流畅的"生产线"，头几口很费力，宝宝吸不出乳汁，就会大哭。此时，新妈妈可以稍稍用力挤压乳房，也可让宝宝多吸几次，乳汁就会流畅地分泌出来。第1次喂奶尽管量少，也能满足宝宝的需要，不要因为宝宝哭闹，就拿起奶瓶喂他。

要有信心：新妈妈一定要对自己有信心。有的新妈妈以为自己的乳房软软的就是没有奶，就没让宝宝吸，其实这是一种喂奶误区。乳房只要吸就会有奶的，即便量少，也不会完全没有。乳房软并不等于没有奶水，需要宝宝经过努力才能吃到。

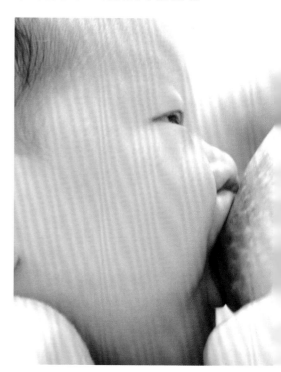

分娩后半小时就可开奶

　　新妈妈尽早让宝宝尝到甘甜的乳汁，能使宝宝得到更多的母爱和温暖，减少宝宝来到新世界的不适感。一般情况下，若分娩时妈妈、宝宝一切正常，分娩0.5~2小时后就可以开奶。因此，建议产后半小时内开始哺乳。

　　及早开奶有利于母乳分泌，不仅能增加泌乳量，而且还可以促进乳腺管通畅，防止奶胀及乳腺炎的发生。宝宝也可通过吸吮和吞咽促进肠蠕动，便于胎便的排出。早喂奶还能及早建立起亲子感情，让母子关系更融洽。

　　刚刚开奶时，新妈妈的乳房可能还没有产生足够的乳汁，宝宝吸吮力量弱，吃起来很费劲，也可能宝宝吸了好几口，都没有听到咕咚咕咚的吞咽声，甚至还会哭。此时新妈妈不要着急，即使少，也要让宝宝多吸。宝宝的吸吮会刺激乳汁分泌。

找到最舒服的哺乳姿势

　　当妈妈怀抱着温暖的小人儿，心中千丝万缕的母爱化作香甜濡热的乳汁奔涌而出，感受着宝宝急促的吸吮、听着他响亮的吞咽，那美妙的哺乳时刻，永世难忘！

　　妈妈坐舒服：全身肌肉要放松，腰后、肘下要垫好枕头。如果坐在椅子上，踩只脚凳，将膝盖提高。如果坐在床上，就用枕头垫在膝盖下。不要前倾身体将奶头送进孩子嘴里，而是利用枕头将孩子垫高后抱到胸前。

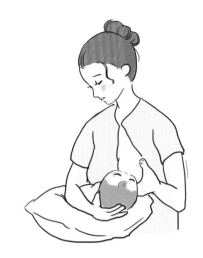

　　宝宝躺舒服：宝宝横躺在妈妈怀里，整个身体对着妈妈的身体，脸对着妈妈的乳房。宝宝的头枕在妈妈的前臂或者肘窝里，妈妈用前臂托住宝宝的背，用手托住宝宝的屁股或腿。

　　正确哺乳：鼓励宝宝正确地衔住乳房，宝宝吸吮的应该是妈妈的乳晕，这样才能有效地刺激乳腺分泌乳汁。仅仅吸吮乳头不仅不会让宝宝吃到奶，而且会引起妈妈乳头的皲裂。

哺乳时的3点注意事项

　　协助宝宝呼吸：宝宝的下颌应紧贴妈妈的乳房，鼻子轻碰妈妈的乳房，这样宝宝的呼吸是通畅的。如果妈妈的乳房阻挡了宝宝的鼻孔，可以试着轻轻按下乳房，协助宝宝呼吸。

　　妈妈要多摄取液体：每次喂奶之前及中间，最好喝杯水、果汁或其他有益液体，有助乳汁充盈，也可避免自身脱水。

　　按需喂奶、多喂勤喂：在奶下来后的最初一段时期内，平均每24小时至少要哺乳8~10次。

按需哺乳

新生儿的哺乳方式最好是按需哺乳，就是指哺乳时不要限定间隔时间，宝宝饿了或妈妈感到奶胀了，就可以喂奶。"按需哺乳"可以使宝宝获得充足的乳汁，并且有效地刺激泌乳。

喂奶时伴随着宝宝的吸吮动作，可听见宝宝咕咚咕咚的吞咽声。哺乳前妈妈感觉到乳房胀满，哺乳时有下乳感，哺乳后乳房变柔软。两次哺乳之间，宝宝会感到很满足，且表情快乐，眼睛很亮，反应灵敏，入睡时安静、踏实。这些都说明妈妈的奶水充足。

初生宝宝的胃容量小，胃排空时间短，因此喂奶的间隔就短。出生后 2~7 天，每一两个小时可喂一次，间隔不超过 3 小时。当宝宝睡眠时间长而妈妈乳房胀时，可用冷毛巾擦宝宝额头，以唤醒宝宝并喂奶。新生儿期，夜间不应停止哺乳，只要妈妈与宝宝"同吃同睡"，就不会感到累。

宝宝每个月的吃奶量到底有多少

母乳喂养的宝宝只要每周体重增加 150~200 克，说明母乳充足；如果每周体重增加不足 100 克，说明母乳不足。当然，这种考量方法只适用于建立了良好吸乳反射的宝宝。出生 1~15 天的新生儿可能会出现体重下降的情况，这是正常现象。下面我们将宝宝 1 岁之内每次吃奶量和哺喂次数用奶瓶的刻度表现出来，让妈妈一目了然。

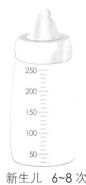 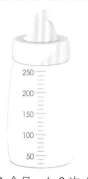 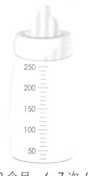 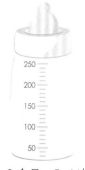

新生儿　6~8 次 / 天　　1 个月　6~8 次 / 天　　2 个月　6~7 次 / 天　　3 个月　5~6 次 / 天
30~60 毫升 / 次　　　 80~100 毫升 / 次　　　100~120 毫升 / 次　　　150 毫升 / 次

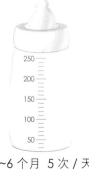 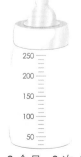 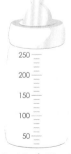

4~6 个月　5 次 / 天　　　7~9 个月　3 次 / 天　　　10~12 个月　2~3 次 / 天
200 毫升 / 次　　　　　200~250 毫升 / 次　　　　250 毫升 / 次

不要让宝宝含着乳头睡觉

每个新生宝宝在夜间都会醒来吃两三次奶，整晚睡觉的情况很少见。因为此时宝宝正处于快速生长期，很容易出现饿的情况，如果夜间不给宝宝吃奶，宝宝就会因饥饿而哭闹。

由于夜晚是睡觉的时间，妈妈在半睡半醒间给宝宝喂奶很容易发生意外，因此需要特别注意。别让宝宝含着乳头睡觉，含着乳头睡觉，既影响宝宝睡眠，也不易养成良好的吃奶习惯，而且堵着鼻子容易造成窒息，也有可能导致乳头皲裂。

正确做法是，坐起来抱着宝宝哺乳，结束后，可以抱起宝宝在房间内走动，也可以让宝宝听妈妈心脏跳动的声音，或者是哼着小调让宝宝快速进入梦乡。

母乳喂养的宝宝要喝水吗

在传统观点中，宝宝两次喂奶之间加喂一次温开水能有效防止宝宝脱水。但是，联合国儿童基金会提出了"母乳喂养新观点"，新观点认为，在通常情况下，母乳喂养的婴儿在4个月内不必刻意添加任何食物和饮料，包括水。

因为母乳的成分约80%都是水，这些水分一般能够满足宝宝新陈代谢的正常需要，不需额外再喂水了。母乳含有宝宝从出生到4个月龄所需要的脂肪、乳糖、蛋白质、维生素、水分、钙、铁、磷等全部营养物质。

在宝宝身体条件良好的情况下，妈妈不需要再给宝宝喂水，但是当宝宝出现一些特殊的情况，比如生病吃药后，或夏天洗澡之后，需要给宝宝适当地喂一些水。这时，添加的水量也不要太多，否则会加重宝宝肾脏的负担，影响母乳的摄入，反而不利于宝宝的健康。一般在宝宝4个月以后，才开始添加水。

夜间喂奶要谨防宝宝着凉

很多宝宝夜间吃奶时，很容易感冒，这也是妈妈不愿夜间喂奶的一个原因，其实只要妈妈多留心，完全可以杜绝感冒的发生。妈妈在给宝宝喂奶前，让爸爸关上窗户，准备好一条较厚的毛毯，妈妈将宝宝裹好，喂奶时，不要让宝宝四肢过度伸出袖口，喂奶后，不要过早将宝宝抱入被窝，以免骤冷骤热增加感冒概率。

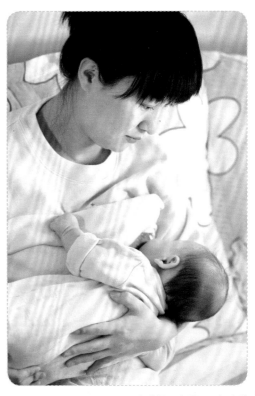

人工喂养

配方奶粉是人工喂养的最好选择。生活中代乳品有很多，如牛奶、羊奶、各种奶粉等，但从营养配比及方便性来看，新生宝宝应该选择婴儿配方奶粉。

婴儿配方奶粉是在普通奶粉的基础上加入各种营养成分，以达到接近母乳效果的母乳化奶粉。配方奶粉成分已尽力接近母乳，很多配方奶粉甚至改进了母乳中铁含量过低的不足，除去了牛奶中不符合宝宝吸收利用的部分，能更好地满足宝宝的营养需要。

虽然婴儿配方奶粉很接近母乳，但母乳可提高新生宝宝的免疫能力，这是配方奶粉无法达到的。

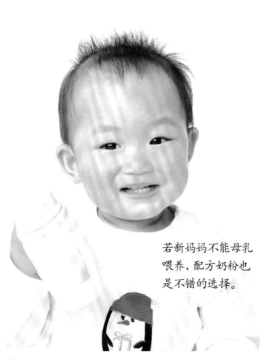

若新妈妈不能母乳喂养，配方奶粉也是不错的选择。

正确挑选奶瓶和奶嘴

面对货架上各式各样的奶瓶，形式各异的奶嘴，父母有时真是非常困惑，不知道如何选择。其实只要选择有"道"，找符合新生儿的就够了。

奶瓶的选择

奶瓶从制作材料上分主要有2种——PC制和玻璃制的。玻璃奶瓶更适合新生儿阶段，由妈妈拿着喂宝宝。

形状最好选择圆形，新生儿时期，宝宝吃奶、喝水主要是靠妈妈喂，圆形奶瓶内颈平滑，里面的液体流动顺畅。

奶嘴的选择

奶嘴有橡胶和硅胶2种。相对来说，硅胶奶嘴没有橡胶的异味，容易被宝宝接纳，且不易老化，有抗热、抗腐蚀性。宝宝吸奶时间应在10~15分钟，太长或过短都不利于宝宝口腔的正常发育，圆孔S号奶嘴最适合尚不能控制奶量的新生儿用。

宝宝不认奶嘴怎么办

在喂宝宝母乳的同时，往往没有料到让他接受奶嘴也会是一件难事。宝宝不认奶嘴一般主要有2个原因。

母乳喂养的宝宝不喜欢吃奶嘴：这是最常见的原因，大多数母乳喂养的宝宝都会碰到这样的问题。

不喜欢奶粉的味道：宝宝虽小，也有自己的主意，有自己的口味，他可能不喜欢这个奶粉的味道。宝宝不认奶嘴最好继续母乳喂养，或者给宝宝选择他能接受的奶粉。

如何选择配方奶粉

市场上琳琅满目的配方奶粉让新妈妈很是纠结，不知道该选择哪一种。其实，只要是正规厂家生产、销售的，适合新生儿阶段的配方奶粉都可以选用。但在选用时需看清生产日期、保质期、保存方法、厂家地址、电话、调配方法等。最好选择知名品牌、销售量大的奶粉。如果宝宝对动物蛋白有过敏反应，那么应选择全植物蛋白的婴幼儿配方奶粉。

选择配方奶时，也可以一看二闻三摸四冲调。优质的配方奶粉看起来白色略带淡黄色，闻起来是好闻的、淡淡的乳香，摸起来松散柔软，冲调后静置片刻，既不会产生沉淀，表面也没有悬浮物，只有这样的配方奶粉才是好的。再次强调，除非特殊情况，最好坚持母乳喂养。

冲调配方奶的步骤和方法

有些新妈妈可能不得不选用配方奶粉，那么如何正确地冲调配方奶粉呢？

一般冲调奶粉的水温控制在40~60℃。不同品牌的奶粉会有不同的要求。准备冲调配方奶粉前，应阅读配方奶粉包装上的说明，看看需要用多少水和几勺奶粉。

冲调配方奶粉时，一定要先倒水，这样才能保证比例精确。如果先放奶粉，水和奶粉的比例就不对了，冲好的奶会太浓。下面我们会通过图示介绍冲调配方奶的步骤。

❶ 奶瓶先预热消毒。

❷ 用小匙舀出奶粉，再用刀背把奶粉刮平，不要压。

❸ 用量杯测量温水量，把量取好的奶粉放进去。

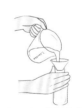

❹ 用漏斗把充好的奶倒进已经预热好的奶瓶里。

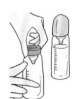

❺ 如果宝宝不是立即饮用，应把奶瓶的奶嘴倒放在瓶内。

不要用开水冲调奶粉

不少父母喜欢用开水冲奶粉，这是错误的做法，因为水温过高会使奶粉中的乳清蛋白产生凝块，影响消化吸收。另外，某些遇热不稳定的维生素会被破坏，特别是有的奶粉中添加的免疫活性物质会被全部破坏。因此，一定要正确掌握奶粉的冲调方法，避免奶粉中营养物质的损失。一般冲调奶粉的水温控制在40~60℃。不同品牌的奶粉会有不同的要求。可先在奶瓶里放入温水，然后放适量的奶粉，盖紧盖子之后摇匀就可以给宝宝喝了。

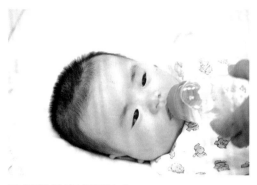

吃奶粉的宝宝要补水

与母乳喂养的宝宝略有区别，人工喂养的宝宝需要额外补充水分。因为配方奶粉是由牛奶加工并添加一些宝宝必需的营养素制作而成的，其成分只是接近母乳，其中一些蛋白质、氨基酸的组成和比例，酶物质的种类和含量等与母乳仍有区别。配方奶粉进入体内，在消化吸收的过程中要有一定量的水分参与代谢，并经过肝脏代谢和肾脏的浓缩稀释，最终部分从大便和小便中排出体外。因此吃配方奶粉的宝宝一定要喝水，而且要多喝水，这一点一定要引起妈妈的重视。

每天补水量有规律：人工喂养的宝宝每天都需要喂水，每次喂水量约为每顿奶量的一半：出生 1 周时 30 毫升；2 周时 45 毫升；1 个月时 50~60 毫升；3 个月时 60~75 毫升；4 个月时 70~80 毫升；6 个月时 80~100 毫升；8~12 个月时 100~120 毫升。夏天应适当增加水量。感冒、发热及呕吐或腹泻脱水时更应频繁饮水。记住，这些只是给宝宝喝白开水的量，水果和果汁不能代替水。

不要给宝宝喂糖水：有人认为给宝宝喂糖水可预防低血糖，防止因乳量少而不能满足宝宝的生长发育的需要，同时也可以减少哭闹。研究发现，给宝宝喂糖水后，宝宝往往不愿频繁吸吮母乳，不但影响母乳的摄入，还会影响母乳的分泌，使宝宝得不到足够的营养，从而影响生长发育。

人工喂养的宝宝需注意

母乳并不是亲子关系的全部，喂养方式也只是母爱的一部分。在已经尽力的前提下，当新妈妈选择人工喂养时，请不要自责，应充满爱意地给宝宝喂奶粉。那么在进行人工喂养时，需要注意哪些呢？

人工喂养的宝宝要定期称体重：为了了解宝宝生长的情况，人工喂养的宝宝最好定期称量体重，体重增加过多，说明喂养过度；体重增加过少，说明喂养不足。可以通过观察生长发育图来了解宝宝的体重，每月称体重后，将体重的数值记在生长发育图上，进行比较。

人工喂养宝宝的姿势应与母乳喂养相同：新妈妈要选择舒适的位置，使背部和腰部有支托，然后让宝宝舒适地斜躺于妈妈怀里，略微倾斜奶瓶。

避免吸入空气：在将奶嘴放入宝宝嘴中时，务必保证奶嘴中充满奶水，以免宝宝吸入空气，导致宝宝吃奶后吐奶。

调试好奶水的温度：在给宝宝喂奶前，新手爸妈应确定冲调奶粉的温度是否适宜。可用奶嘴滴几滴奶液于手背处或手腕间，以不感到烫或凉为宜。

混合喂养不是奶粉和母乳一起喝

很多新妈妈误以为混合喂养就是每次先吃母乳再吃配方奶，这是不对的。应当一次只喂一种奶，吃母乳就吃母乳，吃配方奶就吃配方奶。不要先吃母乳，不够了，再换奶粉。这样不利于宝宝消化，容易使宝宝对乳头产生错觉，可能引发宝宝厌食奶粉，拒用奶瓶喝奶。新妈妈要充分利用有限的母乳，尽量多喂宝宝母乳。母乳是越吸越多，如果妈妈认为母乳不足，而减少喂母乳的次数，会使母乳分泌越来越少。

混合喂养时添加多少配方奶合适

混合喂养的宝宝添加多少配方奶才合适？这可难坏了新妈妈。新妈妈可以先从少量开始添加，然后观察宝宝的反应。如果宝宝吃后不入睡或不到 1 小时就醒，张口找乳头甚至哭闹，说明他还没吃饱，可以再适当增加量。以此类推，直到宝宝吃奶后能安静或持续睡眠 1 小时以上。

由于每个宝宝的需要不尽相同，所以父母只有通过仔细观察和不断尝试，才能了解自己宝宝真正的需求量。此外，新手爸妈也可以通过宝宝体重增长数值来看宝宝是否吃饱了。如果 6 个月内的宝宝每月体重增长超过 500 克，说明喂养量已能满足其生长需要。

需要注意的是，新手爸妈一定要在母乳完全喂完之后，宝宝睡后醒来，再喂配方奶粉。

千万不要放弃母乳喂养

混合喂养最容易发生的情况就是放弃母乳喂养。新妈妈一定要坚持给宝宝喂奶。有的新妈妈奶下得比较晚，但随着产后身体的恢复，乳量可能会不断增加。如果放弃了，就等于放弃了宝宝吃母乳的权利，希望妈妈能够尽最大的努力用自己的乳汁哺育可爱的宝宝。

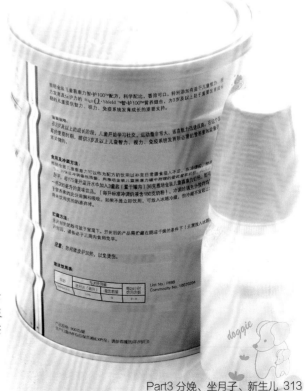

混合喂养时，妈妈要有信心，多哺喂母乳，减少喂养奶粉的次数，可逐渐实现完全母乳喂养。

新生儿常见疾病和免疫接种

离开温暖的子宫后，新生儿是那么娇嫩，一旦出现某些不适症状和疾病，就会让父母昼夜担惊受怕。面对不舒服的宝宝，父母一定要放平心态，用心学会正确的护理，因为好的护理会加快宝宝的康复，而错误的护理则会让宝宝的病情加重。

新生儿"红屁股"怎么办

宝宝出现"红屁股"多是尿布皮炎，可能是因为脏尿布没有及时更换，或尿布上肥皂没有漂洗干净引起的。

很多宝宝都有得过"红屁股"的经历，新手爸妈不用着急，可以在每次宝宝便后都冲洗臀部，并给宝宝涂抹护臀膏的方式来缓解症状。

给宝宝勤换尿布，每次换尿布时，最好用温水对患处皮肤进行冲洗。

给宝宝洗澡时，尽量少用浴液或香皂。浴液或香皂中的碱性物质会影响皮疹愈合。

选用擦拭屁屁的纸巾时，应选用不含酒精或香精的湿巾，以免刺激皮肤，加重症状。

适当将宝宝的小屁屁暴露在空气中，有助于皮疹愈合。

防治新生儿鹅口疮

鹅口疮俗称"白口糊"，是由白色念珠菌感染所致，与吃奶留下的奶斑很难区别。如果用棉签能擦掉则为奶斑，擦不掉则为鹅口疮。

为了预防鹅口疮，新妈妈和家人要注意个人卫生，喂奶前应该洗手并用温水擦净奶头，家人每次接触宝宝之前也要把自己的手洗干净，每次用奶瓶前要经过沸水消毒。

治疗鹅口疮的方法有 2 种，一是用少许 2% 的苏打水溶液清洗口腔后，再用棉签蘸 1% 龙胆紫涂在口腔中，每天一两次；二是用每毫升含制霉菌素 5~10 万单位的液体涂局部，每天 3 次即可，涂药时不要给宝宝吃奶或喝水，最好在吃奶以后涂药，以免冲掉口腔中的药物。用药前一定要到医生处咨询。

预防新生儿便秘

便秘是宝宝常见问题，几乎每个宝宝都会发生便秘。新生宝宝早期有胎粪性便秘，这是由于胎粪稠厚、聚集在结肠和直肠内，使得排出量很少造成的。

胎粪性便秘严重时，会使宝宝腹胀、呕吐、拒奶，这时可在医生指导下进行辅助治疗。除胎粪性便秘外，大多数吃配方奶粉的宝宝也会发生便秘。

如果宝宝两三天才排一次大便，但排便时不困难，宝宝也不抗拒排便，精神很好，可以继续观察，不需要格外处理。如果宝宝大便次数明显减少，每次排便时都很用力，而且宝宝排便时哭闹，排便后可能出现便血、肛门破裂等情况时，除了及时看医生外，要经常给宝宝做腹部按摩。

宝宝发生呛奶时怎么办

当宝宝发生呛奶时，父母要马上采取头俯侧身位，并轻轻拍打宝宝的背，将吸入的奶汁拍出。如果宝宝有精神不振、痛苦的表现，则需及时去医院，求助医生诊治。

宝宝腹泻时如何护理

腹泻的宝宝需要细心呵护，宝宝腹泻时的护理要点有 2 个。

隔离与消毒：接触生病宝宝后，应及时洗手；宝宝用过的碗、奶瓶、水杯等要消毒；衣服、尿布等也要用开水烫洗。

外阴护理：勤换尿布，每次大便后用温水擦洗臀部，女宝宝应自前向后冲洗，然后用软布吸干，以防泌尿系统感染。

如何预防脱水热

脱水热是夏天出生的新生儿比较容易出现的疾病，一般发生在出生后的 2~4 天，热度一般在 38~40℃。宝宝表现为烦躁不安，啼哭不止等。脱水症状不一定明显，但可因脱水而使体重下降，尿量减少。

为预防脱水热的发生，在宝宝初生的几天内，如母乳不足应补充液体，同时避免过度保暖及注意环境温度。

宝宝吃奶胀气后如何拍嗝

有时宝宝刚吃完奶，就会哭闹，这是因为宝宝在吃奶的同时也吸进了一些空气，引起胀气，最好的解决方式就是拍嗝。

坐直拍嗝：让宝宝坐在妈妈的大腿上，身体前倾，用手托住他的下巴，扶着他的肩膀，用另一只手轻拍或抚摸宝宝的背部。

放在肩头拍嗝：把宝宝放在肩头，用同一侧的胳膊托住宝宝的屁股。此时宝宝的身体是竖直并伸展开的，这种姿势最容易进行拍嗝，用另一只手轻拍或抚摸宝宝的背部。

脸朝下趴在大腿上：把宝宝的脸朝下横放在妈妈的大腿上，用一只手托起宝宝头颈，然后另一只手轻拍或抚摸宝宝的背部。

在拍打时，五根手指并拢靠紧，手心弯曲成接水状即空心掌，确保拍打时不漏气，同时，注意拍打的力度，一般以引起宝宝背部震动，但不让宝宝感到疼痛为宜。

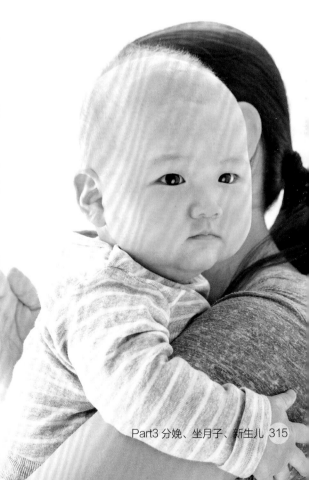

如何预防新生儿湿疹

新生儿湿疹又名奶癣，是一种常见的新生儿和婴儿过敏性皮肤病，多见于过敏体质的宝宝。

症状

在宝宝的脸、眉毛之间、耳后与颈下对称地分布着小斑点状红疹，有的还流有黏黏的黄水，干燥时则结成黄色痂。通常会有刺痒感，常使宝宝哭闹不安，不好好吃奶和睡觉，影响健康。

预防措施

1. 如果对婴儿配方奶粉过敏，可改用其他代乳食品。

2. 避免过量喂食，防止消化不良。

3. 哺乳妈妈要少吃或不吃鲫鱼汤、虾、螃蟹等诱发性食物，可多吃豆制品等清热食物。

4. 哺乳妈妈不吃刺激性食物，如蒜、葱、辣椒等，以免乳汁加剧宝宝的湿疹。

宝宝患了湿疹，在患处可用消毒棉花蘸些石蜡油、花生油等油类浸润和清洗，不可用肥皂或用水清洗。局部黄水去净、痂皮浸软后，用消毒软毛巾或纱布轻轻揩拭并除去痂屑，再涂上少许蛋黄或橄榄油。过敏严重的要在医生指导下用药。

怎样预防新生儿脐炎

宝宝出生后，脐带结扎会使新生儿腹腔与外界直接相通的通道被堵塞。所剩下的2厘米左右的脐带残端，一般在出生后7~14天脱落，脱落的时间早晚因不同的结扎方法稍有差别。但在脐带脱落前，脐部易成为细

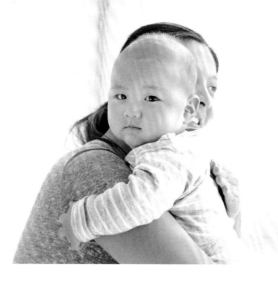

菌繁殖的温床，导致发生新生儿脐炎，此时细菌可能侵入腹壁，进而进入血液，成为引起新生儿败血症的常见原因之一。

预防新生儿脐炎最重要的是做好断脐后的护理，保持新生儿腹部的清洁卫生，具体护理方式如下。

1. 在脐带未脱落前，洗澡后要将脐带周围的水吸干，可用75%的酒精对脐带残端进行消毒，再换上干净的纱布包裹好。

2. 不要将尿布盖在脐带上，以保持局部干燥。

3. 勤换尿布，防止尿液污染脐带。

最后，如发现宝宝脐带根部发红，或脐带脱落后伤口不愈合，有脐窝湿润表现，应立即进行局部处理，用3%的双氧水冲洗局部两三次后，用碘酊消毒，再用酒精脱碘。如果脐部炎症明显，有脓性分泌物，则应立即送宝宝到医院治疗。

新生儿疫苗注射

接种卡介苗

　　卡介苗的接种，可以增强人体对于结核病的抵抗力，预防肺结核和结核性脑膜炎的发生。当患有开放性肺结核的病人咳嗽和打喷嚏时，容易将结核杆菌散布到空气中，如果被没有抵抗力的人吸入体内，就会造成感染，并可能发展为肺结核。目前我国采用活性减毒疫苗为新生儿接种。接种后的宝宝对初期症状的预防效果达80%~85%，可以维持10年左右的免疫力。

　　接种时间：出生满24小时后可接种。

　　接种部位：左上臂三角肌中央。

　　接种方式：皮下注射。

　　禁忌：当新生儿患有高热、严重急性症状及免疫不全、出生时伴有严重先天性疾病、低体重、严重湿疹、可疑的结核病时，不应接种疫苗。

注意事项

1.接种后10~14天在接种部位有红色小结节，小结节会逐渐变大，伴有痛痒感，4~6周变成脓包或溃烂，此时父母不要挤压和包扎。

2.溃疡经两至三个月会自动愈合，有时同侧腋窝淋巴结肿大。

3.如果接种部位发生严重感染，应及时请医生检查和处理。

接种乙型肝炎疫苗

　　如果怀孕时母亲患有高传染性乙型肝炎病，那么孩子出生后的患病可能性达到90%，所以让下一代接种乙肝疫苗是非常必要的。目前我国采用安全的第二代基因工程疫苗，出生24小时后，为每一个新生儿常规接种。

　　接种时间：出生满24小时后注射第1针，满月后第2针，满6个月时第3针。

　　接种部位：大腿前外侧。

　　接种方式：肌内注射。

　　禁忌：如果新生儿是先天畸形及严重内脏机能障碍者，出现窒息、呼吸困难、严重黄疸、昏迷等严重病情时，不可接种。早产儿在出生一个月后方可注射。

注意事项

1.接种后局部可发生肿块、疼痛。

2.少数伴有轻度发热、不安、食欲减退，这些症状大都在两三天内自动消失。

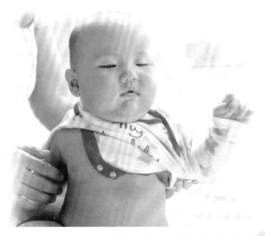

产后瘦身操

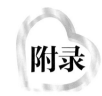

◆ 盆底运动

　　这套运动有利于增强盆底肌，帮助盆底组织的恢复，可在产后两三周后，每天做 4~6 次。骨盆恢复得好，新妈妈腰腹部就会显得纤细，重获性感的腰部曲线。

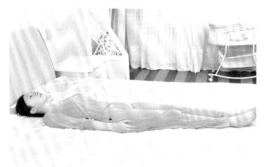

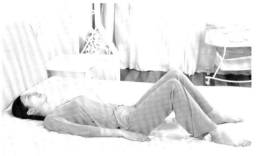

❶ 仰卧，双腿、双手自然平放，匀速呼吸，保持 15 秒。

❷ 双膝弯曲，张开与肩同宽，保持 15 秒。

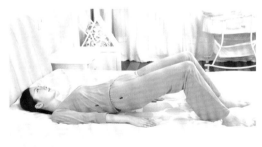

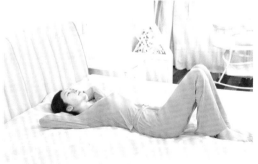

❸ 用力将臀部抬离床面，并紧缩肛门，保持 10 秒。

❹ 放下臀部，双手放于脑后，放松，调整呼吸。

▶ 虎式瑜伽

　　虎式瑜伽是产后新妈妈较适宜练习的一种瑜伽方式，不仅能使脊柱更灵活，缓解腰背部酸痛感，还能强壮脊柱神经和坐骨神经，减少髋部和大腿的脂肪，同时可以塑造臀部和背部线条。

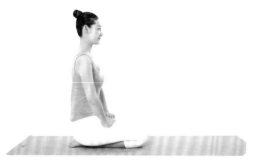

① 双腿屈膝跪在垫子上，双手放在大腿上，放松。

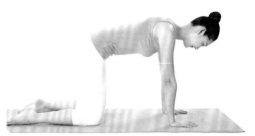

② 起身，用四肢支撑身体，双臂垂直于地面，双臂、双腿分开一肩宽，保持背部伸展。

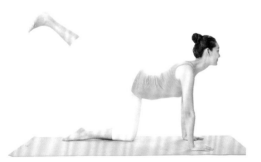

③ 吸气，抬头、塌腰、提臀的同时右腿向后蹬出，尽量抬高右腿，身体重心上提。

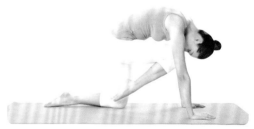

④ 呼气，弯曲右膝，把膝盖指向头部。低头，收腹，用膝盖碰触鼻尖，保持此姿势5秒钟，换腿做同样动作。

图书在版编目 (CIP) 数据

协和孕产专家教你 怀得上生得下 / 马良坤主编 . -- 南京 : 江苏凤凰科学
技术出版社，2016.12（2018.3重印）
（汉竹·亲亲乐读系列）
ISBN 978-7-5537-7176-2

Ⅰ . ①协… Ⅱ . ①马… Ⅲ . ①妊娠期－妇幼保健－基本知识②产褥期－
妇幼保健－基本知识 Ⅳ . ① R715.3 ② R714

中国版本图书馆 CIP 数据核字 (2016) 第 215548 号

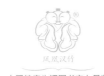

凤凰汉竹

中国健康生活图书实力品牌

协和孕产专家教你 怀得上生得下

主　　　编	马良坤	
编　　　著	汉竹	
责 任 编 辑	刘玉锋　张晓凤	
特 邀 编 辑	苑　然　张　瑜　张　欢	
责 任 校 对	郝慧华	
责 任 监 制	曹叶平　方　晨	

出 版 发 行	江苏凤凰科学技术出版社
出版社地址	南京市湖南路 1 号 A 楼，邮编：210009
出版社网址	http://www.pspress.cn
印　　　刷	南京精艺印刷有限公司

开　　　本	700 mm×1 000 mm　1/16
印　　　张	20
字　　　数	200 000
版　　　次	2016 年 12 月第 1 版
印　　　次	2018 年 3 月第 3 次印刷

标 准 书 号	ISBN 978-7-5537-7176-2
定　　　价	49.80 元

图书如有印装质量问题，可向我社出版科调换。